疼痛治疗与麻醉应用

张家光　等/主编

中国纺织出版社有限公司

图书在版编目（CIP）数据

疼痛治疗与麻醉应用 / 张家光 等主编. -- 北京：
中国纺织出版社有限公司，2020.7
ISBN 978-7-5180-7479-2

Ⅰ.①疼… Ⅱ.①张… Ⅲ.①疼痛 - 治疗②麻醉学
Ⅳ.①R441.1②R614

中国版本图书馆CIP数据核字（2020）第092718号

策划编辑：樊雅莉　　责任校对：江思飞　　责任印制：王艳丽

中国纺织出版社有限公司出版发行
地址：北京市朝阳区百子湾东里A407号楼　邮政编码：100124
销售电话：010—67004422　传真：010—87155801
http：//www.c-textilep.com
中国纺织出版社天猫旗舰店
官方微博http://weibo.com/2119887771
三河市宏盛印务有限公司印刷　各地新华书店经销
2020年7月第1版第1次印刷
开本：710×1000　1/16　印张：11
字数：211千字　定价：68.00元

前　言

近年来,麻醉与疼痛学已是临床医学中发展最快的学科之一。基础医学以及与麻醉密切相关的生理学、药理学、病理学等学科的进步,为麻醉学理论和临床工作提供了广阔的发展空间。鉴于此,编写《疼痛治疗与麻醉应用》一书。

全书围绕麻醉与疼痛相关理论与临床展开,主要阐述了疼痛治疗的基础、常见疾病的疼痛治疗、术后疼痛的治疗、麻醉前准备、麻醉方法以及专科麻醉。在内容的选取上,既力求丰富,又突出重点,注重实用。期望能对提高麻醉与疼痛治疗的临床行为规范起到积极的推动作用,并为麻醉与疼痛科基层医师的临床实践提供帮助与指导。

在本书的编写过程中,笔者对稿件进行了多次修改,但由于经验不足且时间有限,书中难免存在不足乃至疏漏之处,望广大同仁批评指正,以期再版修订时进一步完善。

编　者

2020 年 4 月

目　录

第一章　疼痛治疗的基础 ……………………………………（ 1 ）

　第一节　疼痛基本问题 ………………………………………（ 1 ）

　第二节　疼痛治疗的常用药物 ………………………………（ 6 ）

　第三节　神经阻滞镇痛疗法 …………………………………（ 21 ）

第二章　常见疾病的疼痛治疗 ………………………………（ 36 ）

第三章　术后疼痛的治疗 ……………………………………（ 50 ）

第四章　麻醉前准备 …………………………………………（ 62 ）

　第一节　麻醉选择 ……………………………………………（ 62 ）

　第二节　麻醉前用药 …………………………………………（ 71 ）

　第三节　麻醉器械的准备与管理 ……………………………（ 74 ）

　第四节　气管内插管应激反应的预防 ………………………（ 77 ）

第五章　麻醉方法 ……………………………………………（ 81 ）

　第一节　全身麻醉实施方法 …………………………………（ 81 ）

　第二节　局部麻醉 ……………………………………………（ 93 ）

　第三节　椎管内麻醉 …………………………………………（ 103 ）

第六章　专科麻醉 ……………………………………………（ 121 ）

　第一节　口腔颌面部及颈部手术麻醉 ………………………（ 121 ）

　第二节　眼科手术麻醉 ………………………………………（ 133 ）

　第三节　耳鼻喉手术麻醉 ……………………………………（ 143 ）

　第四节　胸科手术麻醉 ………………………………………（ 150 ）

参考文献 ………………………………………………………（ 169 ）

第一章　疼痛治疗的基础

第一节　疼痛基本问题

从远古到现在,人类一直在努力认识疼痛,战胜疼痛。然而,对于疼痛的发生和调控机制尚未阐述清楚,今天,疼痛依然并且更普遍地成为全球性的、严重的和代价不菲的公共卫生难题和挑战。社会,具体到家人、朋友和卫生保健提供者都必须面对疼痛患者所遭受的身体和情感的痛苦。有效解除疼痛,在提高人类的生存质量,保障社会生产力方面具有重要意义。

一、疼痛的现代概念

(一)疼痛概念

国际疼痛研究会(IASP)1986年将疼痛定义为:"疼痛是一种令人不愉快的感觉和情绪体验,并伴随有组织损伤或潜在组织损伤。"这一定义仍可能被修正。显然,疼痛包含了生理和心理因素。那么,疼痛感觉和疼痛反应在不同的人或同一个人在不同环境、不同生理和心理状态下的表现必然存在差异。因此,疼痛治疗呈现出很大的复杂性。

诚然,疼痛,首先是一种症状;但是,长久、持续的疼痛会导致外周神经系统和中枢神经系统出现功能改变甚至障碍。目前,某些慢性疼痛已被认为是一种疾病,而趋向是疼痛是"第五生命体征"。

(二)疼痛学说

闸门控制学说由Melzack和Wall于1965年提出,1986年修订,认为伤害性刺激传入脊髓后角神经元(T细胞),同时触发脊髓后角胶质细胞对传入冲动的抑制作用,粗纤维的传入冲动兴奋胶质内的神经元,并因此关闭通向脊髓的入口闸门,而细纤维则开放闸门。这样伤害性刺激在传入中枢引起痛感和痛反应之前便已受到调控。不仅如此,认识性控制和下行抑制控制也参与这一调控过程。

二、疼痛相关机制

从解剖学角度看,参与疼痛有四大主要生理:①转换(伤害性感受器)。②传输(初级传入纤维,脊髓背角,上行束)。③解读(皮质投射,边缘系统投射)。④调节(下行控制和神经体液介质)。

(一)疼痛感受器

疼痛感受器主要是游离神经末梢,广泛分布于皮肤、肌肉和内脏器官。可分为机械型感受器、机械温度型感受器和多型感受器,疼痛由感受器经传导纤维向中枢传导。

疼痛传导纤维分为两类:

(1)Aδ纤维,即粗纤维,传导速度较快,末梢分布于体表,痛觉为锐痛或快痛,时间、空间和强度均有界限。

(2)C纤维,即细纤维,传导速度慢,末梢分布于肌肉、关节、内脏,表现为钝痛、慢痛或灼痛及弥散性痛。

(二)疼痛相关介质或递质

部分内源性致痛物质作用于神经末梢产生疼痛,如5-羟色胺、缓激肽、钾离子、P物质、乙酰胆碱和前列腺素等,而β-内啡肽、脑啡肽等则参与机体的镇痛调节。

(三)疼痛的调控

1.外周调控

通过神经调质或介质,如缓激肽、前列腺素、白三烯、组胺、5-羟色胺、去甲肾上腺素、P物质和钙调素等的变化来抑制。①花生四烯酸代谢。②抑制介质的合成、释放和疼痛信号传导。③抑制血浆外渗。④抑制初级传出神经的活动。⑤抑制神经反射弧。

2.脊髓水平调控

在脊髓水平存在众多与疼痛有关的受体系统,目前尚在不断发现中。主要有:①阿片受体。②肾上腺素能受体。③5-羟色胺受体。④γ氨基丁酸(GABA)受体。⑤胆碱能受体。⑥腺苷受体。⑦神经肽-γ受体等。通过这些受体的兴奋或抑制来实现对疼痛的调控。这是椎管内镇痛的重要生理机制。

3.脊髓上水平调控

在大脑皮质、丘脑导水管周围灰质、A5细胞团等处有神经递质参与疼痛调控,但目前所知不多。主要通过以下途径完成调控：①抑制上行系统。②激活脑内局部与局部的相互作用。③激活下行抑制系统。

(四)神经可塑性和中枢敏化

神经可塑性是指神经损伤后，在中枢神经系统发生的一系列解剖及神经化学改变。有时，尽管组织损伤愈合，但上述改变却长时间持续存在。现认为，这种神经可塑性在神经病理性疼痛（可能不仅仅局限于神经病理性疼痛）的形成和发展中起重要作用。

神经可塑性变化表现为激活、调节和改变三种状态。通常，激活表现为自身敏化和上扬，是可逆的生理过程；经过反复刺激，神经可塑性呈现为调节状态，以外周敏化和中枢敏化为特征，其仍然为慢性的、可逆的过程；若强烈的刺激或神经损伤持续存在，则神经可塑性可表现为长期、持续性的病理性改变，甚或不可逆。

中枢敏化是指组织损伤或神经损伤后，外周伤害感受器兴奋度增加，并且有多种神经递质释放，导致脊髓背角神经元出现异常高反应性。中枢敏化的表现是整个中枢神经系统对刺激的敏感性增强，尤其是丘脑对外界刺激阈值降低，特征是伤害性感受域面积扩大，即非损伤区域反应性增高，对疼痛的敏感性增加。临床上，中枢敏化的典型表现是痛觉过敏、痛觉超敏、自发性疼痛等。对正常情况下的非伤害性刺激能产生疼痛感觉，例如触碰感觉到疼痛。

(五)术后疼痛机制

切口疼痛与其他炎症或神经源性疼痛机制不同。

中枢神经元致敏可能引起术后疼痛和痛觉过敏。

术后疼痛可能与缺血性疼痛机制有关。

三、疼痛分类

数以百计的疼痛症状或疾病构成了疼痛的类别，多数为良性的、转瞬即逝的疼痛感觉，如刺痛。也有分娩痛，心脏病发作时的疼痛，截肢痛，还有伴随癌症和严重创伤的疼痛，以及脑和脊髓损伤相关性疼痛。由于疼痛的复杂性，至今尚无统一标准分类。有依疼痛机制、病因、病程、程度、性质、形式、部位等进行分类的，临床上则采用综合分类，以解剖部位为基础，综合病因、病程、病理等来分类。

(一)按病程分类

1.急性疼痛

临床症状为严重而短期的疼痛，可自我限制，例如术后疼痛、分娩痛。

2.慢性疼痛

临床症状为持续性疼痛,非自我限制。

(二)按机制分类

1.神经病理性疼痛

特点为烧灼样、电击样、闪电样和针刺样痛等,例如三叉神经痛、舌咽神经痛、枕后神经痛、肋间神经痛、带状疱疹后遗神经痛。

2.伤害性疼痛

以尖锐痛、酸胀痛和搏动样痛为特征,部位局限。例如各种炎性疼痛:颈肌筋膜综合征(颈肌筋膜炎)、肩周炎、冈上肌腱炎、肱骨上髁炎、腱鞘炎和骨关节炎性病变。

(三)按病因性质分类

(1)截肢痛、幻肢痛。

(2)癌痛。

(3)风湿免疫性疾病引起的疼痛例如痛风、强直性脊柱炎(AS)、类风湿关节炎(RA)。

(四)各种疼痛综合征

茎突综合征、颈肌筋膜综合征、腕管综合征、前斜角肌综合征、颈椎病又称颈椎综合征、第三腰椎横突综合征。

四、疼痛评估和疼痛的测定

既没有办法告诉一个人有多么痛,也没有测试方法可以测量出疼痛的强度;既没有成像设备可以显示疼痛,也没有仪器可以精确定位疼痛。有时,医生发现最好的辅助诊断是患者自己对疼痛类型、持续时间和位置的描述,如头痛。

在痛与不痛、疼痛性质、疼痛范围、疼痛程度等方面,患者有时难以言状,对临床医生而言,目前的测痛方法尚未达到客观、精确、简便易行的标准。

因此,临床上只能选择性地参考以患者主观感受为主的疼痛评估方法。准确的疼痛评估是诊断和治疗的重要前提,是估计治疗效果、比较疗效、调整治疗方法的重要参考和依据,是疼痛研究中不可缺少的手段。

(一)口述分级评分法

口述分级评分法(VRS)是以形容词来描绘疼痛程度,有两种方式:

1.四级评分法

将疼痛划分为 4 级:无痛;轻微疼痛;中度疼痛;剧烈疼痛。此法简单,易理解,但客观性差。

2.五级评分法

1分,轻微疼痛。2分,不适疼痛。3分,具有痛苦感的疼痛。4分,严重疼痛。5分,剧烈疼痛。较四级评分更详细。

(二)数字评分法

数字评分法(NRS)是患者用数字0~10来描述疼痛程度,0为无痛,10为剧痛。此法最简单,最常用,既可口述,也可记录。

(三)视觉模拟评分法

视觉模拟评分法(VAS)是用一根长10cm(或100mm)直线,一端标0代表无痛,另一端标10或100代表难以忍受的剧痛,由患者在线上标出自己的疼痛位置,医生量出数值,进行评估,为临床测痛中最具客观性的指标,以游动标尺测量很方便、敏感、可靠。此法需要患者具有一定的理解力。

(四)行为疼痛测定法

行为疼痛测定法(BRS)将疼痛分为6级:

(1)无疼痛。

(2)有疼痛但可被忽视。

(3)有疼痛,无法忽视,不干扰生活。

(4)有疼痛,无法忽视,干扰注意力。

(5)有疼痛,无法忽视,影响日常生活。

(6)剧烈疼痛,无法忽视,需休息,或求医诊治。

(五)Prince-Henry评分法

用于术后疼痛的评分,分5级(0~4分)。

0分:咳嗽时无疼痛。

1分:咳嗽时疼痛。

2分:深呼吸时疼痛,安静时无疼痛。

3分:静息时轻微疼痛,可忍受。

4分:静息时剧烈疼痛,难以忍受。

(六)马克盖尔疼痛调查表

马克盖尔疼痛调查表(MPQ)为多因素自报测痛法,从生理及心理角度,将疼痛的性质分为感觉、情绪与评价三维结构,各制成一个分量表。MPQ由78个形容词组成,分三大组。此表主要用于评估慢性疼痛,而且要求被测试者有一定文化程度。

（七）其他测痛法

除了上述基于患者自我描述的测痛方法外，还有一些利用疼痛时生理功能的变化来间接估计疼痛程度的方法。这些方法，冠以客观方法，但由于疼痛本身带有强烈的情绪心理色彩，而且机体的生理功能改变绝非仅由疼痛引起，因此，这类方法的准确性难定。主要方法有：

（1）定量感觉测试（QST），用可计量的机械力（力、冲击、振动和轻微触碰）、热量（冷痛、热痛）或者电刺激来测量痛阈和耐痛阈。方法有冷加压试验、热浸没试验、经皮电刺激、压力痛觉计、电机械刺激和炎性诱导伤害等。

（2）生理生化指标等。

（3）行为测痛法。

五、疼痛治疗目标

有时仅仅借助放松和想象以分散注意力就可作为有效的紧急治疗手段。所有的干预手段应当围绕治疗的终极目标进行。总体而言，疼痛治疗的目标是改善功能，使个体能够工作、上学或者参与其他日常活动。

（1）急性术后疼痛治疗的目标：促进康复。

1）充分保证患者安全。

2）持续有效的镇痛。

3）清醒镇痛。

4）制止运动痛。

5）不良反应少。

6）患者满意度高。

（2）炎性疼痛：使患者回到从前，正常工作及生活。

（3）神经病理性疼痛：改善功能。

（4）癌痛：保持生存质量和尊严。

第二节　疼痛治疗的常用药物

在疼痛治疗过程中，使用药物几乎不可避免，尤其是近几年对新药的开发和给药方式的改进，使药物的作用更有效、更安全。合理的用药在于对药物的正确认识，以及对用药对象的正确选择。治疗疼痛的药物包括镇痛药、镇静药、抗痉挛药、激素及维生素、血管活性药物、抗焦虑药等。

一、麻醉性镇痛药

对阿片类药物成瘾性的过分恐惧,使某些患者如术后患者,尤其是晚期癌痛患者得不到良好的镇痛效果。实际上,在药物精神依赖形成过程中,社会、心理、医疗因素起很大作用。而面对中、重度疼痛,在现阶段,麻醉性镇痛药仍然是首选的、不可或缺的。其选择不仅要考虑阿片类药物作用的"强弱",还要考虑患者的个体差异。

1.吗啡

(1)药理作用

1)镇痛、镇静:对持续性钝痛效果强于间断性锐痛,单次给药可持续镇痛 4～5h。此外它能消除由疼痛引起的焦虑、紧张、恐惧。

2)呼吸抑制:治疗剂量即可产生,使频率减慢,潮气量降低。

3)镇咳、止泻、致便秘。

60%～70%经肝代谢,20%以原形经尿排出,消除半衰期 2～3h。

(2)临床应用

1)慢性顽固性疼痛,癌痛三阶梯治疗:①口服盐酸吗啡缓释片 30mg/12h,或盐酸吗啡直肠栓 20mg/12h。②负荷量 2～5mg,5min 内静脉注入,继以连续输注给药,24h 总量 8～20mg,或患者自控给药。③硬膜外腔注入吗啡每次 1～3mg,每日 1 次,可逐渐增量。

应根据患者疼痛程度、年龄及服用止痛药史决定用药量,个体间存在较大差异。

2)急性疼痛:①严重创伤、烧伤,在其他镇痛药无效时,可用吗啡。②术后镇痛,椎管内给药或静脉给药。

(3)不良反应

1)治疗量出现恶心、呕吐、便秘、排尿困难、呼吸抑制、瘙痒。

2)反复使用出现耐受性及成瘾性。

(4)禁忌证

1)支气管哮喘、肺心病。

2)休克、严重肝功能障碍。

2.芬太尼

(1)药理作用

1)镇痛强度为吗啡的 100～180 倍,静脉注射立即起效,持续 30min。

2)呼吸抑制:主要表现为呼吸频率减慢,注射后 5～10min 最明显。

3)可致心动过缓。

有体内二次分布。经肝转化,代谢产物随尿、胆汁排出。

(2)临床应用

1)术后镇痛:硬膜外或静脉患者自控镇痛(PCA)。

2)癌性疼痛或慢性顽固性疼痛:芬太尼透皮贴(多瑞吉,Duragesic),依患者情况每 4h 吗啡剂量换算首次量为 25～100μg/h,贴在锁骨下胸部洗净皮肤处,然后每 72h 更换一次。

3)产科镇痛:硬膜外或蛛网膜下腔给药。

3.舒芬太尼

(1)药理作用

1)是一种特异性 μ 阿片受体激动药,对 μ 受体的亲和力比芬太尼强 7～10 倍。舒芬太尼的镇痛效果比芬太尼强好几倍。静脉给药后几分钟内就能发挥最大的药效。

2)舒芬太尼的生物转化主要在肝和小肠内进行。在 24h 内所给药物的 80% 被排泄,仅有 2% 以原形被排泄。有 92.5% 的舒芬太尼与血浆蛋白结合。

3)呼吸抑制、呼吸暂停、骨骼肌强直(胸肌强直)。

(2)临床应用

1)术后镇痛:静脉 PCA,或 0.1～0.5μg/kg 静脉注射处理爆发痛。

2)癌性疼痛:静脉给药,0.1～1.0μg/kg 静脉内推注或者加入输液管中,在 2～10min 内滴完。

4.丁丙诺啡(布诺啡)

(1)药理作用:与吗啡相似。

(2)临床应用:可舌下含服 0.2～0.8mg,每隔 6～8h 1 次,也可肌内注射或静脉缓慢注入,每次 0.15～0.3mg,用于癌痛。

5.布托啡诺

(1)药理作用

1)为阿片受体部分激动药,主要激动 κ_1 受体,对 μ 受体有弱的阻断作用,镇痛效力为吗啡的 3.5～7 倍。

2)肌内注射后吸收迅速而完全,30～60min 达血浆峰浓度。经鼻喷雾给药 1～2mg 后 15min 起效,30～60min 达峰值血浆浓度,48h 内达到稳态。

3)不良反应有镇静、恶心和出汗,较少见头痛、眩晕、漂浮感、嗜睡、精神紊乱等。

(2)临床应用:中度至重度疼痛,如术后疼痛、外伤、癌痛、肾或胆绞痛等。

1)肌内注射:每次 1～4mg,必要时 4～6h 重复用药。

2)静脉注射:每次 0.5～2mg。鼻喷雾剂为每剂 1mg(供 1 次用)。

但据报道,此药在英国已不再使用。

6.喷他佐辛

为阿片受体的部分激动药,皮下注射 30mg 约相当于吗啡 10mg 的镇痛效应。肌内注射、皮下注射每次 30mg,口服每次 25～50mg。

7.地佐辛

(1)药理作用

1)为阿片受体的部分激动药,其镇痛强度、起效时间和作用持续时间与吗啡相当。

2)注射可完全快速吸收,肌内注射 10mg 达峰时间为 10～90min。

3)不良反应:恶心、呕吐、镇静及注射部位反应发生率为 3%～9%,头晕发生率在 1%～3%。

4)注意事项:注射液含有焦亚硫酸钠,硫酸盐对于某些易感者可能引起致命性过敏反应和严重哮喘;18 岁以下患者用药的安全性和有效性尚未确定。

(2)临床应用:需要使用阿片类镇痛药治疗的各种疼痛。

1)肌内注射:成人单剂量为 5～20mg,必要时每隔 3～6h 给药一次,最高剂量每次 20mg,最多不超过 120mg/d。

2)静脉注射:初剂量为 5mg,以后 2.5～10mg/2～4h。

8.美沙酮

(1)药理作用:与吗啡相似。

(2)临床应用:可口服,用于癌痛。

9.哌替啶(pethidine,杜冷丁)

(1)药理作用

1)镇痛、镇静·镇痛效力相当于吗啡的 1/10～1/8,肌内注射 50mg 可产生良好镇痛,尤其对内脏痛,10%～20% 患者产生欣快感。

2)增加消化道平滑肌张力。

3)扩张血管,可引起直立性低血压。

经肝脏代谢,90%水解成去甲哌替啶,由尿排出,消除半衰期为2h。

(2)临床应用

1)创伤性痛,诊断明确的内脏绞痛:50～100mg肌内注射。

2)术后镇痛:0.5～0.6mg/kg,硬膜外腔注射。

3)晚期癌痛:肌内注射或用作冬眠合剂。

(3)禁忌证:同吗啡。

10.曲马多

(1)药理作用

1)镇痛效应为吗啡的1/6～1/10,可口服。

2)无欣快感,不抑制呼吸。

(2)临床应用

1)急性疼痛:每次50～100mg,肌内注射或口服3次/日,另有滴剂和栓剂等。

2)术后痛:每次50～100mg静脉注射、肌内注射或皮下注射,2～3次/日,或连续输注,或PCA。每日剂量不超过400mg。

3)癌痛:中度疼痛用缓释剂。

4)不良反应:主要为胃肠道反应,发生率15.7%。

11.氨酚曲马多

每片含盐酸曲马多37.5mg,对乙酰氨基酚325mg。

(1)适用于中度至重度急性疼痛的短期治疗(不得超过5d)。

(2)1～2片口服,根据止痛需要每4～6h服用,每天最多不得超过6片。

12.羟考酮

又称氧可酮,为天然鸦片生物碱。

(1)药理作用:对大脑和脊髓κ、μ、δ阿片受体有亲合力。其作用与吗啡相似,治疗效果的主要为镇痛、抗焦虑、镇咳和镇静。镇痛效力是吗啡的2倍。

(2)剂型有片剂5mg;栓剂30mg。

(3)口服镇痛效力为注射给药的一半,作用维持4～6h。止痛:口服每次10～15mg,6h可重复。止咳:口服每次3～5mg。

13.奥施康定

盐酸羟考酮控释片,剂型有5mg、10mg、20mg、30mg等。

(1)用于缓解持续的中度到重度疼痛。

(2)5～10mg/次每12h服用一次,用量取决于患者的疼痛严重程度和既往镇痛药用药史。每次剂量调整幅度是在上一次用药剂量的基础上增长 25%～50%。

（3）必须整片吞服，不得掰开、咀嚼或研磨。

（4）已接受口服吗啡治疗的患者，每日用药剂量换算比例：10mg 奥施康定相当于 20mg 吗啡。

孕妇及哺乳期妇女禁用；手术前或手术后 24h 内不宜使用；18 岁以下患者慎用。

14.盐酸羟考酮注射液

10mg/mL。

（1）治疗中度到重度癌症疼痛、手术后疼痛和需要使用强阿片样药物的严重疼痛。

（2）给药途径：皮下注射或连续输注。静脉注射或连续输注。

（3）用法：0.9%氯化钠注射液、5%葡萄糖注射液或注射用水稀释至 1mg/mL。单次静脉注射：1～10mg，1～2min 缓慢注射。连续静脉输注：初始剂量 2mg/h。静脉 PCA：0.03mg/kg，锁定时间 5min。

（4）哺乳期禁用；18 岁以下无临床资料。

15.氨基酚羟考酮片

每片含羟考酮 5mg 和对乙酰氨基酚 325mg。

（1）适用于各种原因引起的中、重度急、慢性疼痛。

（2）口服，1 片/6h，可根据疼痛程度调整。对于重度疼痛的患者或某些对麻醉类止痛药产生耐受性的患者可超过推荐剂量服用。

（3）不良反应包括轻微头痛、头晕、嗜睡、恶心、呕吐，运动时加重，休息时减轻。

（4）应避免进行精细操作，如驾驶汽车，高空作业等。

二、非甾体抗炎药

非甾体抗炎药（NSAIDs）具有抗炎及镇痛双重作用，通过抑制环氧化酶，减少炎性介质前列腺素的生成，产生抗炎、镇痛、解热的作用。此类药物有中等强度的镇痛作用，且无欣快感，无成瘾性。通常对源于皮肤、颊黏膜、关节表面和骨的表浅痛，尤其是慢性钝痛如头痛、牙痛、神经痛、肌肉关节痛、痛经等有效，对严重创伤性剧痛及内脏平滑肌绞痛无效。

炎症刺激可诱导坏氧化酶-2（COX-2）生成，因而导致炎性前列腺素类物质的合成和聚积，尤其是前列腺素 E_2，引起炎症、水肿和疼痛。COX-2 抑制药具有独特的作用机制即特异性抑制 COX-2,可通过抑制 COX-2 阻止炎性前列腺素类物质的产生,达到抗炎,镇痛及退热作用。

目前,NSAIDs 是全球使用最多的药物之一,使用者高达 5 亿,每天有约 3 000 万人服用。

(一)适应证

(1)各种急性炎症、发热性疼痛如头痛、牙痛、神经肌肉痛、痛经及骨关节痛。

(2)风湿性与类风湿关节炎,与风湿有关的胶原性疾病,强直性脊柱炎,痛风。

(3)运动创伤痛、产后痛、术后痛。

(4)轻中度的癌性疼痛。

(二)禁忌证

(1)消化道溃疡病史,胃肠道出血。

(2)大量失血。

(3)哮喘。

(4)中度肾功能不全,脱水。

(5)有此类药过敏史。

(三)不良反应

1.胃肠道反应

恶心、呕吐、胃痛、反流性食管炎、消化道溃疡、出血穿孔及胰腺炎等。近年新剂型的出现如肠溶型,使发生率降低。

2.肾损害

主要有肾炎、水肿和肾乳头坏死。

3.肝损害

治疗剂量下,有导致肝脏轻度受损的可能。

4.其他

凝血障碍、贫血、粒细胞减少、视听力减退等。

(四)常用药物

NSAIDs 不断有新剂型甚至新药出现,尤其是缓释剂型、控释剂型和注射剂型,使药物效能、持续性大为提高,不良反应降低。

1.吲哚美辛(消炎痛)

吲哚美辛控释片 25mg(1 片),口服,每日 2 次,疗效持续 12h。极量 150mg/d。

特点:①镇痛作用较强。②抗炎作用强。③可有效控制癌性发热,避免消炎痛栓引起的大汗、虚脱。④临床应用:偏头痛、疱疹、肾绞痛等。⑤孕妇、儿童,有溃疡、癫痫、帕金森病、肾病者禁用。

2.双氯芬酸钠栓剂

50mg(1 粒)，温水湿润后，塞入直肠内 2cm，每日 50～100mg。

特点：①胃肠道不良反应轻。②维持时间较长。③无蓄积作用。④严重肝、肾功能不良或高敏体质者禁用。

3.双氯芬酸钠释放胶囊

50mg(1 粒)，口服，每日 2 次，12h 释放。

特点：①镇痛作用强。②不良反应少。③哮喘、荨麻疹患者禁用。

4.非普拉宗片

200mg(2 片)，口服，每日 2 次。

特点：①镇痛作用较强，尤其是对肩周炎、牙痛、腰痛。②有排尿酸作用，可治疗痛风。③肝功能不良、出血性疾病患者禁用。

5.布洛芬

布洛芬缓释胶囊 300～600mg(1～2 粒)，口服，每日 2 次，12h 连续作用。止痛不超过 5d，解热不超过 3d。

特点：①镇痛、消炎作用显著。②肠道不良反应少。③对本药过敏、哮喘、荨麻疹或活动性消化道溃疡者禁用。

6.对乙酰氨基酚

500mg(1 片)，口服，每日 3 次。

特点：①有效解除头痛、发热，对其他疼痛也有效。②吸收迅速。③胃肠道不良反应少。④对本药过敏者禁用。⑤连续使用不宜超过 10d。

7.洛索洛芬钠片

每片 60mg，慢性炎症疼痛：成人 60mg，每日 3 次；急性炎症疼痛：顿服 60～120mg。饭后口服。

特点：①洛索洛芬钠为前体药物，经消化道吸收后在体内转化为活性代谢物，其活性代谢物通过抑制前列腺素的合成而发挥镇痛、抗炎及解热作用。②对胃肠道无明显刺激作用，耐受性好，不良反应少。③可根据年龄、症状适当增减，一日最大剂量不超过 180mg。

8.酮洛酸

为此类药物中第　个可以注射用药者。口服、肌内注射、静脉注射均可。用于急性痛首剂量 30～60mg，肌内注射，6h 后，15～30mg 肌内注射维持；最大量 150mg/d，不超过 5d；静脉注射 0.2～0.5mg/kg，维持剂量 0.05～0.17mg/(kg·h)。

特点:①强力镇痛,中度抗炎。②与阿片类药物同用有协同作用。③术后止痛肠道功能恢复快。

9.塞来昔布

每粒 200mg,为选择性 COX-2 抑制药。用于缓解骨关节炎和成人类风湿关节炎的症状和体征、成人急性疼痛、家族性腺瘤息肉病(FAP)。关节炎类:200mg 口服,每日 1 次;或 100mg 口服,每日 2 次;类风湿关节炎:100～200mg 每日 2 次。

特点:①肝功能受损患者:中度肝功能损害患者的推荐剂量约为常规剂量的50%。②儿童用药:目前尚无关于 18 岁以下儿童应用本药的疗效和安全性的资料。③临床前研究表明本药可通过血脑屏障。④塞来昔布不应用于哺乳期妇女。

10.依托考昔片

有两种规格:60mg;120mg。为选择性 COX-2 抑制药。适用于治疗骨关节炎急性期和慢性期的症状和体征,治疗急性痛风性关节炎。

特点:①关节炎,推荐剂量为 30mg,每日 1 次。对于症状不能充分缓解的患者,可以增加至 60mg,每日 1 次。使用 4 周以后疗效仍不明显时,应考虑其他治疗。②急性痛风性关节炎,推荐剂量为 120mg,每日 1 次。120mg 只适用于症状急性发作期,最长使用 8d。③因为选择性 COX-2 抑制药的心血管危险性会随剂量升高和用药时间延长而增加,所以应尽可能缩短用药时间和使用每日最低有效剂量。

11.氟比洛芬酯

每安瓿 50mg。以脂微球为药物载体的 NSAIDs。药物进入体内靶向分布到创伤及肿瘤部位后,氟比洛芬酯从脂微球中释放出来,在羧基酯酶作用下迅速水解生成氟比洛芬,通过氟比洛芬抑制前列腺素的合成而发挥镇痛作用。适用于术后及癌症的镇痛。

特点:①成人每次静脉给予氟比洛芬酯 50mg,尽可能缓慢给药(1min 以上),必要时可重复应用。并根据年龄、症状适当增减用量。②尽量避免与其他的非甾体抗炎药合用;不能用于发热患者的解热和腰痛症患者的镇痛;不可以肌内注射;应用本药过程中避免哺乳;儿童不宜使用。

12.帕瑞昔布

每安瓿 40mg,选择性 COX-2 抑制药,适用于手术后疼痛的短期治疗。

特点:①帕瑞昔布起效快速,作用持久,强效镇痛。②推荐剂量为 40mg,静脉注射或肌内注射,随后视需要间隔 6～12h 给予 20mg 或 40mg,每天总剂量不超过80mg。可直接进行快速静脉推注,或通过已有静脉通路给药。③肌内注射应选择深部肌肉缓慢推注。疗程不超过 3d。④帕瑞昔布严禁与其他药物混合。

⑤对于体重低于 50kg 的老年患者,帕瑞昔布的初始剂量应减至常规推荐剂量的一半且每日最高剂量应减至 40mg。⑥严重肝功能损伤患者(Child-Pugh 评分≥10)禁止使用帕瑞昔布。⑦儿童与青少年不推荐使用。

三、局部麻醉药

在急性疼痛和某些慢疼痛治疗中,局部麻醉药(简称局麻药)通过局部浸润或区域阻滞,发挥重要的镇痛作用。

1.利多卡因(赛罗卡因)

起效快、弥散广、穿透性强、无蓄积性,具有抗心律失常作用。

(1)镇痛浓度用于浸润麻醉、硬膜外和神经或神经丛阻滞分别为 0.5%～1%、1%～2%、0.75%～1.5%,复合用药时应降低浓度。

(2)持续作用时间为 1～3h。

(3)一次最大剂量和成人总量不得超过 400mg。

2.普鲁卡因(奴佛卡因)

作用弱、时间短、毒性小。

(1)镇痛浓度:0.25%～1%。

(2)最大剂量为 1 000mg。

3.丁卡因(潘托卡因)

作用、毒性均较普鲁卡因强。

(1)镇痛浓度,用于神经阻滞、硬膜外阻滞浓度为 0.2%～0.3%。

(2)一次最大剂量,50～75mg。

4.布比卡因(丁吡卡因)

脂溶性高、作用强。

(1)镇痛浓度:用于浸润麻醉 0.125%～0.25%,硬膜外阻滞 0.25%～0.75%,神经或神经丛阻滞为 0.25%～0.5%。

(2)作用时间为 1.5～6h,神经丛部分可达 8～24h。

(3)单次最大剂量及成人总量为 3.5mg/kg 及 150mg,一次极量 200mg,一日极量 400mg。

(4)注意事项:产科禁用 0.75%浓度。快速入血可导致心血管毒性。

5.盐酸罗哌卡因

药理学特点为心脏毒性低微,感觉阻滞与运动阻滞分离较明显,具有外周血管收缩作用。因此,该药尤其适用于术后镇痛和产科麻醉。

(1)对术后疼痛的治疗,可经硬膜外导管给予罗哌卡因注射液 7.5mg/mL 施行硬膜外麻醉。术后用 2mg/mL 罗哌卡因维持镇痛。每小时 6～10mL 的输注速度,能提供有效镇痛,仅有轻微运动神经阻滞。

(2)罗哌卡因注射液不应用于 12 岁以下的儿童。

四、抗抑郁药

疼痛有生理心理因素,并且以疼痛感觉和疼痛反应表现出来,因此疼痛患者尤其是慢性疼痛患者常伴焦虑、抑郁、失眠等症状,需联合应用辅助药物。主要有三环类抗抑郁药、选择性 5-羟色胺再吸收抑制药等 6 类。新近认为,抗抑郁药具有镇痛作用,应该直接纳入镇痛药的范畴。

1.阿米替林

为临床最常用的三环类抗抑郁药,其药理作用是阻断去甲肾上腺素、5-羟色胺在神经末梢的再摄取,从而使突触间隙的递质浓度增高,促使突触传递功能而发挥抗抑郁作用。

(1)对抑郁患者可使情绪明显改善,适用于治疗焦虑性或激动性抑郁症。

(2)成人常用量,开始 10～25mg,每日 3 次,根据病情和耐受情况逐渐增至每日 150～300mg。

(3)不良反应常见有口干、嗜睡、便秘、视物模糊、排尿困难、心悸。

(4)严重心脏病、高血压、青光眼、前列腺肥大及尿潴留者禁用。有癫痫病史者慎用。

2.氟哌噻吨美利曲辛

为复方制剂:每片含 0.5mg 氟哌噻吨和 10mg 美利曲辛。

(1)适用于神经症(神经衰弱、疑病性神经症等)、自主神经功能紊乱(胃肠神经官能症、心脏神经官能症)、多种焦虑抑郁状态、多种顽固性和慢性疼痛(偏头痛、紧张性头痛、三叉神经痛、幻肢痛)等。

(2)用法:成人,早晨及中午各 1 片,严重者早晨可服 2 片;老年人,早晨 1 片;失眠或严重不安的病例可加服镇静药。

五、抗惊厥药（抗癫痫药）

抗惊厥药的可能作用机制：①抑制神经元对 γ-氨基丁酸（GABA）的重吸收，提高抑制性神经递质 GABA 的含量，并提高脊髓神经元对 GABA 的反应。②抑制钠离子的跨膜运动，因此具有一定的镇痛作用，尤其对神经痛具有一定疗效。③调节其他离子通道。

1.卡马西平

剂型：每片 100mg。

（1）治疗范围：癫痫和缓解三叉神经痛、舌咽神经痛，但不能用作三叉神经痛缓解后的长期预防性用药；周围性糖尿病性神经痛、幻肢痛、外伤后神经痛；某些疱疹后神经痛，不安腿综合征（Ekbom 综合征），偏侧面肌痉挛。

（2）用法：镇痛，首次 100mg，每日 2 次；第二日后每隔一日增加 100～200mg，直至疼痛缓解，维持量每日 400～800mg，分次服用；最高量每日不超过 1200mg。

（3）有头晕、嗜睡、乏力、恶心、皮疹、呕吐，偶见粒细胞减少，可逆性血小板减少，应定期检查血象和血生化。

（4）使用过量：剧烈眩晕或嗜睡，呼吸不规则、呼吸抑制，颤抖，异常的心跳加快。

2.普瑞巴林胶囊

剂型：每粒 75mg；每粒 150mg。

普瑞巴林与中枢神经系统中 $\alpha_2 \sim \delta$ 位点（电压门控钙通道的一个辅助性亚基）有高度亲和力。体外研究显示，普瑞巴林可能通过调节钙通道功能而减少一些神经递质的钙依赖性释放。用于治疗带状疱疹后遗神经痛。

（1）可与食物同时服用，也可单独服用。

（2）起始剂量 75mg，每日 2 次；或者 50mg，每日 3 次；1 周内依疗效及耐受性增加至 150mg，每日 2 次。

（3）剂量达 300mg/d，2～4 周后疼痛未得到充分缓解，如可耐受，则 300mg 每日 2 次，600mg/d。

（4）如需停用普瑞巴林，建议至少用 1 周时间逐渐减停。

（5）可能引起外周水肿，心功能Ⅲ级或Ⅳ级的充血性心力衰竭患者应慎用。

（6）头晕及嗜睡可能影响驾驶或操作机械的能力。服用后可出现肌酸激酶升高，如疑似或确诊为肌病或肌酸激酶显著升高时，应停用。普瑞巴林可能引起躯体依赖性。

(7)孕妇慎用,哺乳妇女用药期间应停止哺乳。小于 17 岁的患者不宜使用。

3.加巴喷丁

加巴喷丁是 GABA 的衍生物,其作用机制是改变 GABA 代谢以及调控钙通道。用于治疗带状疱疹后遗神经痛和其他神经病理性疼痛。

(1)首次 300mg 睡前服,以后每日增加 300mg(100mg,每日 3 次),依据效果及耐受情况增减,用量可以高达每天 3 600mg。

(2)不良反应包括嗜睡、眩晕、行走不稳、疲劳感。从小剂量开始,缓慢地增加剂量,多数患者都能耐受。

(3)如需停用,建议逐渐减停。

六、糖皮质激素类药物

在麻醉科疼痛门诊主要是可局部注射用的糖皮质激素。

(一)药理作用

1.抗炎作用

减轻渗出水肿,抑制毛细血管和纤维细胞增生。

2.免疫抑制作用

药理剂量的糖皮质激素可影响免疫反应的多个环节。此作用对 T 细胞较明显,其中辅助性 T 细胞减少更显著。还可降低自身免疫性抗体水平。

3.抗毒素作用

糖皮质激素能提高机体对有害刺激的应激能力,减轻细菌内毒素对机体的损害,缓解毒血症症状,减少为热原的释放等。

4.抗休克作用

解除小动脉痉挛,增强心肌收缩力,改善微循环等。

(二)临床应用

(1)癌痛治疗,改善全身状况,增加食欲。神经压迫痛,地塞米松 4mg/d,泼尼松 10mg,每日 3 次,7～10d 后小剂量维持。

(2)慢性疼痛治疗:①硬膜外腔注射,用于腰腿痛,特别谨慎。②关节腔及腱鞘内,扳机点注射,多与局麻药混合。

(三)不良反应

(1)下丘脑及垂体肾上腺皮质系统抑制,应激能力降低。

(2)诱发和加重感染。

(3)消化道并发症。

(四)禁忌证

(1)严重精神病、癫痫。

(2)活动性消化性溃疡。

(3)消化道并发症。

(4)糖尿病。

(五)常用药物

1.复方倍他米松注射液

剂型:每瓶 1mL。含二丙酸倍他米松 5mg 和倍他米松磷酸二钠 2mg。注射后,可溶性倍他米松磷酸酯钠能被很快吸收而迅速起效,而微溶性的二丙酸倍他米松可储存起来被缓慢吸收,维持疗效,从而更长时间地控制症状。

(1)局部用药:急性三角肌下、肩峰下、鹰嘴下及膑骨前滑囊炎时,滑囊内注射;急性腱鞘炎、腱炎注射 1 次即可减轻症状。

(2)关节内注射:大关节(膝、髋、肩)每次 1～2mL;中等关节(肘、腕、踝)每次 0.5～1mL;小关节(足、手、胸)每次 0.25～0.5mL。

(3)注意事项:在所有部位的注射总量每周不应超过 1mL,不可用于静脉及皮下注射,甲状腺功能减退、肝硬化、眼部单纯疱疹、活动性结核及婴儿、儿童慎用。

2.曲安奈德

剂型:每瓶 1mL(40mg)。

(1)肌内注射每次 20～80mg,每周 1 次,每次注射均须更换注射部位。

(2)关节腔内或皮下注射用量酌情决定,一般为 2.5～5mg。

(3)每日剂量不超过 30mg,每周总量不超过 75mg,用前应充分摇匀。

(4)本品为混悬剂,严禁静脉注射和椎管注射。

(5)关节腔内注射可能引起关节损害。

七、肌肉松弛药

很多疼痛与肌肉痉挛有关,解除肌肉痉挛是治疗疼痛的重要手段。中枢性骨骼肌松弛药是目前常用药。

1.盐酸乙哌立松片

剂型:每片 50mg。作用于中枢神经系统,缓解骨骼肌紧张状态,达到如下作用:改善血流、镇痛以及疼痛反射抑制作用,抗眩晕,使随意运动自如。

(1)改善下列疾病的肌紧张状态:颈肩臂综合征、肩周炎、腰痛症,缓解与脑血管病变和颈肌痉挛有关的头晕或耳鸣。

(2)用法:成人 1 片,每日 3 次。饭后口服。可视年龄、症状酌情增减。

(3)偶有休克现象,肝、肾功能,红细胞计数,血红蛋白值异常,当出现上述情况时,应停止用药。

(4)注意事项:用药期间不宜驾驶车辆或操作机械;肝功能障碍患者慎用;孕妇慎用;哺乳妇女应避免用药或用药时停止哺乳;对儿童的安全性尚未确立。

2.盐酸替扎尼定片

剂型:每片 2mg。替扎尼定为中枢性 α_2 肾上腺素受体激动药,可能是通过增强运动神经元的突触前抑制作用而降低强直性痉挛状态。

(1)用于降低因脑和脊髓外伤、脑出血、脑炎以及多发性硬化病等所致的骨骼肌张力增高、肌痉挛和肌强直。

(2)用法:初始每次 2~4mg,每 6~8h 1 次,单次用量一般不宜超过 8mg,而一日用量一般不宜超过 24mg,最大用量为每日 36mg,宜有 2~4 周的剂量调整期。

(3)低剂量时,仅见轻微的一过性倦睡、疲劳、头晕、口干、恶心和血压轻微下降等。

(4)肝、肾功能障碍患者慎用;使用初期可能引起急剧的血压下降;服药期间不宜从事驾驶或操纵机械等工作。

3.巴氯芬

剂型:每片 10mg;每片 25mg。又名脊舒、氯苯氨丁酸。机制不明,可能干扰兴奋性神经递质释放,抑制脊髓突触间的传导。

(1)从小剂量开始,日剂量 5~10mg,分 1~2 次;可逐增剂量,最大日剂量为80mg,分 3~4 次口服。

(2)妊娠、癫痫、脑卒中、精神障碍、肺或肾功能不全者慎用。

(3)有镇静作用,用药后驾车需注意。

八、神经毁损药

神经毁损药:95%乙醇或 5%~10%酚甘油,慎用。由于微创介入技术的出现,几乎被取代,现已极少使用。

第三节　神经阻滞镇痛疗法

神经阻滞用于镇痛效果好,临床上广泛用于急性疼痛、晚期顽固性癌痛和慢性疼痛的患者治疗。神经阻滞在镇痛领域正发挥着独特的治疗作用。

一、概述

(一)机制

神经阻滞疗法在疼痛医学中起着重要作用,是疼痛治疗中主要方法之一。神经阻滞镇痛的治疗机制:①阻断痛觉向中枢的传导;②消除血管痉挛,缓解血管阻塞;③消除骨骼肌挛缩和内脏器官的痉挛;④解除炎性物质对神经的刺激,促进局部水肿和炎性物质的吸收及神经功能的恢复,从而达到缓解和解除疼痛的目的。

(二)用途

神经阻滞术是麻醉科医师的技术专长,其用途如下:

1.手术麻醉

如臂丛麻醉或硬膜外麻醉,也用于鉴别某些疼痛的部位或疾病。

2.消除疼痛

改善局部或全身情况。如对始终未能控制的疼痛,采用局麻药阻断神经传导功能,可缓解疼痛。

3.判断某些治疗手段的预期效果

如舌咽神经痛用舌咽神经阻滞确诊。

4.预防

术后疼痛引起的并发症。

(三)特点

(1)对于癌症晚期癌痛、三叉神经痛或带状疱疹后遗神经痛等恶性疼痛,效果确切,能获得较满意的疗效,使患者从痛苦中解放出来。

(2)对疾病的诊断有重要意义,既可治疗又可诊断。

(3)个体化原则,用药灵活,筛选理想的配方,可用局部麻醉药(简称局麻药)、激素和神经营养药,也可用神经破坏约,治疗范围可选择性强。

(4)不良反应少,对神经破坏类药,如乙醇、苯酚等药物用法得当,则少有不良反应。

（5）操作简便易学，不需要特殊的器具、装置，操作简便。

（6）疗效与操作技巧关系密切。神经阻滞效果的好坏与疗效关系大，阻滞若运用得当，可充分发挥其治疗作用。预防因操作不当而引起并发症。以星状神经节阻滞为例，操作准确，可取得良好的效果；而操作不正确，不仅无效，反而成为刺激，增加痛苦，应做好急救准备。

（7）安慰患者，减轻患者的恐惧感，打消患者以往对"麻醉"的恐惧心理，需行耐心的心理疗法。

（8）神经阻滞疗法是介于药物疗法与手术疗法之间的第 3 种疼痛治法，是一种较理想的非手术疗法。减少了药物疗法导致的胃肠功能紊乱、耐药性及其他不良反应；避免侵袭大的镇痛性手术疗法的创伤、不适用于全身情况差者、易致并发症等缺点。对机体影响小、损伤小，不像手术侵袭那样大，对周围组织刺激小等。

（9）神经阻滞疗法可取代类固醇疗法，因类固醇疗法不良反应大、适应证受限制。

（四）适应证

神经阻滞疗法的适应证非常广泛，包括各种性质的急性和慢性疼痛。

1.全身各类疼痛

癌性疼痛、外伤性疼痛、术后痛、带状疱疹后遗神经痛，变形性脊椎症（颈、胸、腰部），反射交感神经萎缩症，后者是最难治的疾病。

2.头痛

神经性头痛、偏头痛、肌收缩性头痛、群发性头痛、颞动脉炎、枕后神经痛、脑外伤后头痛，其他头痛。

3.颌面痛

三叉神经痛、舌咽神经痛、非定型面部痛、下颌关节紊乱症，面部其他部位痛。

4.四肢痛

灼痛、断端痛、幻肢痛、白蜡病、血栓闭塞性脉管炎、急慢性动脉闭塞症、末梢神经损伤、风湿性关节炎、类风湿关节炎、神经炎。

5.颈肩及上肢痛

颈肩手综合征、胸廓出口综合征、肩周炎、变形性颈椎病、上髁炎、腕管综合征、肩手综合征。

6.胸背痛

心绞痛、心肌梗死、肺栓塞、动脉瘤、肋软骨炎、肋间神经痛、胸膜痛。

7.腹部内脏痛

急慢性胰腺炎、胆石症、胆道运动障碍、消化性溃疡、输尿管结石症、慢性内脏痛、麻痹性肠梗阻、痛经、肠系膜血栓形成栓塞。

8.腰及下肢痛

腰痛症、椎间盘突出症、椎管狭窄症、脊椎分离移位症、肌筋膜性腰痛症、椎间关节症、坐骨神经痛。

9.会阴部痛

尾骨痛、痔、睾丸痛、阴茎异常勃起、肛门痛、阴部溃疡。

10.非疼痛性疾病

面神经麻痹、喉返神经麻痹、末梢神经麻痹、面部痉挛、抽搐症、痉挛性麻痹、眼睑痉挛;雷诺(综合征)病、硬皮症、冻伤(疮)、梅尼埃综合征、突然性聋、鼻过敏症、青光眼、视神经炎、网膜血管闭塞症、角膜溃疡、多汗症、下肢溃疡、压疮、骨髓炎、肝炎、脑血管痉挛、脑血栓、脑梗死、外伤后水肿、外伤性骨萎缩症、乳房切除后水肿、郁乳、烫伤、创部瘢痕痛、变应性鼻炎、鼻窦炎、扁桃体炎、痛风、自主神经失调症。

(五)禁忌证

神经阻滞疼痛治疗要掌握适应证,更要严格掌握禁忌证,以保证治疗的安全。

1.绝对禁忌证

穿刺部位皮肤或深层组织内有细菌感染,活动性结核;全身化脓症及脓毒性感染,如菌血症、毒血症、败血症等。

2.相对禁忌证

全身情况不佳、身体极度衰弱、严重心力衰竭慎用;对原因不明的疼痛,如肿瘤早期疼痛不宜采用,以免延误病情,待确诊后,再应用;有活动性消化性溃疡、重症高血压,糖尿病,妊娠初期等慎用激素。

3.椎管内阻滞禁忌证

除上述禁忌证外,还有:①中枢神经肿瘤。②中枢神经系统炎症,如脑脊髓膜炎、梅毒、小儿麻痹、酒精中毒等。③出血性素质者,因蛛网膜下腔大量出血易造成神经损伤或硬膜外血肿。④施行蛛网膜下腔阻滞时,穿刺多次有出血或多次发生异感者,应当放弃。

(六)麻醉管理

1.药物毒性反应预防治疗

在注药前,必须回抽注射器芯,证明无血液、无脑脊液和无气体后,才可缓慢注药,严禁注入局麻药过快,或过量,或浓度过高出现局麻药中毒。并注意注药后患者的反应。一旦出现局麻药毒性反应,应积极处理。

2.防止神经麻痹与损伤

由操作不慎或穿刺伤及神经干、神经根或神经马尾等引起神经炎,出现出血、血肿、邻近器官损伤,如气胸、血气胸、空气栓塞,穿刺针或导管破损、折断、残留体内等。目前硬膜外阻滞的应用有所减少,而椎间孔阻滞逐渐增多,以减少前者的并发症。

3.药物不良反应的防治

对可能发生的药物不良反应应加强预防,早期发现,及时处理。

(1)阻滞中所用镇痛药会引起呼吸抑制、排尿困难、恶心呕吐、皮肤瘙痒、头昏头痛、嗜睡、疲乏、血压下降、寒战、耐药性和药物成瘾等。

(2)过敏反应甚至过敏性休克。如维生素 B_1 过敏反应。

(3)酒精的一过性烧灼性痛和剧痛,运动神经麻痹、脊髓炎、神经炎,恶心呕吐,软组织坏死、纤维化。

(4)糖皮质激素不良反应:长期应用引起类肾上腺皮质功能亢进症,表现为向心性水肿、满月脸、水肿、糖尿、高血压、多毛、痤疮等;类肾上腺皮质功能不全,一旦突然停药,出现类肾上腺皮质功能不全的症状,如肌无力、低血压、低血糖等;也可诱发或加重感染,使化脓性、结核性潜在病灶扩散或蔓延;还可诱发或加重溃疡病的穿孔或出血。不良反应一旦发生,立即停药,积极处理。

4.注药部位要准确

深部神经阻滞应在 X 线导引下施术,才能在用酒精或苯酚行神经干或神经节阻滞时,将药液准确地注入神经组织,才能保证有好的阻滞效果。患者有触电感时,宜将针头左右拨动,仍反复出现触电感,证实确属刺中神经,方可注药。对一般性神经阻滞,为避免造成局部神经损害,宜在刺中神经有异感后退针 $1\sim3mm$,使针尖处于神经的附近或神经鞘内,所注入的药物即沿着神经周围扩散而发挥作用。

5.治疗前应签知情同意书

采用酒精、苯酚阻滞时,有可能继发局部感觉、运动障碍;用于肢体、会阴、肛门的癌痛治疗,有可能发生暂时性肢体轻瘫或马尾综合征。事先做好谈话,须使患者与家属知情理解,同意签字后进行治疗为宜。

6.掌握正确操作方法

行神经阻滞均应选患侧进行,硬膜外阻滞宜选患侧向下穿刺与注药,注药时应注意先注入 $5\sim10mL$ 已配制液,观察 $5\sim10min$,无不良反应后再注入所余的配制药液,观察 $20\sim30min$ 后离去。并要严格执行无菌操作规程,预防感染。

7.神经阻滞用药量因人而异

对老年、体弱者,神经阻滞用药量应酌减,注药后注意观察患者的反应。

(七)常用药物

1.神经阻滞药

主要采用局麻药和破坏神经的药物。局麻药有普鲁卡因、利多卡因、布比卡因、罗哌卡因等。神经破坏药用酒精和苯酚,阻滞相应的神经干、神经根或神经节,达到使神经纤维完全变性,失去功能,称为"化学性神经切断术""神经松解术"或"持久性神经阻滞",治疗顽固性疼痛。

(1)95%以上的酒精注入神经干后,破坏神经纤维,包括交感、感觉及运动神经。因使用时的灭菌对芽胞不起作用,杀菌力仅是75%酒精的一半。因纯酒精注入神经干内,使神经纤维完全变性,而失去作用,故被称为"化学性神经切断术"。按注入部位的不同,其浓度与体积应有差异。蛛网膜下腔注入无水酒精;硬膜外阻滞用30%~50%酒精;腹腔神经丛阻滞用50%~100%酒精;交感神经节阻滞用50%~100%酒精;神经根阻滞用30%~100%酒精;末梢神经阻滞用50%酒精。

(2)苯酚:借苯酚腐蚀性的化学作用,使神经纤维变性,阻断神经传导而达到止痛的目的,称为"化学切断术"。治疗顽固性疼痛时与酒精合用,阻断感觉根或脊髓束传导,止痛时间较久。而阻断周围支的传导,因神经再生,则疼痛在一定时间后复发。复发后重复神经阻滞。如阻断神经节,神经细胞被破坏,不发生再生,可达长期止痛效果。一般用95%或无水酒精+(5%~7%)苯酚,剂量0.5~3mL。苯酚的破坏作用强于酒精。蛛网膜下腔阻滞用5%~15%酚甘油;硬膜外阻滞用10%~15%酚甘油或7%苯酚溶液;交感神经节阻滞用10%酚甘油或7%苯酚溶液;神经根阻滞用7%苯酚溶液或酚甘油;末梢神经阻滞用5%酚甘油或3%~5%苯酚溶液。

2.镇痛药

镇痛药在神经阻滞疼痛治疗中占有重要地位。

(1)吗啡:2mg加入生理盐水10mL,注入硬膜外或骶管。镇痛显效时间10~30min;作用持续时间6~48h。

(2)哌替啶:20~30mg,加入10mL生理盐水,注入硬膜外或骶管内,镇痛显效时间为2~5min,作用持续时间为4.5~20h。

(3)芬太尼:0.05mg加入生理盐水10mL,注入硬膜外或骶管内,镇痛显效时间2~5min,作用持续时间为2~8h。

(4)氯胺酮:20~40mg,加入生理盐水10mL,注入硬膜外或骶管内,其镇痛显效时间 2～10min,作用持续时间 2～96h。其机制是直接或间接作用于脊髓后角阿片受体,以出现节段性镇痛区域。

3.激素

泼尼松龙、地塞米松等为神经阻滞的常用药,能抗炎、抗毒素、抗过敏、降低毛细血管渗透性、增加肾血流量和肾小球滤过率,有利尿和减轻神经组织水肿等作用。

4.维生素

(1)B 族维生素:促进糖类代谢,辅助神经营养,增强神经代谢功能,维持神经、心脏的正常功能,为神经细胞功能的恢复起支持保证作用。

(2)维生素 C:保持细胞间质结构的完整性,改善神经细胞对氧的利用。增加毛细血管的致密性,降低其渗透性及脆性,改善循环系统功能,能刺激造血功能,促进抗体的形成,增强机体对感染的抵抗力。

5.神经细胞功能恢复药

(1)三磷酸腺苷(ATP):能促进人体蛋白核酸核苷合成,以利神经细胞功能恢复。同时可扩张血管,改善冠状动脉及其外周血液循环,并能供给组织细胞功能活动所需的能量。因而,除适用于神经功能障碍之疾病外,还适用于神经性聋、肌肉萎缩、心肌病等。

(2)辅酶 A:加速受损神经细胞功能的恢复,对糖、蛋白质及脂肪代谢起重要作用。

二、星状神经节阻滞镇痛疗法

星状神经节阻滞(SGB)是将局麻药注射在含有星状神经节的疏松结缔组织内而阻滞支配头面部、上肢及上胸部的交感神经,适用范围广,是疼痛治疗最常用的一种方法。被推荐为 21 世纪治疗疼痛的主要方法。

(一)适应证

1.交感神经过度兴奋所致心身疾病

受星状神经节支配的头、面、颈、肩、上肢、气管、心、上胸部等组织器官,因交感神经过度兴奋引起的循环障碍、痛觉过敏、异常出汗等。

(1)头部疾病:头痛、脑供血不全、颞动脉炎及两侧头痛性癫痫等。

(2)面部疾病:末梢性面神经麻痹及炎症、面部痛、面部黄褐斑、眼及耳鼻喉科疾病(如过敏性鼻炎、视神经炎、脉络膜炎、急性闭角型青光眼、眼底血管痉挛性疾病)。

(3)头颈上胸部疾病:癌痛、带状疱疹、反射性交感性神经萎缩症、颈椎病、臂丛神经炎及麻痹等。

(4)颈及肩胛、上肢疾病:循环障碍、顽固性上肢血管痉挛性疾病及疼痛等。

(5)心胸疾病:心绞痛、支气管哮喘疾病等。

(6)腹部疾病:顽固性呕吐、胃及十二指肠溃疡、结肠综合征等。

2.全身性疾病

全身的自主神经系统、免疫系统、内分泌系统疾病等。

(1)自主神经系统疾病:自主神经失调症、高血压与低血压、微热与低体温、多汗症与无汗症、不定陈述综合征和过眠症与失眠症等。

(2)免疫系统疾病:肢端红痛症与肢端发绀症、周围血循环障碍等。

(3)内分泌系统疾病:痛经、更年期障碍等。

(二)禁忌证

SGB应用范围越来越扩大,但应注意其禁忌证:出、凝血时间延长或正施行抗凝治疗者;高度恐惧不合作者;局部炎症、肿瘤、气管造口者;持续咳嗽不止者。

(三)阻滞技术

1.颈$_7$-SGB

即第7颈椎横突前结节法,是气管旁入路法。也是前入路(和颈$_6$均为前方入路),易操作、并发症少,目前应用广泛。颈$_7$靠近星状神经节,不易触之,只有个别上肢疾病选颈$_7$-SGB。患者仰卧,用左示指和中指的指腹触及环状软骨水平的颈总动脉,在其内侧与矢状面平行进针,当针尖触及骨面时,用左手保持针尖不动,回抽针管确认无回血,边观察患者,边分次注入局麻药1%甲哌卡因1~3mL或0.5%利多卡因或0.25%布比卡因5~10mL,位置准确时,患者感到同侧肩胛背部有闷胀感。拔针后用纱布压住按压>5min,进行监测。初次安静卧床40min,第2次拔针后卧床30min。并发症为局麻药误注入血管内引起意识消失、痉挛,若误注入蛛网膜下腔出现高位腰麻,术后血肿致呼吸困难、窒息等,应注意观察、处理。

2.颈$_6$-SGB

即经第6颈椎横突前结节法,气管旁入路的前方入路法,因颈$_6$横突表浅、易触之,操作简便、效果好,节省麻药及并发症少、安全,目前应用广泛。以颈$_6$前结节为穿刺点,术者位于阻滞同侧,将左示指、中指尖弯曲,与患者矢状面平行置于胸锁乳突肌和气管之间,适当用力,平行将胸锁乳突肌、颈动脉、颈内静脉及其他软组织一并向外分离,在分离过程中,左手指尖向下触摸到的骨性标志即为颈$_6$横突前结节,在手指的内侧垂直进针,深度为 0.5～1.0cm,针尖可触及颈$_6$横突骨质,左手固定针头,右手持注射器回抽无异常,即可注药,注药过程中反复回抽多次。SGB 首先选颈$_6$-SGB。颈$_6$-SGB 的优点如下:

(1)效果好,因其颈$_6$横突表浅、易触之,阻滞有效率 99.1%,治疗有效率达 91.3%。

(2)安全性高,并发症发生率低,仅占 1.78%。

(3)操作易掌握,容易扪及颈$_6$横突,不需垫高双肩、患者无不适感,损伤也最少,术后恢复快。

3.肌间沟侧入法

肌间沟侧入法的特点:颈$_6$横突结节在肌间沟处较表浅,容易触及,为阻滞穿刺时的明显解剖标记;此处远离大血管,穿刺不易伤及,穿刺针触及颈$_6$横突后,向内、向后、向下方再刺入 2.5cm 左右即可触及颈$_7$横突,注射药物即能阻滞其下方的星状神经节。方法:患者仰卧位,头偏向对侧,充分暴露阻滞侧颈部,以前、中斜角肌之间的肌间沟为穿刺点。以 7cm 长 7 号穿刺针,用右手持注射器,左手固定针体,与皮肤成垂直方向,朝内后下方刺入,触及颈$_6$横突后,退针皮下,调转方向与脊柱呈 30°左右夹角向颈$_7$横突跨越,针尖触及该横突后,固定针体,回抽无血、无气泡、无液体,即注射药物。注药时观察患者表情,并不断询问其感受,注射完毕,拔针后按压针眼,无菌纱布包盖。如穿刺中出现臂丛神经刺激时,退针,适当调整方向,重新穿刺。SGB 的后方入路、侧方入路等因操作困难、并发症多、效果不确切等,现已弃用。

4.复合用药

SGB 用药原则,应以效果确切、种类越少越好,复合用药有以下几种。

(1)局麻药:利多卡因或甲哌卡因(卡波卡因)为佳,酰胺类和酯类局麻药均可应用。利多卡因起效快、弥散广、效果确切、作用可逆,临床用 0.5%～2% 浓度行 SGB。单纯用局麻药即可达到目的。

(2)局麻药＋B 族维生素(维生素 B$_1$、维生素 B$_{12}$、维生素 B$_6$)。

(3)局麻药＋激素(氟美松、泼尼松龙、地塞米松):激素有强大的抗炎作用。

(4)局麻药＋B 族维生素＋激素:维生素 B$_1$、维生素 B$_6$ 和维生素 B$_{12}$ 均用于神经炎、神经萎缩和神经痛。

(5)局麻药＋镇痛药(芬太尼、氯胺酮、吗啡、哌替啶):星状神经节内含有阿片受体,作用时间长,阻滞效果等待研究。

(6)局麻药＋B 族维生素＋激素＋ATP、中药丹参液等:不能用或不宜用的药物尽量不用。

5.向神经素注入法

向神经素是从经过病毒处理后的家兔外皮组织中分离出来的物质,属于抗过敏药,将其注入到星状神经节周围的治疗方法,称为星状神经节向神经素注入法(SGNT),是一种新疗法,并发症少,效果理想。

6.疗程

要达到满意的治疗效果,需要一定的治疗次数和时间。多数疾病,每日 1 次,10 次为 1 疗程。面瘫患者 SGB 每日 1～2 次;2～3 周为 1 疗程;重症及发病＞7d者,每日 1 次,30 次为 1 疗程,总共需 1～4 个疗程。每疗程的间歇时间等于治疗时间。特殊病例,如自主神经功能紊乱、不定陈述综合征、高血压或低血压、免疫功能改变、带状疱疹后遗神经痛,常需 60～70 次才有效。SGB 1～2 次即可使某一种疾病痊愈是不可能的。

(四)并发症防治

(1)喉返神经阻滞:最常见,针尖过于向内引起。

(2)臂丛阻滞:以肌沟法最多见,约 10%,针尖过于偏外引起。

(3)膈神经阻滞。

(4)气胸。

(5)硬膜外阻滞。

(6)蛛网膜下腔阻滞。

(7)药物注入椎动脉或颈动脉内:这一严重并发症,在注药前、注药中,以回抽注射器芯可预防注入动脉内,发生局麻药毒性反应后需紧急呼吸、循环支持疗法。

(8)血肿或硬结:穿刺针损伤颈部血管后引起,出现后影响药物扩散而影响疗效。SGB 后的压迫止血,应引起充分注意。在同一患者需要多至数十次的反复穿刺注药中,硬结的形成很难避免。近年来,对星状神经节施行直线偏光近红外激光治疗,代替药物阻滞,可避免诸多并发症。

三、三叉神经阻滞镇痛疗法

(一)适应证

如本节前所述,是治疗原发性三叉神经痛主要方法之一。

(二)阻滞技术

1.眶上神经阻滞

患者仰卧位,术者位于其头侧,在眉毛上缘距正中线 2.5～3.0cm 的耳侧,用

25G 1mL 结核菌素皮试针或 25G 2.5cm 的穿刺针刺入，针从眉毛上缘垂直刺入到眶上切迹的上缘，不一定有放散痛。回抽无血，注入 0.5% 布比卡因或 2% 利多卡因 0.5mL，5min 后眶上神经支配区域出现麻醉效果，15～20min 后注入 0.5mL 无水酒精，拔出针后用纱布压迫穿刺点 5min，床上安静休息 30min，观察。常见并发症有眼睑水肿、血肿，注药后用左示指压迫眶上切迹皮肤可预防；眼睑下垂，为药物阻滞动眼神经上支所致，可自行恢复。

2.眶下神经阻滞

患者仰卧位，术者位于患者右侧，眶下孔位于距正中线 2.5cm 的耳侧、眶下缘下方 0.7cm、牙槽上缘上方 3cm 处。左手示指压迫眶下孔，用 22G 5cm 针头，从鼻翼上端外缘 0.3～0.5cm 耳侧刺入，向外侧上方与额面成 46°角进针，针头刺入 0.2～0.3cm 时，患者上口唇及鼻翼出现放射痛。刺入深度<0.5cm。回抽无血，缓慢注入 0.5% 布比卡因或 2% 利多卡因 0.3～0.5mL，左手示指压迫穿刺部位与眶下孔，注药可感到有粗大阻力，5min 后出现上唇与鼻翼镇痛效果，且无并发症，注入无水酒精 0.3～0.5mL。拔针后用纱布压迫 5min，床上安静休息，观察 30min。并发症有面部水肿，皮下出血、血肿，视力障碍等。无须特殊处理。

3.颏神经阻滞

颏孔位于距正中线 2.5～3.0cm 的外侧，第 2 臼齿根部下方 1cm、下唇下方 1cm、下颌骨上下缘的中点处。患者仰卧，头转向健侧。术者位于患者头侧（右患侧）或左侧（左患侧）。用 22G 5cm 针头，左手示指压在颏孔处以引导进针方向，针与下颌骨骨体表面约成 60°向内下方刺入，当针尖滑到颏孔时，下唇、下颌部有放射痛，深约 0.5cm。回吸注射器无血流回流，注入局麻药 2% 利多卡因 0.3～0.5mL，5min 后，下唇与颏部触觉消失，有镇痛效果，无并发症时，注入 0.3～0.5mL 无水酒精。有效时间约 14 个月。拔针后用纱布压迫刺入点 5min，安静卧床休息 30min。

4.上颌神经阻滞

从操作技术与并发症的发生来看，以三叉神经末梢支阻滞最为困难。操作方法有侧入法和侧前入法。

(1)外侧口腔外法：患者仰卧位头稍转向健侧。术者位于病侧，左手示指放在耳屏向鼻侧 3cm 处，即颧弓下缘，穿刺针与皮肤表面成 60°～80°角向外眼角刺入，当针尖触到上颌神经时，鼻翼、上唇出现强烈的放射痛，这时应 X 线照相确定针尖的位置，刺入深度为 4.5～5.0cm。如判断针尖触及蝶骨的翼突外侧板的翼腭窝，确认无血液回流时，注入局麻药 0.3～0.5mL，5min 后上唇、鼻翼、眶下部位、上颌牙龈触觉消失。注入 0.3～0.5mL 无水酒精。有出血、血肿、视力障碍、复视、面神经麻痹和三叉神经全支阻滞等并发症。

（2）颧骨弓上法：从侧面看在颧骨下缘和下颌骨的冠突相交处为刺入点进针，针尖向前上方眼眶的顶端刺入，为 5.0～5.5cm 的深度，可触及上颌神经，在上颌神经支配区域可出现放射痛。回吸无血液后，注入局麻药 2％利多卡因 0.5mL，5min 后上颌神经支配区域感觉消失，注入无水酒精等神经破坏药 0.5mL。此部位在外侧口腔外法阻滞部位的末梢侧，安全性大，操作容易，但个别患者因形态学差异，穿刺针有时碰不到上颌神经。

5.下颌神经阻滞

从卵圆孔该神经出颅部位阻滞，穿刺点在耳屏前 2.0cm 鼻侧，颧骨弓下缘与下颌骨髁突与冠突之间，比上颌神经阻滞操作容易，并发症少，安全，是应用较多的方法。患者仰卧于 X 线透视台上，头偏向健侧。术者在患者患侧，消毒后用 22G 7cm 带有记号或带有刻度的穿刺针，从刺入点，先用局麻药 1～2mL 浸润穿刺点，用左手示指放在穿刺点下方固定穿刺针，针尖的斜面向着鼻侧，于颧骨弓和左手示指尖端之间与皮肤成垂直刺入，进针 4.0～4.5cm 深度，如碰到骨质则为蝶骨翼突外侧板，应设法使针尖滑过外侧板的后缘，向后、向上 0.5cm 可碰到下颌神经。也可将针拔到皮下，向后向上向卵圆孔方向刺入，如碰到骨质说明向后向上还不够，进针约 5.0cm 可碰到下颌神经。下唇及舌前端有强烈放射痛。可行颏顶位与前后斜位两个方向的摄影，前者针尖位于接近卵圆孔外侧后缘有良好效果，后者针尖在卵圆孔中央接近下端时位置正确。回吸无血液后，注入局麻药 2％利多卡因 0.5mL，5min 后下颌神经支配区域出现镇痛效果，注入无水酒精等神经破坏药 0.5mL，拔针后压迫穿刺点 5min，床上安静休息 30min，观察治疗效果与并发症。并发症有出血、血肿、咽鼓管穿刺、面神经麻痹、咀嚼肌麻痹及酒精性神经炎等。

6.三叉神经节阻滞镇痛疗法

穿刺针通过卵圆孔直接达三叉神经节，注入局麻药或神经破坏药消除面部疼痛。主要用于治疗三叉神经痛与面部癌性疼痛。三叉神经痛的治疗，原则上是首先阻滞末梢支，最后须行三叉神经节阻滞。三叉神经节阻滞有前入法与侧入法。

（1）前入法：眶外缘向下垂直线与口角外水平线的交叉点，在口角外侧 3cm、上颌第 2 臼齿高度，穿刺点局麻后，用 22G 10cm 穿刺针刺入，进针约 7cm 深碰到骨质时，行 X 线引导下照相。针尖再向前进，面部出现剧烈的放射痛，针管内无血液及脑脊液回流，注入 2％甲哌卡因 0.1mL，如出现三叉神经全支或第 2、第 3 支感觉麻痹，第 1 支感觉迟钝时，其针尖位于神经节中枢侧的神经节窦，非常缓慢地注入无水酒精 0.1mL。有脑脊液流出时，针尖已位于三叉神经池或在更深的中枢侧，此时绝对不能注药,可改日再行阻滞,或改换三叉神经池内注入甘油阻滞。

(2)侧入法:当前入法因解剖异常或有肿瘤等而不能穿刺时,可选侧入法。在下颌神经阻滞的前方,即耳屏前方 3~4cm 鼻侧、颧骨弓的末梢侧 2~3cm 处,用 22G 7cm 的穿刺针,与皮肤成垂直刺入,可触及下颌骨,穿刺针与前额面约成 30°,后方稍倾向头侧,继续前进可能下颌神经有强烈放射痛。深约 4.5cm,深到 5.0~5.5cm 可进入卵圆孔内。注入 2% 甲哌卡因 0.1mL,出现感觉消失,非常缓慢地注入无水酒精 0.1mL,安静休息到第 2 天。并发症有脑神经炎、血压升高、脊髓膜炎、角膜溃疡、角膜炎和幻痛等。

7.三叉神经池注入甘油法镇痛疗法

脑外科手术治疗法侵袭大,而神经阻滞对患者的侵袭很轻微,但三叉神经阻滞法达不到永久性治疗的目的,故用三叉神经池内甘油注入法。患者半卧位,用 22G 10cm 穿刺针刺入卵圆孔,深约 7cm,再进针 1~1.5cm,有脑脊液流出后,坐位,三叉神经池造影,造影后用注射器将池内的造影剂吸引出来,之后注入无水甘油 0.1~0.2mL,保持坐位 45~60min,使其固定。甘油注入时有刺激痛,术前可给少量术前药。并发症有心率缓慢、恶心、呕吐、一过性血压变动、嚼肌肌力降低、脊髓膜炎、一过性剧痛和单纯疱疹等。

四、CT 引导下经皮腹腔神经丛阻滞镇痛疗法

(一)适应证

腹腔脏器,特别是中、上腹部癌性疼痛的治疗。

(二)优点

该神经丛是最大的内脏神经丛,位于 T_{12}~L_1 椎体高度,腹主动脉前方,围绕腹腔动脉和肠系膜上动脉根部周围,在横膈与肾动脉之间的腹膜后的结缔组织中。既往在 X 线透视引导下进行,目前在 CT 引导下施行,CT 引导下经皮腹腔神经丛阻滞是解除或缓解中、上腹部顽固性疼痛的有效方法,有效率可达 80%~94%,有以下优点。

1.定位准确

神经、血管、脏器清晰可见,能清楚该神经丛及其附近的腹主动脉、下腔静脉等大血管,动脉裂孔,横膈脚,肾,胰等重要脏器的位置关系。

2.安全性高

病变范围清楚,可了解该处肿瘤的大小以及向该神经丛周围淋巴结浸润的

范围。

3.并发症少

在明视下进针,避免副损伤,减少或避免合并症,提高阻滞成功率。

4.确定最佳穿刺路径

患者及家属易于接受。

(三)阻滞镇痛技术

1.阻滞方法

患者侧卧位或俯卧位于 CT 台上,以胸$_{12}$至腰$_1$为摄影中心行薄层横断面扫描;分辨腹腔动脉、肠系膜上动脉、动脉裂孔,引一条不接触邻近脏器且可达到该神经丛的预定线,并计算其深度;将划定的预定线的 CT 影像位置,返回到患者的皮肤上,定出穿刺点标记(此点旁开棘突 3cm);用 22G 12cm 穿刺针从穿刺点进入,进针不离开椎体,CT 引导下确认针尖位置,深约 9cm 当针尖进入膈脚背部或穿过膈脚至腹腔动脉侧面时,即可注入 1%利多卡因 7mL 加造影剂 1mL 混合液;如立即出现腹痛或背部疼痛消失,且无感觉和运动神经阻滞,15min 后可注入无水酒精 15mL 或 6%酚甘油 5~10mL。以左侧垂直入路好,误伤小,右侧有损伤肺、肝、肾和下腔静脉的可能。

2.阻滞范围

CT 引导下横膈脚、腹主动脉与椎体三者围成左、右间隙,通过内脏神经,将此称为膈脚后间隙,穿刺针尖进入此间隙阻滞叫 RSB;主动脉裂孔上方,通过膈脚于腹腔动脉或肠系膜上动脉侧形成的间隙,称为经膈脚间隙,阻滞此间隙称为 TCB。

(1)RSB:阻滞该侧内脏神经,也向对侧扩散,扩散范围胸$_8$至腰$_2$椎体上缘;阻滞内脏神经同时也阻滞腹腔神经丛。

(2)TCB:可阻滞腹腔神经丛,扩散范围胸$_{12}$至腰$_1$,若造影剂向肾周围等部位扩散,则阻滞效果不佳。持续 ECG、BP、SpO$_2$监测;操作后留观 0.5~1h,血压正常后送回病房。

五、胸部交感神经阻滞镇痛疗法

胸部交感神经阻滞比腰交感神经阻滞难度大、并发症多。胸交感的位置深在,若无影像引导下操作易引起气胸,甚至损伤脊髓。CT 引导下经皮穿刺胸交感神经阻滞术,定位准确、安全、效果好。

（一）适应证

适应证为带状疱疹、带状疱疹后遗神经痛、中下部胸椎反射性交感神经萎缩症（RSD）、术后灼痛、外伤后骨质疏松、胸廓出口综合征、外伤性颈部综合征、胸背部痛、末梢神经障碍、多汗症、末梢血供障碍等。

（二）阻滞镇痛技术

术前向患者及家属说明治疗的特点、预期效果和可能发生的并发症，按以下入路操作。

1.后方脊椎旁法

该阻滞原则上是在 2 个椎体的侧缘进针，从第 1～第 12 胸椎都可进行阻滞。患者俯卧位，在 CT 或 X 线透视引导下，使椎体终板在一条线上，棘突在椎体中央。肋间隙棘突外侧 4cm 左右为穿刺点 [胸$_{2～3}$ 肋间 3.5～6.0cm，即（4.6±0.6）cm；胸$_{3～4}$ 肋间 3.5～6.3cm，即（4.4±0.6）cm]；以 6cm 穿刺针，从穿刺点到椎弓根进行局部浸润麻醉；以 21G 10cm 穿刺针，在 CT 或 X 线透视引导下进行穿刺，针尖抵达椎弓根，滑过下关节突外缘，缓慢进针达椎体。拍胸椎侧位片，确认其深度，在椎体侧面的韧带与椎体之间进针到目的地。针与皮肤约成 80°角，针尖在 X 线胸部侧位片上，应在椎体后 1/3 的位置，T_2 为 5～8cm（7.4cm±0.8cm），T_3 为 5.3～10cm（7.3cm±0.8cm），回抽无血液和脑脊液后，在每一阻滞点注入 4：1 混合的造影剂和 2% 利多卡因混合液 3mL。注意观察混合液的扩散形式，可清楚地看到造影剂的流动及其形状。拍正、侧位及斜位 X 线片，判断造影剂的扩散。当局麻药阻滞效果确切、无并发症及造影剂扩散无异常时，缓慢注入无水酒精或酚甘油，每一阻滞点 1～3mL，胸$_2$ 为 1.0～3.5mL（2.3mL±0.6mL），胸$_3$ 为 1～4mL（2.4mL±0.6mL）。并预测并发症。

2.前方气管旁法

在锁骨上，经气管旁入路，对第 2、第 3 胸部交感神经的阻滞方法。体位和星状神经节阻滞一样。阻滞的穿刺方法以推开颈动脉的方式，分为内侧法和外侧法：①内侧法和星状神经节阻滞方法一样，需将颈动脉和胸锁乳突肌推向外侧；②外侧法是将颈动脉推向内侧，将胸锁乳突肌推向外侧的方法。经 CT 或 X 线透视引导下确认颈$_7$ 和胸$_1$ 椎体，以左手示指和中指分开颈动脉和胸锁乳突肌，以近胸$_1$ 为穿刺点，以 21G 8cm 的穿刺针与透视台成 60°～80°角进针，向尾背侧方向沿着椎体外侧缘进针，针尖抵达 T_2 椎体的肋骨小头，在肋骨韧带处固定针尖，拍 X 线片，针尖的深度为 5～8cm（6.4cm±0.7cm）。针尖在椎体后缘为准确位置，注入造影剂和 2% 利多卡因 3mL。20min 后患者无反应，慢慢注入无水酒精或酚甘油，每一阻滞点 1～3mL。注意并发症及处理。

六、腰部交感神经阻滞镇痛疗法

该阻滞因对下肢痛、血行障碍等疼痛的诊断治疗而被广泛应用。在 X 线透视引导下指导操作,判断阻滞部位,可达到预期的效果。CT 引导下腰部交感神经阻滞使安全性和有效性提高。

(一)适应证

(1)下肢血管末梢血行障碍及疼痛性疾病:血栓闭塞性脉管炎、雷诺病、糖尿病性坏死、下肢难治性溃疡、下肢多汗症、股骨头无菌性坏死、急慢性动脉闭塞症、闭塞性动脉硬化症等。

(2)盆腔及下肢疼痛综合征:反射性交感神经萎缩症,外伤后灼痛、幻肢痛、带状疱疹后遗神经痛(下肢部)、脊椎术后下肢痛等。

(3)癌症性疼痛。

(4)腹痛、腰椎及小关节周围软组织病变及下肢真菌症等。

(二)阻滞技术

有傍脊椎法和经椎间盘法 2 种,不再赘述。

七、其他阻滞镇痛疗法

1.臂丛阻滞

0.5%布比卡因肌沟阻滞,对上臂疼痛的阻滞作用可持续 12～24h。

2.肋间神经阻滞

对上腹部手术有 6～12h 的止痛作用。

3.坐骨神经或股神经阻滞

对下肢手术有 12～24h 的止痛作用。

4.胸膜腔阻滞

经置入的导管向胸膜腔注入 0.125%～0.25%布比卡因,可产生单侧止痛效果,很少产生感觉麻痹和运动阻滞,适用于单侧胸部或上腹部手术后镇痛。因止痛时间、所用药剂量差异较大,以及并发症等因素影响,现已减少应用。

第二章　常见疾病的疼痛治疗

一、偏头痛

偏头痛是由于发作性血管舒缩功能不稳定以及某些液体物质暂时性改变所致的伴有或不伴有脑及自主神经系统功能暂时性障碍的头痛,病因尚不清楚。

(一)诊断

1.无先兆型偏头痛

最常见,占偏头痛80%以上。发作前无先兆症状,约2/3为一侧性头痛,也可表现为双侧,有时疼痛放射至上颈部及肩部。呈搏动性痛,程度为中度或重度,伴恶心、呕吐、畏声、畏光,可因日常活动加重,如未经治疗,疼痛可持续4~72h。睡眠后常可缓解。发作有明确的正常间歇期。

2.有先兆型偏头痛

在头痛发作前有先兆症状,可分为先兆期和头痛期。①先兆期:通常是视觉先兆,如闪光、畏光、视野缺损。②头痛期:疼痛多始于一侧眶上、太阳穴、眶后部或额颞区,逐渐加重,可扩展至半侧头部,可伴单侧感觉异常、麻木。疼痛持续10~20min,一般不超过60min。

3.EEG可排除癫痫,CT排除颅内占位病变

(二)治疗

1.药物治疗

急性发作时应安静、避光休息。①阿司匹林0.3~0.6g口服,每日3次,用于急性发作。②麦角胺1mg,或咖啡因100mg发作时口服。③维拉帕米40~80mg口服,每日3次,或用阿米替林抗抑郁。④舒马曲坦成人口服100mg,30min后头痛开始缓解,4h后达到最佳疗效。皮下注射6mg(成人量)起效快,症状复发可在24h内再次注射6mg。

2.星状神经节阻滞

以1%利多卡因8~10mL行患侧星状神经节阻滞,1~2次即可见效。

3.穴位注药

以局麻药与糖皮质激素混合，于发际、印堂、百会、头缝穴等分别注入 1mL，每周 1 次，4 次为 1 疗程，或以针刺治疗。

二、紧张性头痛

紧张性头痛又称为肌收缩性头痛，有头部紧束、受压或钝痛感，更典型的是具有束带感。多与日常生活中的应激有关，若持续存在或提示是焦虑症或抑郁症的特征性症状之一。

（一）诊断

1.发作性紧张型头痛

头痛多位于两额及枕、颈部，呈持续性钝痛，患者常诉头部有紧箍感和重压感，不伴恶心和呕吐。反复发作，每次持续 30min 至 7d。

2.慢性紧张型头痛

每日出现头痛，每月超过 15 天，全年多于 6 个月。头痛可于晨间醒来时或起床后不久出现，可逐渐加重或整天不变，患者常声称头痛多年来未缓解过。

3.其他

部分患者和偏头痛并存。

（二）治疗

1.一般治疗

消除患者紧张情绪，吸烟者指导其戒烟。

2.药物治疗

多采用温和的非麻醉性镇痛药减轻症状，其中主要是非甾体抗炎药（NSAIDs）。其他药物包括适量的肌肉松弛药和弱的镇静药，抗抑郁药也常根据病情应用，一般短期口服给药。

（1）酮洛芬（酮基布洛芬）：口服剂量为每次 12.5～25mg。

（2）萘普生：口服剂量为每次 100～200mg，一般 2～3 次/天。

（3）阿米替林：用于慢性紧张型头痛伴有抑郁症状。口服剂量开始为 75mg/d，以后渐增至 150mg/d，分次服用。

（4）乙哌立松：口服剂量 150mg/d 分次服用。

3.神经阻滞

枕大、枕小神经阻滞，或肌紧张处局部注射局麻药。

4.其他

可采用 TENS 或 HANS 治疗紧张性头痛。另外还有学者采用物理疗法治疗。

三、三叉神经痛

三叉神经痛,又名"痛性痉挛",累及面部限于三叉神经的一支或几支分布区。其特点是:骤然发作,无任何先兆,多为一侧;疼痛剧烈如刀割、电击一样,持续数秒至 1～2min,骤停;常伴面肌抽搐、流泪、流涎、面潮红、结膜充血等症状。

(一)诊断

1.原发性三叉神经痛

疼痛发作无先兆,呈闪电式、刀割样、烧灼样剧痛,持续数秒到 2min。说话、洗脸、刷牙、寒冷等可诱发,约 1/3 的患者有触发点。发病以中老年居多,女性尤多。在三叉神经分布区找不到器质性病变。

2.继发性三叉神经痛

疼痛特点与原发性同,无触发点,发病年龄多小于 40 岁。检查时可发现三叉神经分布区域或邻近处有病灶,并有局部感觉减退,角膜反射减低,听力减退等体征。

(二)治疗

1.药物治疗

原发性三叉神经痛多选择以抗癫痫类药物治疗。

(1)苯妥英钠(别名大伦丁):为白色粉末,无臭,味微苦。每次 0.1g,每日 2～4 次。

(2)卡马西平:0.1～0.2g,每日 1～2 次,据症状轻重可增至 0.4～0.6g/d,分 2～3 次服用,每日极量 1.2g。服药 24～48h 后即有镇痛效果。

2.神经阻滞

为最有效的方法,根据不同的发病部位可行:①第 1 支阻滞眶上神经和滑车上神经。②第 2 支阻滞眶下神经和上颌神经。③第 3 支阻滞颏神经、下牙槽神经和下颌神经。④半月神经节阻滞。

3.神经毁损或调节

借助物理(如射频)或化学方法实现对三叉神经相应分支进行干预。

4.手术治疗

经其他各种方法均无疗效者可考虑开颅手术,半月神经节切除术,微血管减压术等。

四、颈椎病

颈椎病是指由于颈部骨骼、软骨、韧带的退行性病变而累及周围的脊髓神经根、血管和软组织,由此引起一组症候群。

(一)诊断

1.神经根型

为颈椎病中最常见的一型。疼痛呈刀割样或持续性酸痛,可向肩、臂、手指放射,多限于一侧,颈项僵硬,伏案工作时间长可诱发,体检颈部活动受限,臂丛神经拉紧试验阳性。X线检查可见椎间隙变窄。

2.颈型

清晨醒后或起床时发觉抬头困难、活动受限,颈部呈现持续性酸痛,强迫体位。体检见头部偏向患侧,在胸锁乳突肌后缘,乳突后下方斜方肌,提肩胛肌外缘肌腱附着点,肌筋膜等部位有压痛。无神经功能障碍。

3.椎动脉型

症见体位性眩晕、头痛和视觉障碍,更换体位时诱发或加剧,头痛呈搏动性跳动,发作数分钟至数小时,从颈枕部向眼眶区放射。体检见颈部有压痛及活动受限,X线、CT可见颈椎病变。

4.交感神经型

颈椎间盘退行性改变的刺激,压迫颈部交感神经纤维,引起一系列反射性症状者,临床上比较少见,而且常与心血管疾病、内分泌疾病等混杂在一起,难以鉴别。

(二)治疗

1.神经根型

(1)急性期注意制动休息,物理治疗和药物治疗如肌松药和镇痛药。

(2)颈椎牵引治疗,每日 1～2 次。

(3)神经阻滞疗法,颈椎椎间孔加软组织痛点阻滞或颈段硬膜外阻滞。

(4)针刺或 TENS。

2.颈型

(1)一般治疗:休息制动、理疗、TNES。

(2)药物:肌松药和镇痛药;维生素 B_1、维生素 B_{12} 可用。

(3)局部阻滞:于触发点处注入 0.5% 利多卡因。

3.椎动脉型

(1)颈部牵引,局部理疗。

(2)神经阻滞:星状神经节阻滞或颈部硬膜外阻滞。

(3)手术治疗,解除压迫。

4.交感神经型

(1)磁疗:具有镇痛、消炎、降压、安眠、止泄、止痒等作用。

(2)药物治疗:应用止痛剂、镇静剂、维生素(如 B_1、B_{12}),对症状的缓解有一定的效果。

(3)封闭治疗:经上胸部硬脊膜外腔注射局部麻醉药封闭星状神经节,疗效尚可。

五、肩周炎

肩周炎又称"冻结肩""五十肩",为肩关节的关节囊、滑囊、韧带以及其他软组织的无菌性炎症。表现为逐渐出现肩关节疼痛与关节活动受限。本病早期肩关节呈阵发性疼痛,常因天气变化及劳累而诱发,以后逐渐发展为持续性疼痛,并逐渐加重,昼轻夜重,肩关节向各个方向的主动和被动活动均受限。肩部受到牵拉时,可引起剧烈疼痛。

(一)诊断

1.发病特点

年龄 50~60 岁,女性多于男性,左侧多于右侧,多为单侧,起病缓慢,病程长达数月至数年。

2.疼痛

肩关节钝痛,逐渐加重,夜间疼痛尤甚,可影响睡眠。疼痛可涉及颈部、肩胛、上臂。

3.肩关节功能障碍

肩关节僵硬、活动受限,外展、上举、内外旋困难,重者不能梳头、穿衣。

4.加重因素

寒冷、特殊姿势等。

5.体征

患侧肩关节周围有多个压痛点。三角肌、冈上肌等肩周围肌肉早期可出现痉挛,晚期可发生失用性局部肌萎缩,出现肩峰突起,上举受限。

6.X 线多无阳性发现

年龄较大或病程较长者,X 线平片可见到肩部骨质疏松,或冈上肌腱、肩峰下滑囊钙化征。

(二)治疗

止痛、解除肌痉挛与恢复功能。

1.一般治疗

局部休息、保温、热敷、按摩、针灸、理疗。功能锻炼和康复后保健。

2.药物治疗

骨骼肌松弛药、NSAIDs。

3.神经阻滞

(1)肩胛上神经阻滞:为首选阻滞方法,见异感或放射感后局部注入局麻药加维生素或糖皮质激素的混合液 5～10mL。

(2)腋神经阻滞。

(3)肩关节周围痛点阻滞,每点注入混合液 1～2mL,每周 1 次。

(4)臂丛麻醉下手法松解术,须注意松解后局部休息,以免产生新的粘连。

六、肱骨外上髁炎

肱骨外上髁炎又称网球肘或桡侧伸腕肌肌腱损伤。

(一)诊断

(1)病程较长,反复发作,有职业特点,如网球运动员、小提琴手、拖拉机及汽车司机等,多发生于右侧。

(2)疼痛源于肘部后外侧,有时向前臂放射,用力握拳及前臂做旋前伸肘动作(如绞毛巾、扫地等)时加重。

(3)局部有压痛,而外观无异常。

(4)肘关节活动正常,X 线无异常。

(二)治疗

(1)药物治疗:①口服 NSAIDs。②外用消炎止痛膏。

(2)早期局部制动。

(3)局部理疗。

(4)局部注射:糖皮质激素单独或复合局麻药在肱骨外上髁处注射。

(5)功能锻炼:为防止肘关节僵硬及周围软组织粘连,每日主动进行握拳、屈肘、旋前等锻炼。

七、腕管综合征

腕管综合征是指腕部损伤(骨折、脱位、扭伤或腕部劳损等)导致正中神经在腕部受压而引起其支配区域疼痛和麻木的一种病症。

(一)诊断

(1)中年女性多见,正中神经支配区疼痛、麻木、异感,以中指最显著,疼痛在夜间加剧。

(2)拇、示、中指指端感觉障碍,病重时可见大鱼际肌群萎缩、屈腕试验阳性。

(二)治疗

1.腕关节制动

可用小夹板等固定腕关节于中立位1~2周,多数患者有效果。

2.物理治疗

(1)热敷。

(2)远红外线照射治疗。

(3)中药热敷治疗。

(4)超声波治疗。

3.腕管内阻滞

以局麻药加激素混合液2~3mL,注入腕管。发病初期,1~2次即可治愈。方法:手掌向上,手指平伸,在掌长肌腱和正中神经尺侧之间进针,有轻微突破感可注药。注意勿损伤正中神经。

4.手术治疗

上述诸法无效可考虑手术治疗。

八、腱鞘囊肿、腱鞘炎

在人体腕部、掌指部、足部和肩部等处均有腱鞘,它是一种滑囊结构,分内外两层,其间有滑液,其作用是使肌腱免受骨骼和其他组织的摩擦和压迫,保证肌腱润滑,使之有充分的活动度。腱鞘炎在指、趾、腕、踝及肩部均可发生,尤以腕和指最常见。肌腱在短期内活动频繁或用力过度或慢性寒冷刺激是导致腱鞘炎的主要原因,多发生于长时间从事写字、编织及手指频繁、单调活动的工作者,妇女多见。

（一）常见的腱鞘炎

1.桡骨茎突狭窄性腱鞘炎

在腕部拇指一侧的桡骨茎突处有明显的疼痛和拇指活动受阻,局部压痛。做屈腕活动会出现剧烈疼痛。

2.屈指肌腱腱鞘炎

多发生于拇指与中指的手掌面,表现为屈伸功能障碍。当弯曲患指时,突然停留在半弯曲位,手指既不能伸又不能屈,有被"卡"感,用另一手协助扳动后,手指活动恢复,其动作像扳枪栓样,故又被称为"扳机指"或"弹响指"。

3.足底屈趾腱鞘炎

足底前部长期过度负载,使足底屈趾腱鞘和肌腱间摩擦、炎症渗出,导致腱鞘狭窄或炎症。穿高跟鞋的女性多发。

（二）诊断

（1）腱鞘囊肿女性多见,好发于腕背或掌侧,起病缓慢,局部圆形囊状包块,与周围无粘连。

（2）腱鞘炎起病缓慢,局部肿胀、压痛、放射痛,重者出现扳机样和弹响疼痛。

（三）治疗

（1）囊肿可自行消退,也可手术切除。

（2）腱鞘炎可局部固定、理疗,局部注射局麻药与糖皮质激素混合液。

（3）上述方法治疗无效或反复发作时,应做腱鞘切开术。

九、肋间神经痛

肋间神经痛为病变侵及胸段脊神经前支所致。表现为一个或几个肋间部位发生的经常性疼痛,并有发作性加剧。原发性肋间神经痛极少见,继发性者多与病毒感染、毒素刺激、机械损伤及异物压迫等有关。其疼痛性质多为刺痛或灼痛,并沿肋间神经分布。

（一）诊断

（1）从背部胸椎沿肋间神经走向至前胸部、局限性的剧烈放射性疼痛,呈刺痛或灼痛,呼吸、咳嗽时加重。

（2）大多为继发性,胸部疾病或外伤,脊椎病变,其他部位感染可能为其病因。

（3）X线可检查其继发性神经痛的病灶。

（二）治疗

（1）首先进行病因治疗。

（2）神经阻滞：肋间神经阻滞，局部痛点阻滞或椎旁神经阻滞。

（3）药物：加巴喷丁或普瑞巴林；氨酚曲马朵或氨酚羟考酮；B 族维生素。

（4）针灸、TNES。

十、腰椎间盘突出症

腰椎间盘突出症指椎间盘发生退行性改变，纤维环破裂，髓核向外突出刺激和压迫周围的神经根、血管而引起的一系列临床症状和体征。腰椎间盘突出症是腰腿痛的主要原因，是临床多发病，而且康复难度较大。

（一）腰椎间盘突出的分型

1.后外侧方突出型

腰椎间盘突出最常见的部位。纤维环的后方最弱的部位在椎间盘中线两侧，同时缺乏后纵韧带的强力中部纤维支持，约占80%。

2.中央突出型

髓核通过纤维环后部中央突出，达到后纵韧带下。除引起坐骨神经症状外，还可刺激或压迫马尾神经，表现为会阴部麻痹及大小便障碍。

3.椎间孔内突出及外侧型

髓核向后经后方的纤维环及后纵韧带突入椎管，进入椎间孔内，容易漏诊，但发生率仅1%左右。

（二）诊断

（1）一般突然发病，常有外伤、劳累史，休息后可缓解，再劳累又复发。

（2）腰部酸痛、钝痛，伴坐骨神经痛，由臀部向下肢放射，可伴麻木或感觉异常。

（3）局部肌肉防御性紧张，棘突中线或棘突旁有压痛并向下肢放射。患者呈强迫体位，直腿抬高试验、加强试验和屈颈试验阳性，好发部位以 $L_{4\sim5}$、$L_5\sim S_1$ 多见。

（4）CT、MRI 可确诊。

（三）治疗

1.手术治疗

多数患者可行非手术治疗，初期绝对卧床休息。

2.物理治疗

牵引、推拿、按摩、针灸、TENS 等。

3.药物治疗

镇痛药如消炎镇痛药物,弱阿片药物,减轻神经根水肿的药物如甘露醇、糖皮质激素等。

4.神经阻滞

(1)椎间孔阻滞,于突出部位相应间隙之椎间孔注入局麻药、维生素或激素混合液 8～10mL。

(2)骶管阻滞适用于 L_5～S_1、$L_{4～5}$ 突出者,注入混合液 12～18mL。

(3)局部痛点阻滞。

(4)硬膜外阻滞,可用局麻药与激素混合液 8～10mL 注入相应节段硬膜外腔。

5.微创介入治疗

在电视透视下,局麻后,采用经皮穿刺技术实施治疗。依据治疗方法不同,将穿刺针分别置于椎间盘内或相应椎间隙的硬膜外腔内,然后引入纤维环切割器和髓核钳进行椎间盘髓核切吸术,引入激光光纤进行激光髓核气化减压术引入射频头进行低温等离子射频髓核成型术,向椎间盘内注入臭氧气体进行臭氧溶核术,向硬膜外腔注入稀释后的胶原酶进行胶原酶溶解术。

十一、腰背肌筋膜炎

腰背肌筋膜炎是因寒冷、潮湿、慢性劳损而使腰背部肌筋膜及肌组织发生渗出水肿、纤维性变,导致的一系列临床症状。

(一)诊断

(1)腰背部弥漫性钝痛,两侧腰肌及髂嵴上方更为明显,晨起痛,日间轻,傍晚加重。

(2)病程长,劳累、寒冷、潮湿环境可诱发。

(3)有明确的压痛点和最痛点(末梢神经卡压征),有时其下方可扪及硬结。触摸此点可引起疼痛和放射痛。

(4)用局麻药痛点注射后疼痛消失。

(5)X 线检查无异常。实验室检查抗"O"或红细胞沉降率正常或稍高。

(二)治疗

1.一般治疗

首先应改善生活、工作环境,解除病因,保暖、防潮。

2.药物治疗

解热镇痛药,维生素类或中药。

3.理疗、针灸

不再详述。

4.痛点阻滞术

于最明显痛点（多处）行肌筋膜下阻滞，可用局麻药、维生素或加激素的混合液，每点 1～2mL，每周 1 次，连续 4 次。

5.手术

适用于有肌硬结或末梢神经卡压症状者。

十二、带状疱疹后遗神经痛

带状疱疹后遗神经痛（PHN）是指急性带状疱疹临床治愈后持续疼痛超过 3 个月者。带状疱疹发病率为人群的 1.4‰～4.8‰，约有 20％的患者遗留有神经痛。50 岁以上老年人是带状疱疹后遗神经痛的主要人群，约占受累人数的 75％。

（一）诊断

（1）初期（4～5d）出现皮疹，局部红肿，伴全身不适、发热。

（2）疼痛沿被侵犯神经走行，呈束带状、单侧，常见于胸、腰部、四肢、额部。疼痛为烧灼样剧痛，夜间加重。

（3）若疱疹愈合后仍有持续剧烈疼痛，则为带状疱疹后遗神经痛，时间可长达数月乃至数年，难以治愈。

（二）治疗

单一治疗效果差，目前常用综合治疗。

1.药物治疗

急性期抗病毒治疗。常用麻醉性止痛药、抗抑郁药、抗惊厥药、激素类和部分 NSAID。

（1）麻醉性镇痛药：用于 PHN 患者的镇痛治疗效果不如其他领域疼痛的疗效。

（2）抗抑郁药：用于 PHN 患者的辅助镇痛治疗具有一定的效果，阿米替林（25～100mg/d）或多虑平（25～150mg/d）等。

（3）抗癫痫药：单独使用效果不明显，合用抗抑郁药可提高疗效，如普瑞巴林、加巴喷丁。

（4）NSAID：用于早期 PHN 患者的辅助治疗有时能够取得一定的效果，尤其是外周神经根遗留炎症反应为主时，可配合其他药物共同使用。

（5）局部用药：对于局部皮肤激惹症状明显的患者，使用利多卡因、阿司匹林、辣椒素和其他 NSAID 类乳剂或膏剂均能取得一定的治疗效果。

2.神经阻滞

（1）肋间神经阻滞。

（2）椎旁神经阻滞。

（3）星状神经节阻滞。

（4）硬膜外阻滞。区域神经或神经根注药是目前缓解 PHN 患者剧烈疼痛最有效的方法。

3.针灸、TENS

（1）针灸治疗：远端取支沟穴、阳陵泉穴，用捻转泻法，疏通少阳经络；取足三里穴，用捻转补法，补益气血；取血海穴，用提插泻法，活血祛风。留针 30min，每日 1 次。龙眼穴用三棱针点此放血，以出血 3～5 滴为宜，隔日 1 次。此穴为治疗带状疱疹的有效经验穴，尤其对带状疱疹引起的疼痛效果显著。

（2）TENS 治疗：使用棒状或片状电极，对置于痛点，每次治疗 20min，10d 为 1 个疗程，疗程之间休息 3d，可有效缓解疼痛，改善睡眠质量。

4.介入治疗

冷冻或热射频神经毁损。

5.心理治疗

PHN 均伴有不同程度的心理障碍，如焦虑、紧张、抑郁、异常人格特性甚至自杀倾向，如果单用药物治疗或神经阻滞，对这类疼痛无明显效果，必须辅以相应有效的心理治疗。

十三、癌症痛

癌症疼痛是指癌症、癌症相关性病变及抗癌治疗所致的疼痛，常为慢性疼痛，是癌症患者常见的症状。癌症治疗的目的在于治愈并延长患者生命、提高生存质量。

（一）WHO 三阶梯止痛原则

1.按阶梯给药

不同程度的疼痛选择相对应阶梯药物，镇痛药应从低级向高级顺序提高。

2.口服给药

首选的给药途径，简单、经济、易于接受，血药浓度稳定，易于调整剂量，不易成瘾及产生耐药。

3.按时给药

按规定的间隔时间给药,无论给药当时是否疼痛,而不是按需给药,这可保证疼痛连续缓解(推荐使用控缓释剂型药物)。

4.个体化给药

对麻醉药的敏感性个体间差异很大,所以阿片类药物并没有标准量。

(二)阿片类镇痛药物特征

尽管阿片类镇痛药的不良反应限制了其应用,但它仍然是现阶段能得到的最有效的治疗方式。其特点:①μ 和 κ 受体激动药无"天花板"效应。②阿片类药物药理学不断涌现最重要的进展——新的剂型及新的运载系统(如胶囊、贴剂等)。

(三)常用的阿片类药物

1.吗啡

仍然是强阿片类药物中的金标准,而且是中重度癌痛推荐治疗方案中的一线药物。

(1)即刻释放吗啡片:用于爆发痛。

(2)缓释控释吗啡:维持较为恒定的血药浓度,如硫酸吗啡控释片、盐酸吗啡缓释片。

(3)硫酸吗啡缓释脂质体注射剂可用于椎管内注射,一次注射可维持 24h。

2.羟考酮

常用盐酸羟考酮控释片,剂型有 5mg、10mg、20mg、30mg 等。已接受口服吗啡治疗的患者,每日用药剂量换算比例:10mg 盐酸羟考酮控释片相当于 20mg 吗啡。

3.芬太尼

选择性 μ 受体激动药,镇痛强度比吗啡约强 100 倍,亲脂性是吗啡 1 000 倍。经肝脏代谢(CYP3A4),口服的生物利用度很低。给药方式多:静脉、皮下、椎管内、透皮及经黏膜。当阿片类药物镇痛剂量稳定在吗啡≥60mg/d 水平时,推荐使用芬太尼。

(1)透皮芬太尼(TTS):皮肤渗透指数高,皮肤敏感度阈值高。放置贴片后,芬太尼血清浓度在 6～12h 内升至镇痛浓度,接下来的 12～24h 内保持稳定,之后48h 下降。每 72h 给药一次足以维持稳定的芬太尼血清浓度。

(2)口腔经黏膜给药枸橼酸芬太尼:用于癌症患者爆发痛。

(3)芬太尼离子电渗入透皮给药系统:避免首关效应,简便持续。

(4)芬太尼颊含片:提升芬太尼被颊黏膜吸收的速度及程度。

(5)枸橼酸芬太尼鼻腔喷剂:用于爆发性癌痛治疗,快速起效,高生物利用度。

(四)介入治疗的应用

介入治疗可以降低阿片类药物的使用剂量,减少其相关不良反应的发生率,同时可以达到很好的止痛效果。

1.癌痛介入治疗适应证

(1)镇痛药物全身给药但疼痛控制不佳。

(2)镇痛药物全身给药出现无法耐受的不良反应。

2.控制癌痛的介入技术

(1)腹腔神经丛阻滞,用于胰腺癌、腹部恶性肿瘤。

(2)椎体成形术,用于病理性椎体压缩性骨折。

(3)脊髓镇痛,植入性给药装置(IDDS)可以减少移位,滤菌器降低感染和脓肿风险,药物费用低,长期费用/效益比优。

第三章　术后疼痛的治疗

术后疼痛是机体受到手术伤害刺激(组织损伤)后的一种反应,包括生理、心理和行为上的一系列反应。其实质是一种医源性损伤。

疼痛诚然有其生物学意义,它提示机体伤害和避免进一步伤害,但术后急性疼痛导致的机体病理生理改变则不容轻视。术后疼痛造成的强烈应激反应可使心率加快、血压上升、呼吸急促;内分泌激素水平异常波动影响内稳态;烦躁不安、忧郁、失眠;创伤使呼吸运动受限;这些改变与术后并发症密切关联,对手术预后有明显不利影响。另需强调,手术造成的组织损伤,不仅仅局限于皮肤、肌肉,内脏器官也会受累;术后疼痛的来源,包括体神经和内脏神经的双重激动。显然将术后疼痛理解为只是切口痛是不准确的。

有效的镇痛不仅仅意味医疗技术的人道精神,而且具有极重要的生理学意义。术后疼痛的缓解使患者术后平稳,并发症减少,恢复顺利,能尽早出院。

术后镇痛的目标是:①最大程度地镇痛(术后即刻镇痛,无镇痛空白期;持续镇痛;避免或制止突发性疼痛;防止转为慢性痛)。②最小的不良反应(无难以耐受的不良反应)。③最佳的躯体和生理功能(不但安静时无痛,还应达到运动时镇痛)。④最好的生活质量和患者满意度。

一、术后镇痛的意义

(一)术后疼痛对机体的综合影响

总体体现为疼痛引起的各种强烈的应激反应。

1.心血管系统

儿茶酚胺、血管紧张素等增加,可致心动过速、心律失常、血压升高、心脏做功和氧耗增加、心绞痛、脑血管意外。

2.呼吸系统

呼吸肌张力增加,肺顺应性降低,肺功能受限,患者出现缺氧和高碳酸血症,且因疼痛惧怕咳嗽使排痰不畅致肺不张和肺炎。

3.消化系统

平滑肌张力降低,括约肌张力增加,致胃肠绞痛、恶心呕吐和麻痹性肠梗阻。

4.泌尿系统

尿潴留。

5.内分泌系统

ACTH、皮质醇、肾上腺素、高血糖素升高,致蛋白分解代谢、脂质分解呈负氮平衡和高血糖;醛固酮增多,抗利尿激素增多,致水钠潴留;儿茶酚胺增多,致血管收缩,心率增快。

6.免疫系统

淋巴细胞减少,网状内皮系统抑制,免疫功能减弱。

7.凝血机制

血小板黏附功能增强,纤溶功能降低,机体呈高凝态,另由于疼痛制动引起静脉血液淤积,致血栓形成。

8.其他

疼痛制动不利早期下床,致失眠、焦虑,产生无助感。

9.转化为慢性疼痛

不再赘述。

(二)术后镇痛的临床意义

(1)减轻患者痛苦和不适,使医疗技术更为人道。

(2)减轻由疼痛带来的焦虑、恐惧、失眠,有助于康复。

(3)减少各种并发症

1)肺部并发症:如肺不张和肺部感染。①有效镇痛可改善患者呼吸幅度,保持肺泡膨胀。②促使患者咳嗽、排痰。

2)心血管并发症:①静脉栓塞,有效镇痛促使患者早期下床活动,促进静脉血回流,减少深部静脉栓塞的发生。②心血管意外,减轻疼痛引发的强烈心血管应激反应,同时减轻焦虑,改善睡眠。

3)更好利用腹压帮助排尿,帮助患者改善体位有利于排尿。

4)通过减少并发症、加速康复而减少住院时间,节约费用。

5)有可能减少某些慢性疼痛的发生。

二、术后疼痛的产生机制

(一)急性疼痛通路

手术或创伤等组织损伤会导致炎性介质释放,从而激活外周伤害感受器,后者被激活后,伤害性信号便会经脊髓上行传导束传导至丘脑和大脑皮质,这些信号在中枢进行整合后就会使人产生疼痛感觉。中枢神经系统又经下行传导通路对疼痛进行调控。术后急性疼痛可分为生理性疼痛和病理性疼痛,前者指损伤局部刺激所致疼痛;后者指手术部位炎性反应或神经损伤所引发的疼痛。

(二)疼痛类型

1.切口痛

切口本身伤害感受器产生痛感,伤口部位、伤口大小、波及范围与疼痛强度有关。因此不同的手术术后疼痛程度有差异。

2.肌肉痛

肌肉损伤产生疼痛,疼痛可引起肌痉挛使肌梭紧张,这一因素使患者不敢活动。

3.内脏痛

肠痉挛、胀气使肠壁牵张感受器刺激产生钝痛。

4.运动痛

如体位变动、咳嗽对切口和肌张力的影响促发疼痛,其程度较静止时更重。

(三)中枢可塑性和超前镇痛

(1)中枢可塑性是指神经损伤(通常是神经病理性疼痛)后中枢神经系统结构和功能变化,临床可出现中枢敏化,这是"超前镇痛"的理论基础。

(2)"超前镇痛"是一基于实验研究的概念,是指在伤害性刺激之前进行镇痛干预可以减轻甚或消除术后疼痛。

三、影响术后疼痛程度的因素

(一)患者个人因素

1.年龄

老年人的疼痛反应较迟钝。

2.性别

女性较男性敏感。

3.性格

性格温存、稳健的人较能平静对待疼痛,往往表现出较强的忍耐性;而急躁、脾气暴躁者,对疼痛反应强烈。

4.文化程度

文化水平高者,可以用较理智的方法对待疼痛;文化层次低者,较难沟通,常以自己的方式表达疼痛反应。

5.对术后疼痛的认识

认为术后疼痛是必然要出现且不可避免的患者其耐力较强;有思想准备和无思想准备的患者疼痛反应差别巨大。充分的解释有助于减轻患者的焦虑。

6.疼痛体验

有过剧痛史者,疼痛反应强烈。

7.患者心态

对手术结果有无信心,将影响术后疼痛的程度和时间。治疗费用、家属的生活压力,恐惧、紧张均增加术后疼痛程度,而且使疼痛难于控制。

8.患者个体差异

与遗传学密切相关,包括感知疼痛敏感性和药物敏感性差异。

(二)临床因素

1.手术部位

伤口张力大的部位较张力小的部位疼痛剧烈,如胸腹手术较四肢手术疼痛明显,深部组织的手术较浅部组织的手术疼痛明显。

2.手术范围

切口越大,范围越广,疼痛越剧烈。

3.手术性质

以恢复正常功能为目的手术,疼痛易于控制;而预后不良如癌症手术患者则因恐惧和焦虑使疼痛加剧而较难治疗。

(三)局部环境因素

(1)医护人员态度:亲切、友善是非常好的安慰剂,对患者疼痛表示关注和同情,有减轻疼痛的效用。

(2)医院能否提供良好的镇痛措施,有着强烈的暗示作用。

(3)社会、亲友对患者的关爱程度也与疼痛强度有关。

(四)遗传学

患者感知疼痛的敏感性和对药物敏感性的差异对术后疼痛会产生影响。

1.患者自身疼痛感知的差异

编码 Na_V、1.7α 亚单位的 SCN9A 基因改变可以引起钠离子通道电生理特征发生改变,从而导致对疼痛的感觉异常敏感或不敏感。

2.患者对药物的敏感性差异(药物作用靶受体的基因多态性)

阿片类药物作用靶受体的基因多态性主要表现在患者对阿片类药物的敏感性差异。例如 A118G 基因多态性不仅对电刺激疼痛的耐痛阈值有剂量依赖性的影响,而且影响人体对阿片类药物的敏感性。

3.患者对药物的敏感性差异(药物代谢酶的基因多态性)

人类细胞色素 P450 酶基因多态性决定了临床药物代谢的个体差异。目前研究表明 CYP3A41G 基因多态性可引起芬太尼药效学的个体差异。

四、术后疼痛的评估

1.疼痛评估应遵循的原则

(1)静息疼痛和运动疼痛都要评估。

(2)每次处理前后都要进行疼痛评估以评价每次处理的效果。

(3)明确提供疼痛治疗的最大疼痛分数(干预阈值)。

(4)疼痛和对治疗的反应,应该早期应用简易的疼痛评估表格来记录。

(5)对疼痛沟通有困难的患者需要特别的关注。

(6)预料外的强烈疼痛,特别是同时出现生命体征改变(如低血压、心动过速或者发热),应该立即评估并做出新的诊断,例如伤口裂开、感染或者深静脉栓塞。

(7)患者有明显的疼痛而没有足够的注意力使用疼痛测定评分的,应立即给予止痛治疗,而不需进行疼痛测定。

(8)家庭成员适当地被包括在评估内。

2.疼痛评估方法:疼痛评估有以下几种基本工具

视觉模拟评分(VAS)、数字测定评分(NRS)、面谱表情(FPS-R)、语言测定评分(VRS)等,其中 NRS 和 VRS 是临床上最常用的评价工具,VAS 评分则是基础的研究工具。

五、术后镇痛药物

由于术后疼痛是急性、短时而又强烈的,故所用药物主要为麻醉性镇痛药。同时术后疼痛发生机制复杂,因此,临床实际是复合使用非麻醉性镇痛药。

(一)麻醉性镇痛药

可分为强效制剂和弱效制剂。初始治疗应达到有效止痛浓度,并保持其最低有效浓度(MEAC),疼痛缓解后则可通过各种途径如静脉、肌内、皮下注射等给药来维持血药浓度。要注意患者 MEAC 水平的变化很大,给药量差别显著,如芬太尼 $30\sim100\mu g/h$,吗啡 $0.3\sim9mg/h$。

1.吗啡

可提高痛阈,消除焦虑和恐惧心理,可产生欣快感和嗜睡,对体神经和内脏神经所致疼痛均有效。

有呼吸抑制作用,主要减慢频率,重则呼吸停止;可致便秘,胆内压增高,尿潴留;组胺释放,可致瘙痒、血管扩张,重者支气管痉挛。

2.芬太尼

镇痛强度为吗啡的 $100\sim160$ 倍,作用时间 30min,易通过血脑屏障。呼吸抑制作用为减慢频率;可减慢心率,快速静脉注射偶可致胸壁僵硬。硬膜外镇痛时间远较静脉长。

3.舒芬太尼

其镇痛效果比芬太尼强 $6\sim10$ 倍,有良好的血流动力学稳定性,可同时保证良好的心肌氧供。其安全阈较宽,根据剂量和静脉注射的速度,有可能引起肌肉僵直、欣快感、缩瞳和心动过缓。

4.布托啡诺

激动阿片肽 κ 受体,对 μ 受体具有激动和拮抗双重作用。对中枢神经系统的影响包括减少呼吸系统自发性的呼吸、咳嗽,兴奋呕吐中枢,缩瞳和镇静等作用,其中镇静作用较为明显。

5.地佐辛

其镇痛强度、起效时间和作用持续时间与吗啡相当,用药过量将产生呼吸抑制、心血管损伤及谵妄。可致胆内压增高,故胆囊手术者慎用。

6.曲马多

部分阿片受体激动药,无成瘾趋势,镇痛作用较吗啡弱,呼吸抑制作用轻。

（二）非麻醉性镇痛药

主要为 NSAIDs 类药物,镇痛作用较阿片类药物弱,宜作为术后平衡镇痛中的一部分,适用对象为表浅小手术或门诊手术患者。应注意此类药物有导致出血时间延长和胃出血的不良反应,哮喘患者和肾功能不全的患者要慎用。

1.口服主要药物

(1)对乙酰氨基酚:半衰期 1～3h,剂量每次 0.3～0.6g,口服。

(2)布洛芬:半衰期 1～2h,0.6～1.2mg,口服。

(3)双氯芬酸:半衰期 1～2h,50～100mg,直肠给药,必要时重复。

2.注射药物

(1)帕瑞昔布钠:半衰期约 8h,40mg 静脉或肌内注射,随后视需要间隔 6～12h 给予 20～40mg。

(2)氟比洛芬酯:半衰期 5.8h,50mg,静脉注射。

(3)酮洛酸:半衰期 4h,30～60mg,肌内注射,6～8h 重复。

（三）镇吐药

1.司琼类

外周神经元及中枢神经系统 5-HT$_3$ 受体的强效、高选择性的竞争拮抗剂。常见不良反应是头晕和疲劳。高血压未控制的患者,用药后可引起血压进一步升高。常用的有托烷司琼、格拉司琼、昂丹司琼等。

2.糖皮质激素

其作用机制可能是通过抑制前列腺素起作用,也可能与减轻脑组织水肿有关。有观点认为地塞米松与任何一种止吐药物配伍,均能起到协同作用。

3.丁酰苯类药

通过阻滞边缘系统处的多巴胺受体而产生安定和镇吐作用。常用氟哌利多,应注意其锥体外系症状。

六、术后镇痛方法

由于术后疼痛受多因素影响,因此镇痛方法的选择应依照手术种类和部位以及麻醉方法,并充分考虑患者的特殊性以及经济因素来确定。镇痛效果的终极评定应是患者的满意度而非医生所测得视觉模拟评分(VAS)的绝对评分。现今以多模式镇痛为主流,即联合应用不同作用机制的镇痛药物,或采取不同的镇痛措施,通过多种机制产生镇痛作用,以获得更好的镇痛效果,而使不良反应减少到最少。

（一）局部镇痛

在切口周围浸润以局麻药如 $0.25\%\sim0.5\%$ 布比卡因,可产生数小时镇痛作用。有报道在切口处持续滴注局麻药,可保持连续的镇痛效果。

（二）外周神经阻滞

1.肋间神经阻滞

用于胸部切口镇痛。

2.连续臂丛神经阻滞

用于上肢术后镇痛。

3.连续腰丛神经阻滞

用于大腿前、内、外侧及小腿内侧术后镇痛。

4.股神经阻滞

用于大腿前面和小腿内侧术后镇痛。

（三）关节腔镇痛

用于骨性关节炎等疾病的镇痛,可于关节腔内注射镇痛药物如阿片类、激素等。

（四）椎管内镇痛

镇痛药注入鞘内或硬膜外腔弥散入脑脊液后,直接作用于脊髓后角胶质中的阿片受体而产生镇痛作用。局麻药阻断神经冲动向脊髓的传导而产生镇痛。

1.药物

麻醉性镇痛药为主体,局麻药位居其次,两类药物合用为椎管内镇痛用药的最常见经典组合。尚有其他药物不断进入椎管腔镇痛领域。

(1)阿片类药物:为最常用的术后镇痛药,吗啡、舒芬太尼、芬太尼可用生理盐水稀释后单用,更多的是与局麻药如布比卡因合用以产生协同作用;或与其他药物如氟哌利多合用。既可单次重复使用,也可连续给药。

(2)局麻药:依脂溶性选定,一般用布比卡因或罗哌卡因 $0.125\%\sim0.25\%$,可分次 $(5\sim8mL)$ 也可连续 $(5\sim10mL/h)$ 给药。由于单独使用:①不能阻断迷走神经。②内脏神经丛阻滞不全。③对平面的严格要求,使镇痛不完善。故目前多与阿片类药合用 $(0.1\%$ 布比卡因和 0.01% 吗啡, $3\sim4mL/h)$ 。

(3)可乐定:硬膜外腔 $75\sim100\mu g$ 可产生一定镇痛作用,但强度有限,多复合其他镇痛药。对血流动力学有一定影响。

2.椎管内给药方式

(1)单次鞘内给药(SDITO): $0.2\sim0.8mg$ 吗啡,作用时间达 $18\sim24h$,或

$6\sim25\mu g$ 芬太尼,作用时间 $2\sim4h$,或 $1\sim5\mu g$ 舒芬太尼,作用时间与吗啡接近。其特点是操作简便,用量极小;缺点为不能重复给药。

(2)连续蛛网膜下腔给药镇痛:采用微导管技术,将长为 $80\sim90cm$、内径为 $0.008\sim0.01cm$ 的导管置于蛛网膜下腔,连接输注装置给予重比重局麻药如布比卡因或利多卡因,或复合微量芬太尼或吗啡。此法主要优点为:①仅需硬膜外镇痛药量的 $1/15\sim1/10$。②镇痛时间可调节。③心血管系统稳定。缺点为:①置管较费时间。②对导管要求高。③潜在的感染危险。

(3)单次间断硬膜外腔给药:吗啡 $2\sim5mg$ +生理盐水稀释至 $10mL$;芬太尼 $50\sim70\mu g$ 稀释至 $10mL$,单次注射。

优点:易于操作,不需特殊设备。

缺点:不良反应发生率较高,需重复注药。

脂质体吗啡:将吗啡包裹于脂质体球形颗粒制成的胶囊内,不仅可延长镇痛时间,而且药物不良反应减少。

(4)连续硬膜外注药:吗啡 $0.1mg/mL$ +布比卡因 $1mg/mL$,或芬太尼 $5\sim10\mu g/mL$ +布比卡因 $1\sim2mg/mL$,或舒芬太尼 $1\sim5\mu g/mL$ +罗哌卡因 $1mg/mL$,给予 $5\sim10mL$ 负荷量后,继以 $3\sim6mL/h$ 输注。其他药物组合也能用此法。

优点:①不易头向扩散,不良反应较少。②连续镇痛避免血药浓度波动。③可用低浓度短效镇痛药。④易于维持及管理。

缺点:需要特殊的输注设备。

(5)患者自控硬膜外腔镇痛(PCEA):1%布比卡因或罗哌卡因 $30mL$ +生理盐水至 $150mL$ 或再加入舒芬太尼 $60\mu g$。

优点:按实际需求给药,止痛效果最佳。

缺点:需特殊设备。

(6)骶管阻滞:成人应用少,在儿童按 0.25%布比卡因 $0.75\sim1mL/kg$ 可产生 T_{10} 以下的镇痛作用,时间达 $4\sim6h$。

3.椎管内镇痛的影响因素

(1)穿刺点:①水溶性吗啡,易扩散,平面广,对穿刺点无严格要求。②脂溶性芬太尼,置管位置应邻近切口区域。③位置选择:上肢穿刺点在 $T_{3\sim4}$ 棘突间隙,上腹部手术在 $T_{8\sim10}$ 棘突间隙,中腹部手术在 $T_{9\sim11}$ 棘突间隙,下腹部手术在 $T_{12}\sim L_2$ 棘突间隙,下肢手术在 $L_{3\sim4}$ 棘突间隙,会阴部手术在 $L_{4\sim5}$ 间隙。

(2)剂量:镇痛范围、强度与剂量正相关,但大剂量不良反应明显增加。

(3)联合用药:镇痛药与局麻药混合,其镇痛作用大增。

(4)给药方式:PCEA 较连续给药和单次给药的效果理想。

4.椎管内镇痛禁忌

(1)穿刺部位感染。

(2)对镇痛药有不良反应。

(3)护士未经训练不能胜任硬膜外管理。

5.椎管内镇痛注意事项

(1)严格遵守配药、留管、注药过程的无菌原则。

(2)重视可能出现的并发症,拟定预防和处理措施。

(3)应有训练有素的专业人员巡视患者,检查患者的呼吸频率、幅度,意识水平。

(4)呼吸抑制不能单以呼吸频率减慢判断;意识水平改变首先要考虑呼吸抑制,应作 SpO_2 监测,观察其数值是否能达到 95% 或以上,并给予吸氧等处理。

(5)高龄、药物水溶性、正压通气、增加腹压以及加用其他阿片类制剂均会增加呼吸抑制发生率。

(五)全身镇痛

1.口服/舌下

一般情况,尤其术后早期疼痛不宜用口服法,仅在其他途径用药后期作为追加给药方式。舌下含服有理论上的优点,无首过效应而直接进入体循环。

2.直肠给药

如双氯芬酸栓剂直肠给药,产生作用较快。阿片类栓剂不稳定,仅适用于镇痛维持,其剂量约为口服剂量一半。

3.肌内注射

优点为给药方便,可达作用高峰,按规律给药。缺点为注射痛,患者对注射痛的恐惧,可能发生镇痛不全,不能连续给药。麻醉医师极少用此法镇痛。

4.静脉注射

单次小剂量静脉注射镇痛药可产生迅速镇痛效果,但血药浓度变化大,安全性差,作用时间短,不宜用于镇痛。

5.连续静脉镇痛

持续输注血药浓度波动少,维持时间长,但蓄积作用不容忽视。因此,静脉持续给药仅适用于监护病房或苏醒室,因为未被监护会发生危险。

(六)其他

1.TENS(经皮神经电刺激)

用经皮穿刺或手术直视下的方法将刺激电极放置在预定刺激的周围神经表

面,根据患者疼痛的具体情况,调整刺激脉冲发生器的脉冲参数,以达到最佳的镇痛效果,进行慢性电刺激长期治疗。

2.针灸

针刺信号进入中枢系统后,激发了从脊髓、脑干到大脑各个层次许多神经元的活动,激活了机体自身的镇痛系统,使镇痛物质如5-羟色胺、乙酰胆碱、内源性阿片样物质等分泌增加,从而产生明显的镇痛效应。

3.音乐

听觉神经中枢在大脑皮质的位置与痛觉中枢的位置相邻,都位于大脑的颞叶部分,由于音乐刺激引起听觉神经中枢的兴奋而造成对痛觉神经中枢的抑制。另外音乐信号会刺激脑垂体的内啡肽分泌增加,而内啡肽具有明显的镇痛作用。

七、术后镇痛不良反应防治

(一)并发症及防治

1.呼吸抑制

硬膜外镇痛期间呼吸抑制发生率为 $0.1\%\sim1\%$,近年在 PCEA 方法下其发生率为 $0.01\%\sim0.08\%$,出现时间有两个高峰,分别是给药后 1h 和 $6\sim12h$,呼吸频率不一定能及时反应,往往是意识改变时才发现。为此,应有 SpO_2 监测。处理:当呼吸频率<10 次/分或 $SpO_2<90\%$,应作以下处理:

(1)鼓励患者呼吸,并面罩吸氧。

(2)降低参数或暂停 PCA 泵;纳洛酮 $0.1\sim0.4mg$ 静脉注射。

(3)如仍未改善,应行辅助呼吸。

2.尿潴留

发生率 $15\%\sim25\%$,多见于男性,鼓励早期下床,热敷下腹部(膀胱区),可给予纳洛酮 $0.1\sim0.4mg$ 静脉注射,必要时采取导尿。

3.恶心、呕吐(PONV)

发生率 $20\%\sim50\%$,多发生于给药后 6h。

4.皮肤瘙痒

发生率 $45\%\sim100\%$,多出现在给药后 3h,应首先排除麻醉镇痛药过敏。与局麻药合用可减少发生率,可考虑抗组胺药异丙嗪 25mg 肌内注射或纳洛酮 0.1mg 静脉注射。

（二）PONV

1.预防原则

依据 Apfel 简化 PONV 风险评分（主要危险因素包括：女性、不吸烟、PONV 或晕动病史、术后应用阿片类药物）。

（1）评分 1～2 分的患者于诱导时给予托烷司琼 2mg，静脉注射。

（2）评分 3～4 分的患者于诱导时给予托烷司琼 2mg＋地塞米松 10mg，静脉注射。

（3）托烷司琼可随乳汁分泌，剖宫产手术患者不给予预防恶心呕吐的药物。

2.处理

（1）病因处理（低血压、低氧血症、胃肠减压管刺激或胃肠胀气等）。

（2）止吐药物：①托烷司琼 2mg 静脉注射；或甲氧氯普胺 10mg 肌内注射；或昂丹司琼 16mg 舌下含服。②地塞米松 10mg 与止吐药合用可加强止吐作用。

第四章 麻醉前准备

第一节 麻醉选择

手术治疗的质量、效果和预后在很大程度上取决于麻醉方法。正确麻醉方法的选择也是麻醉质量、手术患者内环境保持稳定和麻醉前评估与处理正确的前提和标志。由麻醉医师决定每例手术用何种麻醉方法。

一、麻醉选择原则

(一)选择原则

临床麻醉的方法和药物选择十分重要,总的原则是既要达到无痛,便于手术操作,为手术创造必要的条件,满足手术的需要;又要保证患者安全、减少麻醉意外和并发症、主动维护和控制患者的生命体征。在保证麻醉期间呼吸循环生理功能稳定的前提下,达到镇痛良好、安全、舒适、简便,为满足手术需要创造必要的条件。

(二)评价标准

1.安全

掌握适应证和禁忌证恰当,所用麻醉药和麻醉方法不危及患者的生命和健康,麻醉意外少,无麻醉致死或其他不良后果。

2.无痛

能够保证麻醉效果,使手术能在完全无痛(基本无痛)和无紧张的情况下实施。

3.无害

麻醉药作用快,毒性小,无蓄积作用。对患者生理功能的影响限制在最小范围。能维持正常的生理功能,或对生理干扰小,即对心率、呼吸、血压影响小,对重要脏器损伤轻。将所产生的毒性和并发症能降到最低限度,且影响是可逆的。万一发生意外,能及时抢救,能快速有效地排除干扰,使手术自始至终地安全进行。

4.满足手术要求

麻醉效果能达到预期目的,能为疑难手术创造良好的条件,包括时间、深度、手术部位、范围等。例如心脏、大血管手术的低温;胸腔手术的控制呼吸,便于手术操作;腹腔手术有足够的肌肉松弛;高血压患者手术及出血多的手术要及时控制降压等。使既往不能施行的手术成为可行,使不能耐受手术(或麻醉)的患者变得可以耐受。

5.睡眠无记忆

防止觉醒,因为术中觉醒给患者带来潜在的心理障碍性后遗症,听觉模糊记忆影响术后行为。

6.保持适当应激反应

能降低应激反应,阻断向心性手术刺激,保持血流动力学稳定,减少术中、术后出血,减少输血及其并发症,预防负氮平衡,降低病死率。

7.术后恢复快

麻醉中合理地利用各药物之间的协同和拮抗作用,麻醉结束患者即醒,可以早期拔管,并在短时间内尽早完全恢复。

8.简便易行

麻醉技术难度不高,方法实用,使用简便,麻药花费不过大,容易掌握。

(三)选择参考依据

1.患者一般情况

依据患者年龄,性别,体格及心、肺、肝肾功能等情况,以及患者病理生理改变、意见,手术患者病理和病情是主要的参考因素。

2.手术的性质和意图

取决于手术部位、切口,手术卧位、范围、深浅、繁简、创伤和刺激大小,手术时间的长短,是否需要肌肉松弛及手术时可能发生的意外等,如施行胸椎手术、胸壁手术、肾及肾上腺手术等,易误伤胸膜而发生气胸,故采用气管内插管全麻。

3.麻醉设备条件

包括器械设备、药品条件和麻醉医师的技术水平条件(能力和熟练程度)。

4.麻醉药及麻醉方法

根据麻醉药的药理作用、性能和对患者病情的影响,麻醉方法本身的优缺点等,正确选择适当的麻醉药和麻醉方法,达到灵活机动,及时调整。

5.麻醉医师技术能力和经验

根据麻醉医师的技术能力、理论水平和经验:①充分参考术者的意见,选择安全性最大、对机体干扰最小的麻醉方法;②选择自己操作最熟练的方法;③若是危重患者或急症患者,术前讨论或向上级请示,以保证患者的安全,减少麻醉意外和并发症;④用新的麻醉方法时,要了解新方法的优缺点,还要注意选年轻、健壮的受术者作为对象。

二、根据手术部位选择麻醉

(一)头部

可选局麻或支气管内插管吸入全麻,如颌面、耳鼻喉和颅脑手术。颌面外科患者,常因颞下颌关节疾病,瘢痕挛缩,肿瘤阻碍或对组织器官的推移、变位等,造成张口困难、头后仰受限、上气道的正常解剖位置异常等因素,往往导致气管内插管困难,故需要用鼻腔盲探插管法。颅内手术的麻醉选择,应考虑以对颅内压的影响最小的原则,去选用各种麻醉药和麻醉方法,并根据手术的具体要求及患者全身情况等,来权衡其利弊。

(二)颈部

最常见的是甲状腺手术,包括甲亢手术。可考虑颈丛或硬膜外阻滞。若颈部肿块过大,气道已有压迫或推移,致气管扭曲等已有呼吸困难者,或精神过于紧张而不合作者,可考虑选择气管内插管、复合全麻,以策安全。此类患者如有气管插管困难者,采取清醒气管内插管较安全。

(三)胸部手术

1.胸壁

可选局麻、硬膜外阻滞或肋间神经阻滞、静脉复合或吸入麻醉。

2.胸内手术

以气管内插管静脉复合或吸入静脉复合麻醉为佳。也可选局麻或硬膜外阻滞,但应注意开胸后对呼吸生理的扰乱,肺部病变对呼吸功能的影响,肺内分泌物的控制。

(四)腹部

硬膜外或腰硬膜联合阻滞比较理想而常选用,也可选腰麻。患者对硬膜外阻滞有禁忌、过度肥胖、过分紧张或全身情况较差或有危重休克、感染或内出血,可用静脉复合或静吸复合、气管内插管全麻,以达到无痛、肌松良好、抑制自主神经反射的目的,术后对胃肠功能扰乱少。全麻时,配合肌松药,可减少对循环及肝、肾等功能影响,提高麻醉手术的安全性。

（五）肛门会阴部

选择鞍麻或骶管麻醉较满意。有时选硬膜外阻滞，静脉复合全麻或静吸复合全麻。盆腔与妇产科手术绝大部分可在骶管麻醉、鞍麻或持续硬膜外麻醉下完成。

（六）脊柱四肢手术

1.脊柱手术

选局麻往往效果不佳，可用硬膜外阻滞或气管内插管静脉复合或静吸复合全麻。

2.上肢

臂丛阻滞和硬膜外阻滞最常用。高位硬膜外阻滞不如臂丛阻滞安全，臂丛阻滞也要预防气胸等并发症。必要时选气管内插管，静脉复合全麻或静吸复合全麻。

3.下肢

可选用腰麻、腰硬膜联合或硬膜外阻滞，能满足手术需要。气管内插管静脉复合或静吸复合少用。

4.断肢再植

该手术时间甚长，要求循环功能稳定，血管不发生痉挛，使再植的肢体供血良好，避免血栓形成。因患者失血量较多，血容量不足，常有代偿性的血管痉挛。要预防休克、补充血容量、输右旋糖酐-40 等胶体液；改善微循环、预防血栓形成；纠正酸中毒，补充碱性药，防止发生毛细血管内凝血，减少血栓形成的机会。患者要处在比较安静的状态下，以保证手术的顺利进行及再植血管、神经的功能。麻醉的选择必须全面考虑，并作必要及时的处理。上肢选用持续臂丛阻滞或硬膜外阻滞，下肢选用硬膜外阻滞，麻醉要辅以足够的镇静药或麻醉性镇痛药，减少患者因紧张情绪或疼痛刺激所致的血管痉挛，满足手术要求。个别精神紧张或重度创伤，或严重休克者，可选用气管内插管，静脉复合或静吸复合全麻，但手术时间长，要控制麻药量，以防药物蓄积作用。术中应尽量避免用升压药物，要保温，避免室温过低刺激血管痉挛。

（七）烧伤及瘢痕整形手术

患者曾经过多次手术，对疼痛敏感，上肢可选用臂丛或硬膜外阻滞，下肢可选用硬膜外阻滞，麻醉中辅助一定量的镇痛、镇静药物，均可满意完成手术。手术面积大者或病情严重者，可选用气管内插管，静脉复合或静吸复合全麻。早期创面渗液丢失多，要及时补充血容量，预防休克。特别是头面部烧伤、颈胸或颈颏瘢痕粘连手术者，存在张口困难或颈部不能活动、头向前倾、呼吸困难等病理改变，往往气管内插管操作十分困难。先要用鼻腔插管或行气管切开或瘢痕松解后方可上麻醉药。气道烧伤、呼吸困难者,应行气管造口术。

三、特殊患者的麻醉选择

(一)常见特殊患者

1.有过敏史患者

即使选用局麻,也应注意过敏问题。对静脉麻醉药或吸入麻醉药发生过敏者少见。

2.贫血患者

用腰麻或硬膜外阻滞时,应预防血压下降。严重贫血或大失血者应禁用腰麻或硬膜外阻滞。以选气管内插管静脉复合全麻较安全。应给予较正常浓度高的氧气吸入。

3.癫痫患者

注意避免抽搐的因素,麻醉前苯妥英钠 0.1～0.2g 或地西泮 10～20mg 口服,以预防发作。选气管内插管,硫喷妥钠加琥珀胆碱诱导,维持麻醉不选用普鲁卡因或利多卡因静脉注射。

4.发热患者

无论采取何种麻醉方法,都应采取降温措施并充分供氧。

(二)高危及危重患者

1.全身衰竭

宜用局麻或神经阻滞,禁用腰麻,包括硬膜外阻滞。需用气管内插管,以浅全麻为妥。硫喷妥钠诱导时应减量,或清醒气管内插管,或用咪达唑仑、芬太尼、维库溴铵、丙泊酚静脉注射诱导,气管内插管,浅全麻加肌松药维持,是安全、常用的方法。也可用气管内插管加硬膜外麻醉方法。

2.休克

由于休克患者对麻醉药的耐量低,对巴比妥类药物较敏感。创伤性休克要充分补充血容量,近年来,应用高渗盐水和右旋糖酐溶液有较好的疗效。严重休克时肾过滤率减低,肾排药物不宜应用。一般选用气管内插管、浅全麻维持,用对循环功能影响小的药物,并保持适当的呼吸交换量及供氧。禁忌椎管内麻醉方法。也可用气管内插管加硬膜外麻醉方法。

3.瘫痪

由于患者长期卧床,血容量潜在不足,循环代偿功能差,瘫痪平面高者,影响呼吸功能,或并发坠积性肺炎。胸以上损伤或病情严重者宜选气管内全麻,尽量不用琥珀胆碱,因其诱发高血钾;保证足够通气和循环稳定。胸以下损伤或病情较好者,可选硬膜外阻滞。

4.呼吸系统疾病

应根据以下情况选择。

(1)气道炎症:不宜选用吸入麻醉药,以静脉复合麻醉较理想。

(2)哮喘:术前应用色甘酸钠进行有效的药物控制,宜选哌替啶,均不宜用吗啡、硫喷妥钠和筒箭毒碱等,腰麻及高位硬膜外阻滞均应慎重。

(3)"湿肺"及活动性肺结核:由于有大量分泌物或咯血(肺结核活动期、肺炎、支气管感染、支气管扩张、肺脓疡和肺肿瘤等),应选支气管内插管。如用双腔管插管,可保证术中安全,并防止下气道阻塞和感染扩散。肺叶切除范围较大者,选用对气道刺激小的麻醉药。注意气道的管理。

5.心血管疾病

(1)非心脏手术:应把重点放在心脏问题上。若心脏功能差,术前、术中应适当应用强心药物。心脏代偿功能较差的心脏病患者,只要不过分紧张,尽量采用局麻,或神经阻滞,配合镇静药。若选用气管内插管、静脉复合全麻,深度应浅,肌松药均可选用。不宜使用抑制心脏功能的麻醉药和麻醉方法。心脏功能代偿较好的患者,仍可选用硬膜外阻滞,但应慎重。

(2)心血管手术:大而复杂的手术,如心内直视手术,应考虑气管内插管静脉复合全麻、低温麻醉和体外循环。选用药物及方法应避免导致缺氧、CO_2蓄积和低血压,诱导应避免兴奋和挣扎。

(3)病态窦房结综合征患者:均选用静脉复合全麻,心率缓慢用阿托品等对抗,术中监测心电和血压,术前备好起搏器。经食管心房起搏安全。

6.神经系统疾病

包括颅脑外伤、颅内肿瘤摘除及脊髓手术,禁用腰麻,宜选用气管内插管,适宜用效能微弱的麻醉药,如氧化亚氮、羟丁酸钠、氯胺酮或局麻比较安全。颅内术中充分供氧,预防脑肿胀、颅内压剧增。

7.肝病

对肝功能不全者,应选择对肝功能影响小的麻醉药或麻醉方法。避免用毒性较大的全身麻醉,用局麻、腰麻或硬膜外阻滞较好。全身情况差在气管内插管下静脉复合全麻。选用羟丁酸钠、芬太尼、氟哌利多、地西泮及氯胺酮等对肝功能影响小的药物,全麻中应防止缺血、CO_2蓄积和低血压。肝功能障碍者手术选用低温麻醉时,可加重凝血机制的扰乱,应十分慎重。

8.肾病

避免用对肾有毒害、由肾脏排泄药物的麻醉方法,如戈拉碘铵、溴己氨胆碱和地高辛等。局麻、腰麻和硬膜外阻滞常用,全身情况差者,在气管内插管下静脉复合全麻。肾炎有水肿、尿少、严重贫血、血浆蛋白低下、腹水,并常有血压的变化,均与麻醉有关,应避免选择影响血液酸碱平衡及易造成缺氧、CO_2蓄积、血压波动大的麻醉药及麻醉方法。尿毒症患者,伴有昏迷、酸中毒和抽搐等,宜选局麻、神经阻滞;气管内插管静脉复合全麻时,可选用羟丁酸钠、氟哌利多、芬太尼等静脉麻醉药;选用不从肾排泄的肌松药,不选用硫喷妥钠。硬膜外阻滞及腰麻平面应控制得当,可慎选。

9.孕妇

忌全麻。腰麻要慎重,因为麻醉平面不好控制。宜选硬膜外阻滞(临产的平面最好不超过脐部)和局麻。

10.小儿

在基础麻醉下加局麻。较复杂、较大的手术用静脉复合全麻也较恰当。腰麻、硬膜外阻滞或神经阻滞,只要施用得法,效果很好,但必须慎用,骶管阻滞效果也好,但要配合基础麻醉。

11.老年人

选用局麻或硬膜外阻滞(慎用,麻醉平面妥为掌握,麻药小剂量、分次)为妥。也可选腰硬联合麻醉。全麻以静脉复合为宜。高血压患者若无心脑肾的并发症,麻醉的选择无问题。凡顽固性高血压经治疗不易下降者,血管弹性较差,血压波动较大,应注意麻醉对血压的影响。全身麻醉掌握得当,对循环影响较小,否则使血压波动剧烈,增加麻醉中的险情。长期服用降压药的患者,术中可能出现严重低血压,不宜选腰硬联合麻醉。

12.糖尿病

以选局麻及神经阻滞麻醉较安全,也可首选硬膜外阻滞。硬膜外麻醉可减少神经内分泌的应激反应,减少分解代谢并发症,增加代谢稳定性。尽量避免全麻。若选全麻时,要注意控制血糖浓度,大剂量强效阿片类药可阻断应激反应,大剂量芬太尼能有效控制血糖,但要限制使用阿片类药物。选氧化亚氮、硫喷妥钠等对血糖影响小的全麻药。术前、术中应给予胰岛素。

(三)急症手术

1.全身麻醉

主要用于颅脑外科、心包填塞、心胸外科、五官科的急症手术或多发性复杂性外伤患者。静脉复合或静吸复合全麻。注意防治休克,维持一定的血压等。

2.硬膜外阻滞麻醉

禁忌急症手术,相对禁忌证慎用。注意麻醉管理。

3.部位麻醉

局麻,颈丛、臂丛阻滞麻醉用于颈部、颌面部、上肢手术等。

四、麻醉药选择

(一)一般要求

1.用良好的麻醉药

良好麻醉药应具备以下标准,但目前尚无一种麻醉药能满足以下要求。

(1)诱导快:无刺激性、患者舒适,乐于接受。

(2)不影响生理:对生理无不良影响,在病情危重情况下也能使用。

(3)物理性能稳定:能与钠石灰接触,与光接触或长期贮存均不起变化。

(4)不燃烧爆炸:可用于多种麻醉方法。

(5)无蓄积:无个体差异或个体差异很小。

(6)作用强:麻醉效力强,能产生良好的催眠、止痛作用,并能随意控制麻醉深浅,苏醒快,安全可靠。

(7)对呼吸循环无影响:对呼吸无影响,循环易维持平稳。

(8)满足手术要求:如提供满足手术要求的肌肉松弛及其他特殊手术要求等。

2.联合用药

在目前尚未发现单一麻醉药具备以上标准之前,临床上多采用两种以上的麻醉药联合应用,取长补短,发挥其各自优点,减少不良反应和危害,尽可能满足手术要求,是目前广泛应用的方法。近年来,国内外麻醉发展较快,众多新药物的引进,为麻醉药的多种选择提供了条件,但要达到最佳选择。

(二)吸入麻醉药

1.安全

从患者生存利益出发,首先考虑吸入麻醉的安全性。

(1)麻醉药所需的浓度与氧浓度比例:如氧化亚氮需要高浓度时,氧浓度降低,易致缺氧。

(2)燃烧爆炸性能:目前应用氧化亚氮及氟类吸入全麻药,无燃烧爆炸的危险。

(3)稳定性:氟烷与加热的钠石灰接触即变质,产生剧毒物,说明化学性质不稳定;物理性质也不稳定,在蒸气饱和下,腐蚀锡、铝、黄铜和铅,又能溶解于橡胶和塑料,而后徐徐释出。

(4)安全性:氟烷安全界限小,扰乱心肌正常的应激性,对肝有毒性,肝炎、休克、心功能不全、心肌损害患者禁用。

(5)对自主神经系统功能:氟烷易使血压下降;恩氟烷吸入高浓度时,易致心排血量减少、血压下降、心率减慢等,严重心肺功能不全、肝肾功能损害、癫痫、颅内压高患者勿用。控制性降压时,可选用氟烷配合。重危、重症肌无力和嗜铬细胞瘤患者皆选用恩氟烷。异氟烷心律稳定,增加脑血流量轻微,癫痫患者和颅脑外科首选异氟烷。

(6)对机体的毒性:氧化亚氮在无缺氧时无毒,对肝肾功能无影响,肝肾功能不全者选用适宜。恩氟烷对肝肾功能损害的危险性存在,肝肾功能不全患者慎用。异氟烷一般不引起肝损害。

(7)对代谢与酸碱平衡的影响:氧化亚氮对大脑代谢有轻度刺激作用,并增加脑血流量(CBF);氟烷对肝的代谢明显抑制;七氟烷麻醉时 CBF 及脑氧代谢率(CMRO$_2$)明显减少,分别下降 34% 和 52%;地氟烷使脑氧代谢下降,抗分解代谢作用强等。注意氟离子释放后的多尿性肾衰竭。

(8)麻醉后反应:氟烷、恩氟烷、异氟烷、七氟烷及地氟烷等苏醒后无呕吐反应。

(9)环境污染:废气排放虽可减少空气中麻醉气体浓度,但污染仍存在。

2.患者易接受

吸入全麻药的气味和刺激性常使患者不愿意接受。氟烷有水果样香味,七氟烷易被患儿接受,氟类麻醉药对气道黏膜无刺激,分泌物不增多,地氟烷对气道有轻度刺激作用。

3.麻醉效能强

(1)镇痛及麻醉效力:氧化亚氮麻醉效力弱,常作为辅助麻醉并用,氟烷、恩氟烷、七氟烷和地氟烷等效能强,可以单独使用。

(2)作用快慢:氟烷、恩氟烷、异氟烷、七氟烷和地氟烷作用快,诱导快。

(3)苏醒时间:氟类吸入全麻药苏醒快,可减少术后并发症的发生率。

(4)肌肉松弛效果:氧化亚氮肌松作用较差,氟类吸入全麻药中,地氟烷肌松作用最强。氟烷肌松作用最差。

4.药物价格高

恩氟烷、异氟烷、七氟烷和地氟烷效果好,但价格昂贵,广泛应用受到限制。

(三)静脉麻醉药

1.速效药

静脉麻醉药有对气道无刺激性、无燃烧爆炸危险等优点,适应证广,已被广泛接受。速效静脉药包括硫喷妥钠、丙泮尼地、阿法多龙、依托咪酯和丙泊酚等。

2.缓效药

包括氯胺酮、地西泮、氟硝西泮、咪达唑仑、吗啡、哌替啶、芬太尼、阿芬太尼、神经安定镇痛药和羟丁酸钠等。

3.肌松药

胸部和上腹部手术需要肌松药,最适宜的肌松药是阿曲库铵、维库溴铵和米库氯铵等短效肌松药。

第二节　麻醉前用药

麻醉前为了减轻手术患者精神负担和提高麻醉效果,在病室内预先使用一些药物,称为狭义的麻醉前用药。凡是为了手术顺利和麻醉效果完善及保证患者安全,麻醉前在病室内预先给患者使用的所有药物,为广义的麻醉前用药。包括止血药、抗生素及特殊用药等。

一、基本原则

1.必须用药

任何一种麻醉方法都必须有麻醉前用药。

2.按时投药

任何麻醉前用药都应按时给予,根据患者具体病情需要而适当掌握用量。麻醉前有疼痛的患者,宜加用吗啡或哌替啶等镇痛药。2岁左右的小儿需用较大剂量的镇静药。

3.灵活运用

遇有年老、体弱、久病、孕妇、休克、糖尿病、酸中毒及毒血症等患者,若用强效麻醉药时,镇静药用量酌减或免用。麻醉前需多种药物复合应用时,因其有协同作用给予减量。急症、休克患者应在入手术室后静脉给药。如患者体温高、甲状腺功能亢进、身强力壮、过度兴奋、情绪紧张、长期嗜酒或经常使用催眠药,或用局部神经阻滞或使用效能较弱的全身麻醉剂时,镇静药的用量宜酌增。

4.及时补充

麻醉开始前,如麻醉前用药量不足时,则及时从静脉补充,特别是休克患者。

5.特殊者减量

对老年、体弱和肝功能有严重损害者,哌替啶或吗啡用量应减少 1/3～1/2。心脏病和高血压患者,宜用适量的吗啡或哌替啶。哮喘患者宜用异丙嗪。

6.禁用中枢性镇痛药患者

颅内压增高、严重肺感染、肺气肿、支气管哮喘、呼吸受抑制、急性气道梗阻(如巨大甲状腺囊肿压迫气管)、产妇、口腔手术及年龄小于两岁小儿,禁用吗啡等中枢性镇痛药。

7.颠茄类药的用药原则

对老年人、小儿、迷走神经紧张症、消化道手术、口腔手术、硫喷妥钠麻醉等,麻醉前给药应给予阿托品。而高热、严重脱水、甲状腺功能亢进、高血压、心脏病及心动过速等,应给予东莨菪碱,而不用阿托品。对青光眼患者,颠茄类药应减量应用。对气道有浓稠痰液者,术前应充分清除分泌物,清除后再给予颠茄类药物,其用量可适当减少。

8.丙嗪类用药禁忌

凡术前应用利血平等药,或年老体弱、有失血性或中毒性休克及严重脱水未纠正者,麻醉中易于发生严重低血压,麻醉前用药中,丙嗪类应列为禁忌。即使是体质健壮的年轻患者,也宜谨慎。必须使用时,用药后严密观察血压,注意体位性低血压的发生,一旦低血压,应及时予以处理。

9.防止用药过量

若术中呼吸循环受抑制是因麻醉前用药过量时,应暂停手术,或以局麻进行手术。

10.门诊手术

应按上述要求进行准备,术后若需要观察者,留门诊观察室观察。

11.小儿

应按年龄、体重和体表面积(m^2)计算用药量。

二、麻醉前用药目的

1.充分镇静

患者麻醉前得到充分镇静,可减低患者对手术和麻醉的紧张情绪和恐惧心理,使麻醉诱导平稳,也便于麻醉操作的顺利进行。

2.减少麻醉药用量

降低患者麻醉前新陈代谢,提高机体对手术的耐受力,减少麻药用量和氧的消耗,使麻醉的安全性增加。

3.降低应激性

降低患者麻醉前的应激性,预防某些麻醉药或麻醉方法引起的不良反应,减低和对抗麻醉药毒性。如巴比妥可对抗局麻药的毒性。

4.加强麻醉作用

提高痛阈,辅助某些麻醉效力不强的麻醉药(如氧化亚氮麻醉)的作用,增强镇痛作用,以便获得满意的麻醉效果。

5.减少分泌

减少口腔、气道和消化道腺体分泌,保证气道通畅,防止窒息。降低胃反流和误吸的危险,便于术中呼吸管理,减少术后肺并发症的发生。

6.保持自主神经平衡

降低麻醉中副交感神经过度兴奋,保持自主神经的平衡及稳定性,避免迷走神经的反射而发生心律失常和心搏骤停。

三、麻醉前用药方法

根据麻醉方法,患者的精神状态、全身情况,是否伴有并发症和手术的性质等原则,恰当合理地选用麻醉前用药,以达到预期效果。

四、常用药物

1.麻醉镇痛药(阿片类)

(1)吗啡:每次 5～10mg,术前 30～60min,皮下或肌内注射。

(2)哌替啶:每次 50～100mg,术前 30～60min,皮下或肌内注射。

(3)芬太尼:每次 0.1mg,术前 30min,肌内注射。

2.颠茄类

(1)阿托品:每次 0.4～0.8mg,术前 30～60min,皮下或肌内注射。

(2)东莨菪碱:每次 0.3～0.4mg,术前 30～60min,皮下或肌内注射。

3.镇静药

(1)巴比妥类：长效和短效巴比妥类多用。苯巴比妥 0.2～0.3g,术前晚或术前60～120min,口服;阿米妥(异戊巴比妥)0.1～0.2g,术前晚或术前 60～120min,口服;速可眠(丙烯戊巴比妥)0.1～0.2g,术前 60～120min,口服;苯巴比妥钠 0.1～0.2g,术前 30～60min,皮下或肌内注射;阿米妥钠 0.1～0.2g,术前 60min,皮下或肌内注射。

(2)丙嗪类：氯丙嗪 25～50mg,术前 60min,深部肌内注射或 6.25～25mg,静脉注射,麻醉前 15～20min;异丙嗪 25～50mg,术前 60min,肌内注射或 12.5～25mg 麻醉前15～20min,静脉注射;乙酰丙嗪 10～20mg,术前 60min 肌内注射,或5～10mg,术前 15～20min,静脉注射。临床应用中将两者或三者合用,减少用量,不良反应小,作用更全面;或组成冬眠合剂,肌内注射或静脉注射较常用。

(3)丁酰苯类：氟哌利多每次 5mg,术前 30min,肌内注射;氟哌啶醇每次 5mg,术前 30min,肌内注射。

(4)地西泮每次 10～20mg,术前 30～60min 肌内注射或静脉注射或 5～7.5mg,术前晚口服。长效如咪达唑仑 2.5～5mg,术前 30～60min,肌内注射。

(5)萝芙木类：利血平不单独作麻醉前用药,但长期服用利血平治疗者,其他镇静药应减量或免用。

第三节　麻醉器械的准备与管理

一、准备内容

无论采用何种麻醉方法,术前都应对麻醉器械做好各项准备和检查。准备导管、喉镜、氧气、麻醉机、监测仪器、吸引器、听诊器、牙垫、光源、气管导丝、通气道、面罩和麻醉药、麻醉中用药、特殊用药、抢救用药等,充分齐全,备好的药品标签应明确,钠石灰罐避免遗漏和钠石灰效果失灵,保证能正常使用。

二、无菌管理

为了预防切口和肺部等组织器官感染及院内交叉感染,一切麻醉用具和器械均应于术前、术后按常规进行清洗处理和灭菌消毒,叫作麻醉器械的无菌处理。

1.氧气筒

进入手术室前必须擦拭干净。

2.麻醉机

应于手术后清拭干净,必要时加用肥皂粉和去污粉,要求拭净所有污物血迹、灰尘后,用紫外线或电子灭菌器照射消毒 60min。

3.蒸发罐

每次麻醉后将罐内剩余的吸入麻醉剂倒出,内外清拭干净,用线芯挥发罐时,将杆芯用自来水洗净后晾干。

4.呼吸回路

麻醉机的贮气囊、螺纹管、活瓣和四头固定带于术后清洗(必要时加用肥皂)净后,投入 1∶2 000 汞或 0.05％聚维酮碘(碘伏)液或灭菌王液中灭菌 30min,而后用清水冲净、晾干备用;或甲醛蒸气熏蒸 12h 后备用。加热水的湿化器,应每隔 48～72h 进行清洗,干燥处理,备用。喷雾器隔 48h 清洗后,用乙醇消毒。

5.附属设备

橡皮面罩、三通接管、双腔支气管导管的接头等,先刷洗干净,再用 70％乙醇浸泡 30min 或按上述方法处理。

6.抢救器材等

开口器、金属口咽通气道、舌钳子、插管、金属开放点滴口罩、吸痰缸等金属质的用具,洗净后用 70％乙醇浸泡 30min,或高压蒸汽消毒后,才可使用,或用液状石蜡涂抹保护备用。

7.气管导管等

气管内导管、牙垫、吸痰管等,均于术后用血管钳、细刷子,将其内外彻底清除干净一切痰迹,尤其是靠近斜面开口的内外、吸引管内腔等处不易清洗干净,先经吸引器多次吸引清水,将分泌物吸冲干净,洗净污垢后,用 70％乙醇浸泡 30min,或同第 4 条处理。特别是小儿用品。

8.麻醉喉镜

喉镜、喉镜片用后先清洗擦拭干净后(重点是后侧接电柄附近),用 75％乙醇浸泡 30min。喷雾器的置入口腔部分,用 75％乙醇浸泡 30min。

9.支气管导管

气管内或支气管内导管在用前先装上气套囊(大小松紧必须合适),而后再用 70％乙醇浸泡 30min。气套囊的小管不能浸入,防止酒精等消毒液进入不易晾干而黏着。或同第 4 条处理。目前多选用一次性导管。

10.血压计袖带

血压计气囊套污染时,用肥皂洗净。

11.麻醉设备

使用过的麻醉机、麻醉桌、病历牌、血压计于每次手术后擦拭干净,用紫外线或电子灭菌器消毒 20～30min。

12.滑润剂

气管内导管上应用的滑润剂应高压灭菌。

13.一般感染者术后

凡气道感染者术后,一般不易灭菌的部分,如麻醉机、麻醉桌等均用 2％甲酚水擦拭,而后用清水清洗。结核病患者用具要专用或作特殊灭菌处理,消毒液浸泡要酌情延长至 2h 以上。而后用清水冲洗,再放入甲醛熏箱内消毒 12h。

14.特殊感染者术后

破伤风和气性坏疽患者术后的麻醉器械,可留置在手术间内,用甲醛-高锰酸钾(20mL 甲醛加入 10g 高锰酸钾)蒸气消毒后再取出。破伤风患者用过的麻醉器具,用 1/2 000 高锰酸钾液浸泡;气性坏疽患者用过的麻醉器械,泡入 1/1 000 氯己定液中,再按一般清洁消毒处理。

15.肺棘球蚴病(包虫病)术后

所用的各种用具,如气管导管、咽喉镜、吸痰管、牙垫等,均应在 5％甲醛液中浸泡 30min 以上,管腔内也应充满消毒液,然后用清水冲洗、消毒。不便于浸泡的物件,均以 5％甲醛溶液纱布擦洗处理。

16.硬膜外或腰麻穿刺针

用后用清水冲洗干净,置于常规穿刺包内高压蒸汽消毒后备用。急用时可煮沸 10min 或在 0.05％聚维酮碘(碘伏)中浸泡 2h 后备用。

17.硬膜外导管

用清水冲洗管腔内外,煮沸法灭菌 5min 后,浸泡于 0.05％聚维酮碘或 70％乙醇瓶中备用,或高压灭菌最为实用。临使用前用无菌蒸馏水或生理盐水冲洗管腔内外后再用。

18.橡胶类用品术后

不经常使用的橡胶类用品,如双腔导管应于清拭或灭菌后,涂上滑石粉,存放阴凉处妥善保管备用。

19.金属类用具术后

不经常使用的金属类用具,应于清拭后灭菌涂以油类,妥善保管备用。

20.呼吸器用后处理

呼吸器用后用清水冲洗管道,在 0.05％聚维酮碘中浸泡 30min,清水冲洗、晾干后备用。

第四节　气管内插管应激反应的预防

现代麻醉的基本条件和目的之一,就是麻醉前要降低、预防和控制围麻醉期的应激反应,增加围麻醉期患者的安全性。

一、麻醉应激反应概述

应激是机体对手术和外来刺激所表现出来的一种复杂的、代谢的、激素的和血流动力学的保护性反应。应激反应是指机体受到强烈刺激而发生的以交感神经兴奋和丘脑下部-腺垂体-肾上腺皮质功能增强为主要特点的一种非特异性防御反应。围术期应激反应是麻醉和手术共同面临的临床实际问题。应激反应起初可防止机体的进一步损伤,但长时间的应激可产生不良后果,出现高血压,心动过速,释放皮质素、细胞素和淋巴因子及产生代谢紊乱等。

麻醉和手术的创伤和心理因素作为应激原可引起机体的强烈反应。气管内插管术的操作刺激会产生显著的心血管应激反应,为喉镜暴露声门与压迫口、咽、喉、气管的感受器和插管刺激引起神经反射所致。

(一)应激反应的机制

围术期应激反应的确切机制未明,主要与以下因素有关。

1.神经刺激

插管刺激引起全身躯体和内脏自主神经反射,插管时交感神经过度兴奋。

2.体液因子

插管刺激使血中儿茶酚胺等增高,如儿茶酚胺、促肾上腺皮质激素(ACTH)、胆碱乙酰化酶(CH)、5-羟色胺(5-HT)、组胺、P-LPH、β-EP、皮质醇、血栓素 A_2(TXA$_2$)等增加,会严重改变和影响生理功能。

(二)临床表现

插管时表现为血压升高、心率加快、外周和肺循环血管阻力升高、心律失常、心电图缺血性改变等心血管不良反应。

（三）降低应激反应的措施及优点

麻醉前增强抵抗力,使患者处在最佳状态;阻断向心的手术刺激;用心理治疗和药物干预的方法抑制应激反应。其优点如下:

(1)保持血流动力学稳定,使心肌氧供需平衡。

(2)抑制体液活性物质释放,如儿茶酚胺、皮质激素等。

(3)改善缺血引起的心功能不全,减少心肌缺血发生及严重程度。

(4)保持血糖在正常范围,减少分解代谢,预防负氮平衡。

(5)增强免疫系统功能,保护人体内吞噬细胞(NK-C)功能,减少术后感染并发症。

(6)实施控制性降压,可减少出血和输血及其并发症。

(7)超前镇痛作用,增加镇痛药的镇痛效果。延长术后镇痛时间。

(8)保护纤溶机制,防止高凝状态和血栓形成。

(9)减少术后氧耗,缩短术后通气支持疗法时间。

(10)转归好,可提高存活率,降低病死率。

二、围麻醉期应激反应的调控

（一）麻醉前调控

麻醉前调控和降低应激反应,对预防围术期心血管意外发生十分重要。从患者被告知接受手术治疗开始,术前就应做到:

1.术前访视

针对患者的精神顾虑,耐心解释,帮助患者消除各种疑虑、恐惧和焦虑,降低术前应激反应。

2.药物控制和干预

麻醉前应用地西泮、咪达唑仑、巴比妥类药、麻醉性镇痛药等,均能显著降低术前应激反应。

3.基础麻醉

基础麻醉可消除患儿与父母分离的痛苦。

（二）全麻诱导期控制

对喉镜窥视和全麻诱导气管内插管引起的显著血压升高、心率加快等循环系统不良反应,可用下面药物控制和干预。

1.表面麻醉

喷入4%利多卡因于患者咽、喉、气管内,在置入喉镜前2min,静脉注射利卡多因 2mg/kg,可有效预防气管插管反应。

2.α 和 β 受体阻滞药

是针对血压升高、心率加快的治标药物。

(1)安替洛尔:β 受体阻滞药,拮抗儿茶酚胺。术前 2～4h 口服,减轻插管时心率增快和血压增高效果优于普萘洛尔。

(2)拉贝洛尔:α 和 β 双重受体阻滞药。可降低卧位时的血压和周围血管阻力,不降低心排血量和心搏量。冠心病患者麻醉前 12h 静脉注射 0.5mg/kg,随后持续输注0.1mg/(kg·h)至诱导前。插管时心率、平均动脉压(MAP)、收缩压心率乘积(RPP)显著降低。

(3)埃斯莫洛尔:超短效 β_1 受体阻滞药,选择性作用于心脏。麻醉前静脉注射100～200mg,均能显著抑制插管反应。

3.降压药

是拮抗血压升高的治标方法。

(1)三磷酸腺苷(ATP):直接降低血压。将其 1～2mg/kg 稀释成 10mL,在琥珀胆碱之后静脉注射,收缩压(SP)、心率和 RPP 与术前比无显著差异。注意其降解后产生磷酸,后者与钙镁离子结合致明显心动过缓或心律失常。

(2)硝酸甘油(NTG):自鼻腔滴入,0.75μg/kg,滴鼻后,插管时平均动脉压和RPP 明显降低。适用于缺血性心脏病和心功能不良者。

(3)硝酸异山梨醇(ISDN):80μg/kg,在置喉镜时使用,恰好抑制升压反应。

(4)曲咪芬(TMP):短效交感神经阻滞药。0.5～1mg/kg,静脉注射,有抑制RPP 效果。

(5)可乐定:中枢 α_2 受体激动药,口服后吸收 70％～80％,30～60min 产生明显降压效果。麻醉前口服 4～5μg/kg,可有效控制术前高血压。可预防和减轻气管插管应激反应,与咪达唑仑联用效果更好。

(6)乌拉地尔:0.5～0.6mg/kg,静脉注射,能抑制插管反应。快速静脉注射效果好。降血压有一定限度,不会发生低血压危险,比较安全。

(7)硫酸镁:于诱导前静脉注射 60mg/kg,能抑制血压升高和心率加快、血浆儿茶酚胺水平升高。镁离子降低细胞兴奋性,减少交感神经递质释放,直接舒张血管平滑肌,也有松弛横纹肌作用。

4.镇痛药

麻醉性镇痛药在预防插管反应上既治标又治本。

(1)吗啡类:吗啡 0.1～0.2mg/kg,或哌替啶 1～2mg/kg,静脉注射,抑制插管反应及儿茶酚胺释放。

(2)芬太尼类:芬太尼 3.5～8μg/kg,阿芬太尼 15～75μg/kg,舒芬太尼 0.5～1μg/kg,洛芬太尼 0.6～1μg/kg 或瑞芬太尼 1μg/kg 加 80mg 丙泊酚静脉注射麻醉诱导,显著抑制插管反应。

(3)其他:如丁丙诺非、二氢埃托啡 0.6～0.8mg/kg 和丙泊酚 2.5mg/kg 麻醉诱导气管内插管静脉注射,均抑制插管反应。

5.钙通道阻滞药

抑制血管平滑肌膜钙离子内流而扩张血管(动脉)和负性心肌变时变力作用来拮抗插管反应,起治标作用。

(1)硝苯地平(NIF):诱导前 10min 舌下含服 10mg,或 10mg 用生理盐水配成 2mL 悬液,诱导前 5min 滴鼻,能预防插管反应。

(2)维拉帕米:以 5％葡萄糖注射液稀释后,静脉注射 0.1～0.15mg/kg,可有效预防插管时血压升高,除心率增快外,血压、MAP 及 RPP 均无明显变化。适用于插管困难、有脑瘤或主动脉瘤的患者,不适用于缺血性心脏病、传导阻滞和循环功能低下的患者,因其抑制窦房结和房室结的自律性和传导性。

(3)地尔硫䓬:插管前 1min,注射 0.2～0.3mg/kg,MAP、RPP 显著降低,心率加快。

(4)尼卡地平:按 10～15μg/kg,于置管前 1min 静脉注射,插管前、中、后期循环系统非常稳定。是预防插管反应较安全、有效、合适的钙通道阻滞药。

(5)其他:尼群地平、尼莫地平等,均有效抑制插管反应。

6.联合用药

以取长补短、复合诱导用药的原则,预防气管内插管时的心血管应激反应。

(三)加深麻醉或改进插管方法

1.加深麻醉

麻醉抑制应激反应。诱导时加大吸入麻醉药的浓度,可有效减弱气管内插管的应激反应。但不适用于缺血性心脏病或心力衰竭等患者。提高监测手段,保证插管时有一定麻醉深度。

2.改进插管技术

技术熟练,缩短喉镜显露声门和插管的时间,可减弱插管反应。故要加强学习,平时苦练基本操作,这对初学者尤为重要。

3.复合麻醉

一些重大手术选用硬膜外麻醉与全麻合用,可减弱插管反应。

第五章　麻醉方法

第一节　全身麻醉实施方法

一、全身麻醉的基本概念

全身麻醉是指利用各种全身麻醉药(简称全麻药)的作用使人体中枢神经系统受到不规则的下行性抑制,导致意识消失的麻醉状态,这种中枢神经系统的抑制是可逆的,而且是容易控制的。

(一)全身麻醉的分类及四要素

1.分类

按全身麻醉药进入体内的途径不同,可以分为吸入麻醉及非吸入麻醉,后者以静脉注入为主,称为静脉麻醉,也有用肌内注射或直肠灌注达到全身麻醉状态或基础麻醉状态。全麻过程中,又分为麻醉诱导期和麻醉维持期。前者使患者从清醒状态进入意识消失,达到外科手术期深度。后者为持续保持所需要的麻醉深度,应尽量满足手术要求。

2.全麻四要素

理想的全身麻醉必须在不严重干扰机体的生理功能情况下,具备满足手术的全麻四要素,即镇痛完善、意识消失、肌肉松弛及神经反射抑制。

(二)复合麻醉

1.复合麻醉

是指以几种麻醉药或麻醉方法先后或同时使用以达到满意的外科麻醉状态,从而减少每一种麻醉药的剂量及不良反应,增强全身麻醉的特性,且避免深度麻醉的各种不利影响。复合麻醉包括:

(1)全凭静脉复合麻醉。

（2）吸入复合麻醉。

（3）静吸复合麻醉。

（4）全身局部复合麻醉。

2.注意事项

（1）麻醉医师必须熟悉各种全麻药的药理作用及相互作用，才能在复合麻醉中综合判断麻醉深度。

（2）麻醉深度的掌握主要靠麻醉者的经验，根据药物的性质、作用时间、剂量及浓度来判断深浅。

（3）为保证患者术中的安全，常常根据患者的周身情况，呼吸、血压及脉搏的变化以及吸入麻醉药的 MAC 来调整麻醉深度。

（4）使用肌松药时必须行气管插管，以便于呼吸管理。

（5）复合麻醉时一定要防止术中患者知晓，尤其在使用肌松药时一定要给以足够量的镇痛药和镇静药，以免患者遭受痛苦。否则，患者于麻醉后可能会控告麻醉医师，麻醉未达足够的深度，给患者带来危害。

二、吸入麻醉

吸入麻醉是将挥发性麻醉药蒸气或气体麻醉药吸入肺内，经肺泡进入体循环，再到达中枢神经系统发挥全身麻醉作用。

吸入麻醉药在体内代谢少，大部分以原形从肺排出体外，因此吸入麻醉容易控制，较安全、有效，是当今临床麻醉中常用的一种方法。

（一）吸入麻醉的方法

1.开放点滴法

开放点滴法是用金属网麻醉面罩，上覆 4～8 层纱布，放在患者口鼻上，以安全范围广的乙醚进行点滴。

本法装置及操作简单，呼吸阻力及机械无效腔均小，适用于小儿。但麻醉深度不易控制，对呼吸道有刺激作用，可污染手术室，有发生燃烧爆炸的危险，也不能施行辅助呼吸，目前已很少应用。

2.吸入法

吸入法是将氧和麻醉药蒸气的混合气体通过简单装置吹入患者的口咽或气管内，患者的呼出气体及未被吸入的气体则排至空气中的麻醉方法。

吸入法适用于两岁以下小儿的麻醉维持。本法器械简单，易于操作，机械无效腔及呼吸阻力小。但本法不易加深麻醉,吹入气量大,污染空气,不能进行辅助呼吸,目前已少用。

3.T形管吸入法及其改良装置

(1)T形管法:一端接气管导管,另一端开放于空气中,无活瓣,呼吸阻力和无效腔均小,适用于婴幼儿麻醉。并可在气源端接一贮气囊,进行辅助和控制通气。

本法需较大的气流量,污染空气,易使呼吸道干燥和丢失热量。

(2)Jackson-Rees回路:是T形管的改良装置,在T形管的呼气端接一较长的螺纹贮气管,其末端接500mL的贮气囊,气囊尾端开放或安装一呼气活瓣。主要用于小儿,可行辅助和控制呼吸。

(3)Bain回路:为T形管的改良装置,该装置有一螺纹管作为呼气管,其中央置一根细管接至患者,并由该管通入麻醉混合气体,在螺纹管末端接贮气囊,气囊尾端开放或安装一呼气活瓣。

该装置结构简单,使用方便,不受年龄及手术种类的限制,可行辅助及控制呼吸。主要缺点有内管漏气、扭曲,前端滑脱,造成通气障碍。

4.半紧闭法

半紧闭法供气流量较大,呼出气中大部分二氧化碳经回路中的逸气活瓣排至空气中,重复吸入的二氧化碳不足1%,分为Mapleson A、B、C、D、E 5种类型。

临床应用时应加大供气流量至8~10L/min,使氧浓度大于25%较为安全。易造成麻醉药的浪费和周围环境的污染。

5.紧闭法

是在循环紧闭的装置中,以低流量(0.3~2L/min)的麻醉混合气体,呼出气经二氧化碳吸收器全部重复吸入,不与外界相通,循环往复而引起全身麻醉的方法。该法分为来回式和循环式。

来回式紧闭法无活瓣,呼吸阻力小,但碱石灰罐紧靠患者头部,易造成碱石灰粉末的吸入,诱发剧咳和支气管痉挛,现已很少应用。

循环式紧闭法一般用于诱导麻醉后的维持。该法气流量小,用药量小,易于控制麻醉气体的浓度,保持呼吸道湿润,不污染周围环境,且能施行辅助和控制呼吸,以及观察潮气量的大小和呼吸道阻力的变化。但该装置呼吸阻力较大,不宜用于小儿。注意碱石灰要及时更换。

(二)恩氟烷麻醉

1.优缺点

(1)优点:①化学性质稳定,无燃烧爆炸性。②诱导及苏醒快,恶心呕吐少。

③肌肉松弛效果好,且能加强肌松药的作用。④不刺激呼吸道及增加分泌物。⑤可并用肾上腺素。⑥仅小部分在体内代谢转化为无机氟化物,肾功能影响较小。

(2)缺点:①对心肌有抑制作用,使心搏量减少,血压下降。②可出现抽搐或惊厥,特别是在吸入浓度高,$PaCO_2$ 降低时更易发生。③呼吸抑制明显,深度麻醉时,使潮气量减少。④能溶解于橡胶与塑料中。

2.适应证与禁忌证

(1)适应证:①各部位、各年龄的手术。②重症肌无力。③嗜铬细胞瘤。

(2)禁忌证:①严重心、肝、肾疾病。②癫痫患者。③颅内压过高的患者。④惊厥患者。

3.麻醉方法

(1)开放点滴法:适用于婴幼儿。

(2)低流量紧闭法:①用环路内挥发器,多用各种简易装置,应注意用药量及麻醉深度的观察。②用环路外挥发器,能精确控制吸入浓度的恩氟烷挥发器。维持浓度应为 $1\%\sim3\%$。

(3)半紧闭法:可并用氧化亚氮。

(4)Bain 环路:可并用 $65\%\sim70\%$ 氧化亚氮。

4.注意事项

(1)恩氟烷诱导和维持麻醉时,因并用氧化亚氮或氯胺酮、芬太尼和硫喷妥钠等,诱导速度加快,麻醉易加深,MAC 值下降。

(2)出现血压明显下降和惊厥症状是深度麻醉的表现,应减浅麻醉。

(三)异氟烷麻醉

1.优缺点

(1)优点:①诱导及苏醒快,无恶心呕吐作用。②无燃烧爆炸危险。③不刺激呼吸道,分泌物不增多。④有良好肌肉松弛作用,并能加强肌松药的效能。⑤心律稳定,可并用肾上腺素。⑥对肝肾功能无明显影响。

(2)缺点:①价格昂贵。②加深麻醉时易引起呼吸抑制,应适当给以辅助呼吸。③诱导期还可出现咳嗽、屏气,苏醒期偶有体动及寒战。④长时间吸入,苏醒延迟。

2.适应证与禁忌证

(1)适应证:临床适应证同恩氟烷,且优于恩氟烷。对老年人、冠心病患者、癫痫患者、颅内压增高患者应首选异氟烷。

(2)禁忌证:①不适宜用于二尖瓣或主动脉瓣狭窄的患者,因其对外周血管有显著扩张作用。②不适于产科手术,因其可松弛子宫肌肉,增加子宫出血。

3.麻醉方法

与恩氟烷相同。

4.注意事项

(1)诱导时,异氟烷的吸入浓度应逐步增加,不可猛增。

(2)与氧化亚氮并吸时,可加速诱导。与芬太尼、硫喷妥钠等合用时,MAC 值可降低。

(3)并用肌松药时异氟烷用量可适当减少。

(四)七氟烷麻醉

1.优缺点

(1)优点:①诱导迅速,停药后苏醒快。②不增加呼吸道分泌物。③循环抑制作用轻,不增加心肌应激性,不引起心律失常。④可在普通的蒸发装置中使用。

(2)缺点:①与碱石灰接触可产生有毒物质。②在体内分解,稳定性差。③合用氧化亚氮时其镇痛效能不及异氟烷。④对肝脏有一定的毒性。

2.适应证与禁忌证

(1)头颅、胸、腹等各种手术。

(2)全麻下甲状腺次全切除术、脊椎间盘摘除术及关节整复术。

(3)未出现有禁忌证。

3.麻醉方法

可用于麻醉诱导及麻醉维持。麻醉维持时可吸入 1.5%七氟烷、70%氧化亚氮和氧。也可在开始时注入 1.3mL,1min 注入 0.3mL,以后每 5min 注入 3 次,每次 0.3mL,即可维持手术所需要的深度。

4.注意事项

虽然七氟烷比地氟烷更早问世,但对它的系统性研究远不如地氟烷广泛。目前只有日本学者提供了支持七氟烷投放临床使用的证据。但欧美学者研究结果认为,七氟烷除诱导和苏醒比异氟烷迅速之外,不比异氟烷有更多优点。七氟烷用于临床的前景仍不乐观。

(五)地氟烷麻醉

1.优缺点

(1)优点:①化学性质稳定,体内分解少。②苏醒快。③对肝肾功能无明显影响。④对循环系统抑制轻,可轻度扩张冠状动脉。⑤脑电图无异常改变。

(2)缺点:①MAC 较大,所需药量大。②价格昂贵,尚未在临床普及,还缺乏广泛的临床证据。

2.适应证

同异氟烷,特别适用于冠心病患者。还没有肯定的禁忌证。

3.麻醉方法

同异氟烷。

4.注意事项

地氟烷是一种较安全、比较理想和很有发展前途的吸入麻醉药,应在临床应用中进一步探讨和验证。

(六)氧化亚氮麻醉

1.优缺点

(1)优点:①在不缺氧的情况下,氧化亚氮并无组织毒性。②麻醉诱导及苏醒迅速。③对呼吸道无刺激性。④无燃烧爆炸性。

(2)缺点:①麻醉作用弱,使用高浓度时易产生缺氧。②能引起体内闭合空腔体积增大,如气胸可增大 2~3 倍。

2.适应证与禁忌证

(1)适应证:①与其他吸入麻醉药合用时,适用于各类手术。②可用于严重休克和重危患者。③分娩镇痛。

(2)禁忌证:①肠梗阻、空气栓塞、气胸等患者。②哮喘、呼吸道堵塞的患者。③麻醉机的流量计不准确时禁用。

3.注意事项

(1)诱导时,氧化亚氮与氧比例为 4:1 或 3:1。

(2)麻醉维持时,氧化亚氮与氧应按(1~3):1 比例吸入,氧流量必须>500mL/min。

(3)使用氧化亚氮最大危险是缺氧,应高度警惕。

(4)氧化亚氮麻醉效能差,应合用其他麻醉药。

(5)氧化亚氮长时间使用可以抑制肝脏的甲硫氨酸合酶(一种参与 DNA 基质生成的酶)。使用时间>6h 可以引起巨幼细胞性贫血和骨髓发育不全以及致命性的粒细胞缺乏症。计划妊娠的患者 6 个月内最好不用氧化亚氮麻醉。

肺泡气最低有效浓度(MAC)是在一个大气压力下,对人或动物的皮肤给予疼痛刺激,50%患者或动物不发生体动反应或逃避反射时,肺泡气中该吸入麻醉药的浓度。MAC 可以反映该麻醉药的效能浓度,MAC 越小麻醉效能越强。临床麻醉中只应用 MAC 的吸入麻醉药浓度显然不足,一般主张使用 1.3MAC 的浓度,99%的患者不致因麻醉药浓度不足而发生体动反应。

影响 MAC 的因素:青少年、发热者、嗜酒患者和 CNS 处于兴奋状态时,使用的 MAC 应增加;老年患者、低温、CNS 受抑制者,使用的 MAC 应降低。

三、静脉麻醉

(一)概述

凡由静脉注入全麻药,经血液循环作用于中枢神经系统而产生全身麻醉的方法为静脉麻醉。

1.静脉麻醉的优缺点

(1)优点:①对呼吸道无刺激性。②诱导苏醒迅速、平稳,患者舒适。③无燃烧爆炸性。④操作简单,充分发挥每种药的特点,取长补短。⑤不污染周围环境,使医务人员免受其害。

(2)缺点:①静脉麻醉药多数镇痛作用差,肌松作用弱。②可控性不强,一旦剂量过大,只能依靠机体代谢清除。③用药较多,过于复杂,药物间的作用比较复杂。

2.给药方法

根据给药顺序分为以下几种。

(1)静脉基础麻醉:手术日在病房内静脉注射麻醉药,待患者入睡后再送至手术室进行麻醉。

(2)静脉诱导麻醉:静脉注射全麻药使患者由清醒到神志消失的过程。

(3)静脉维持麻醉:诱导后经静脉给药以维持麻醉全过程。

3.给药方式

根据给药方法分为以下 3 种。

(1)单次注入法:一次注入较大剂量的静脉全麻药,以达到适宜的麻醉深度。用于全麻诱导和短小手术的麻醉。

(2)分次注入法:先静脉注射一次较大剂量的麻醉药,达到一定的麻醉深度,以后根据患者的反应和手术的需要,分次静脉追加,以维持麻醉,但要注意用药总量的限制。

(3)连续滴注法:麻醉诱导后,采用速度不等的连续静脉滴注的方法以维持麻醉,但要注意药物的蓄积作用。

4.用药种类

根据给药种类不同分为以下 2 种。

(1)单一药物麻醉:仅用一种静脉全麻药完全麻醉,操作简单,但要限制药物总量。

(2)复合药物麻醉:采用两种以上的静脉全麻药完成麻醉的方法。包括镇静、镇痛和肌松药,作用完善,麻醉效果理想,能充分发挥各种药物的优点,弥补缺点,可用于长时间的手术。

5.静脉麻醉注意事项

(1)严格掌握适应证与禁忌证。长时间手术选择长效药物,相反,则选用短效药物。

(2)多种静脉全麻药合用时,必须注意药物之间的相互作用,如普鲁卡因与琥珀胆碱合用时药效增强。

(3)选配药物应能满足手术的基本要求。

(4)选用半衰期短、代谢快、起效快的药物。

(5)必须保持呼吸道通畅。除短小手术外,均应行气管内插管。

(6)麻醉过程中,应保持静脉输注通畅。

(7)术前应禁食,急症患者应于麻醉前置胃管,排空胃部,防止误吸。

(二)硫喷妥钠静脉麻醉

1.适应证与禁忌证

(1)适应证:①全身麻醉诱导,诱导舒适、快速,患者无不适。②辅助麻醉。③短小手术,如切开引流、血管造影等,今已被氯胺酮替代。④是控制痉挛、惊厥的特效药。

(2)禁忌证:①哮喘、呼吸道阻塞患者。②婴幼儿。③产妇分娩或剖宫产。④心功能不全患者。⑤低血容量、休克患者。⑥严重肝、肾功能不全患者。⑦慢性衰竭、营养不良、贫血及低蛋白血症患者。⑧肾上腺皮质功能不全或长期使用肾上腺皮质激素患者。⑨紫质症、先天性卟啉代谢紊乱患者。⑩高血压、动脉硬化、严重糖尿病或巴比妥类药过敏患者。

2.麻醉方法

(1)单次注入法:常用作麻醉诱导,剂量 4～6mg/kg(用 2.5％硫喷妥钠溶液)以 1mL/5s 速度注入。

(2)分次注入法和连续静脉滴注法今已少用,被氯胺酮逐渐取代。

3.注意事项

(1)注射速度过快时可致严重呼吸循环抑制,应谨慎。

(2)注意药物不要漏在血管外,因为会引起皮下组织坏死。误入动脉可致肢体远端坏死。

（3）硫喷妥钠麻醉时一定要准备好气管内插管用品和氧气吸入辅助呼吸装置。

（4）出现喉痉挛时，应面罩加压给氧，继以静脉注射琥珀胆碱，行气管内插管并进行氧气吸入辅助呼吸。

（三）氯胺酮麻醉

1.适应证与禁忌证

（1）适应证：①各种短小手术、体表手术和诊断性检查，如切开引流、清创、人工流产、心血管造影等。②小儿各种中、小手术。③休克或低血压患者的诱导插管。④老年、危重症或支气管哮喘患者。⑤其他各种麻醉效果不佳的辅助麻醉。

（2）禁忌证：①严重高血压患者。②颅内压增高者，如颅内肿瘤、动脉瘤患者。③眼压增高或眼球开放损伤患者。④心功能代偿不全、冠心病、心肌病患者。⑤甲状腺功能亢进，嗜铬细胞瘤患者。⑥癫痫和精神分裂症患者。⑦颜面、咽喉、口鼻腔手术、气管内插管或气管检查时严禁单独使用，但如果结合表面麻醉或肌松药仍可应用。

2.麻醉方法

（1）肌内注射法：主要用于儿童，剂量 4～6mg/kg，臀肌内注射后 1～5min 起作用，持续 15～30min。

（2）静脉注射法：适用于成人短小手术、小儿中等手术或辅助麻醉，剂量 1～2mg/kg，1～2min 出现麻醉，持续 15min 左右。需延长时间可追加首次量的 1/2 或全量，总量不超过 6mg/kg。

（3）静脉滴注法：将氯胺酮配成 0.1% 溶液。先按 2mg/kg 静脉诱导，继以静脉滴注，根据麻醉深浅调节滴注速度。时间较长的手术，宜辅助其他药物，以减少氯胺酮的用量，预防术后出现精神症状。常用的复合方法有：

1）氯胺酮、地西泮复合麻醉：先注射地西泮 0.2～0.3mg/kg，再用氯胺酮。

2）氯胺酮、普鲁卡因、琥珀胆碱复合麻醉：诱导插管后，用 0.1% 氯胺酮、1% 普鲁卡因、0.1% 琥珀胆碱复合液维持麻醉。

3）氯胺酮、γ-羟丁酸钠复合麻醉：两药有协同作用，剂量宜相应减少。

另外，氯胺酮还可与其他药物复合应用，如咪达唑仑、丙泊酚、氟芬合剂等。

3.注意事项

（1）注药过快可致呼吸抑制，麻醉期应加强呼吸管理，保持呼吸道通畅。

（2）麻醉中有时出现睁眼或肌肉紧张，这不是麻醉浅的表现，无须追加药物。

（3）苏醒中若出现谵语或兴奋躁动不安时可静脉注射地西泮或氟哌利多等。

（4）硬膜外阻滞不全，腹部手术时最好不用氯胺酮辅助麻醉。

（四）羟丁酸钠静脉麻醉

1.应用范围与禁忌证

（1）应用范围：①诱导麻醉：用药后下颌中度松弛，配合咽喉表面麻醉可行气管内插管。②辅助麻醉：是全麻和其他麻醉的良好辅助药。

（2）禁忌证：①严重高血压。②严重心脏传导阻滞。③心动过缓。④癫痫及惊厥患者。⑤短小手术。

2.麻醉方法

（1）用作麻醉诱导时，成人 50～80mg/kg，小儿 80～100mg/kg，衰老、体弱、脱水或休克患者应减量。一般均采取静脉单次注药法，注射速度 1g/min。

（2）羟丁酸钠可与其他药物复合应用，如芬太尼、地西泮、肌松药等，此时羟丁酸钠应适当减量。

3.注意事项

（1）注速过快或剂量过大，易出现锥体外系兴奋症状如肌肉震颤等，一般能自行消失，否则可静脉注射地西泮或硫喷妥钠治疗。注射过慢诱导时间将延长。

（2）出现呼吸抑制时，需行辅助或控制呼吸。

（3）麻醉前应给足量阿托品。

（4）可降低血钾，对血钾正常者无影响。但长期不能进食、呕吐、肠梗阻等血钾可能降低者，应慎重。

（五）阿片类静脉麻醉

1.适应证与禁忌证

（1）适应证：本法主要用于心脏直视手术，长时间的胸内手术也可考虑，如瓣膜置换术、冠脉搭桥术等。

（2）禁忌证：①严重肺功能不全或支气管哮喘患者。②肝、肾功能不全患者。③危重症、休克、恶病质患者，老年人。

2.麻醉方法

（1）吗啡静脉复合麻醉实施方法：一般按 0.5～3mg/kg 缓慢静脉注射，近年来已趋向于 1mg/kg 加肌肉松弛药静脉注射及复合安定或其他药物进行诱导气管插管。吗啡总量不超过 1.5mg/kg。必要时复合吸入麻醉。

（2）芬太尼静脉麻醉实施方法：

1）诱导插管后静脉注射芬太尼 0.2～0.4mg（成人量），切皮前及手术中每 30～60min 追加 0.1mg，总量可达 15～30μg/kg。术中可辅加肌松药、吸入麻醉药，芬太尼用量可适当减少。

2)近年有人主张单纯用大剂量芬太尼(50～100μg/kg)做全凭静脉麻醉,主要用于心脏手术。

(3)瑞芬太尼静脉麻醉实施方法:

1)瑞芬太尼可与催眠药(如丙泊酚、硫喷妥钠、咪达唑仑或七氟烷)一并给药用于麻醉诱导,剂量为0.5～1μg/kg,静脉推注时间应大于60s。

2)单次给药后或气管插管后应即刻开始输注瑞芬太尼以维持阿片类药物的作用,输注速度为0.1～1.0μg/(kg·min)。

3)瑞芬太尼用于门诊无痛胃肠镜检查的负荷剂量为0.25～0.5μg/kg,维持剂量0.06μg/(kg·min),但应注意呼吸抑制的发生。

4)TCI靶控输注法:麻醉诱导时一般需要瑞芬太尼靶浓度3～4μg/L,麻醉维持靶浓度为3～6μg/L。

5)瑞芬太尼0.0125～0.05μg(kg·min)持续输注可获得良好的术后镇痛效果。

6)麻醉苏醒期应预料到需要及时使用替代性镇痛治疗,如围术期应用吗啡或芬太尼。

3.注意事项

(1)血压剧降时,宜加快输液输血速度或用升压药处理。麻醉浅致血压升高时应追加用药。

(2)心动过缓时可静脉注射阿托品。

(3)术毕给呋塞米(速尿)可加速药物排泄。

(4)术毕时呼吸仍处于抑制状态,需继续施行控制呼吸,多数能自动恢复,必要时可用纳洛酮拮抗。

(六)丙泊酚静脉麻醉

1.适应证与禁忌证

(1)适应证:①全麻诱导与维持。②各种短小手术与特殊检查的麻醉。③辅助麻醉。④ICU镇静。

(2)禁忌证:①对丙泊酚过敏者。②心肺功能不全患者慎用。③休克及血容量不足患者。④脂肪代谢异常患者。⑤癫痫患者。

2.麻醉方法

(1)单次静脉注射法:用于全麻诱导。剂量1～2.5mg/kg,注射速度40mg/10s,ASAⅢ～Ⅳ级患者输注速度应减慢。

(2)分次静脉注射法:诱导后每隔数分钟静脉注射10～40mg以维持麻醉。

(3)持续输注法:用于全麻维持和ICU镇静。全麻维持剂量为3～9mg/(kg·h)。

ICU 镇静药量为 $1.5\sim4.5mg/(kg\cdot h)$。

（4）TCI 靶控输注法：成年患者麻醉诱导时一般需要丙泊酚靶浓度 $4\sim8\mu g/mL$。在辅助镇痛药的作用下，麻醉维持所需丙泊酚靶浓度为 $3\sim6\mu g/mL$。预苏醒时浓度一般为 $1\sim2\mu g/mL$，并可因维持期间的镇痛药剂量而异。

3.注意事项

（1）给药前应备有气管内插管和辅助呼吸设备，麻醉期间应保持呼吸道通畅。

（2）可出现低血压及心动过缓，应备有升压药物和抗胆碱能药物。

（3）注射部位可能出现疼痛，以 1％丙泊酚与 0.5％或 1％利多卡因注射液混合使用可防止疼痛。

（4）长期大剂量应用丙泊酚注射液有发生丙泊酚输注综合征的风险，表现为乳酸酸中毒、横纹肌溶解症、心力衰竭和肾衰竭，因此应慎用于 16 岁以下儿童的 ICU 镇静及成人的长时间镇静。

（5）药瓶启封后立即给药，整个输注期间必须保证无菌操作。如输注结束或输注时间达 12h，丙泊酚和输液器必须弃用。

（七）全凭静脉麻醉（TIVA）

许多不同的静脉药的各种组合配方都可用于 TIVA，最常见的组合方式是一种阿片类药物与另一种易产生催眠和遗忘作用的药物联合应用。

以瑞芬太尼 $1\mu g/kg$ 静脉注射后，以 $1\mu g/(kg\cdot min)$ 持续输注并复合丙泊酚 $75\mu g/(kg\cdot min)$ 可完成全麻诱导并控制气管插管反应。插管后瑞芬太尼输注速度为 $0.25\sim0.4\mu g(kg\cdot min)$。

咪达唑仑及阿片类药物联合应用也能达到完全的麻醉效果。

四、低流量吸入麻醉

低流量指新鲜气流量不超过 1L/min。最低流量指新鲜气流量降到 0.5L/min。

1.低流量吸入麻醉的先决条件

麻醉机必须具备 N_2O 的截断装置，其中流量、O_2/N_2O 百分比浓度尤为重要。精确的气体流量计，一般低流量要求气流量计测量管刻度最小为 100mL/min，最低流量则要求测量范围从 50mL/min 开始，每一刻度为 10mL。输出浓度精确的蒸发器，Drager Vapor 和 Tec 4、Tec 5 蒸发器的误差为所选浓度的 ±5％左右，Penlon 蒸发器也是如此，它们的精度都足以满足低流量吸入麻醉技术的要求。回路系统良好的密封性能，当系统内部压力为 20mbar 时，气体泄漏损失不得＞

100mL/min。螺纹管采用聚乙烯管为宜,因其吸收吸入麻醉药量仅为橡胶管的1/5。二氧化碳吸收器应有足够的容积,对一般患者而言,至少应能容纳500g钠石灰,钠石灰应有一定湿度,以免影响二氧化碳吸收。应选用风箱垂直运动的麻醉呼吸器,通过观察风箱运动情况,除了可了解肌松程度、自主呼吸情况外,还可发现回路有无漏气。为保证患者安全,除常规监测血压、脉率、血氧饱和度、心电图外,监测项目还应包括吸入氧浓度、通气量及气道压、潮气末和吸入气二氧化碳浓度、麻醉气体浓度监测。

2.低流量吸入麻醉优点

减少麻醉气体的消耗,降低费用;减少环境污染;改善吸入麻醉气体的条件,减少对患者呼吸道刺激;更好地掌握仪器性能知识,便于进行程序麻醉。

3.低流量吸入程序麻醉的两项基本法则

(1)时间的平方根法则:吸入麻醉实施时间的麻醉药摄取量,等于麻醉开始1分钟的摄取量除以平方根。换言之,吸入麻醉开始后4min、9min、16min、25min时的麻醉药摄取量等于最初1min时的1/2、1/3、1/4、1/5。

(2)体重(kg)的3/4法则:由患者的体重(kg)3/4能计算出每分耗氧量、CO_2产生量、心排血量、基础水分需要量、肺泡通气量、每分通气量,以这些数据作为施行麻醉管理的基础。

4.注意事项

低流量循环紧闭麻醉是以体重(kg)3/4法则为基础,以估计的VO_2、VCO_2、Q等参数为依据实施的麻醉。机体因手术、失血等影响而引起代谢改变,有可能导致缺氧、高碳酸血症或麻醉过深。因此,实施低流量循环紧闭麻醉必须严密监测。对于缺少生理和气体监测设备的地方,实施低流量循环紧闭麻醉必须慎重。在应用过程中如怀疑有缺氧、高碳酸血症或麻醉过深,最简便有效的处理方法就是停止麻醉药吸入,开放回路,以100%氧气施行人工呼吸[VO_2:分钟耗氧量(mL/min);Vcomp:回路的压缩容量(mL);Q:心排血量(dL/min);VCO_2:每分钟CO_2产生量(mL/min);V_D:解剖无效腔(气管内插管时=1mL/kg)]。

第二节　局部麻醉

局部麻醉是指应用局部麻醉药(简称局麻药)暂时阻断身体某一区域神经传导(特别是感觉神经传导)功能的麻醉方法。包括表面麻醉、局部浸润麻醉、区域阻滞麻醉、静脉局部麻醉和神经阻滞麻醉等。

局部麻醉的优点在于简单易行,安全性大,并发症少,对患者生理功能影响最小。但是在施行局部麻醉时除了要取得患者的充分理解与合作外,还必须熟悉该区域解剖关系,选择适当的局麻药及其所用的浓度和剂量,方能取得确实、安全、有效的麻醉效果。

一、常用局麻药

(一)常用局麻药性能

局麻药依其分子结构的不同分为酯类局麻药和酰胺类局麻药。

局麻药作用时间与药物与神经膜中的膜蛋白结合有关。普鲁卡因、氯普鲁卡因与膜蛋白结合差,因此作用时间短。丁卡因、利多卡因、布比卡因、罗哌卡因与膜蛋白结合紧,因此作用时间长。药物脂溶解度越大其效力越强,因亲脂性局麻药容易穿透神经膜。局麻药的 pKa 决定神经阻滞的起效速度。pKa 表示局麻药 50% 离子化和 50% 非离子化时的 pH。凡 pKa 值低者,由于其大部分分子处在非解离状态下,易于透过神经膜。利多卡因、丙胺卡因的 pKa 为 7.7,布比卡因、罗哌卡因为 8.1,均较普鲁卡因(8.9)、氯普鲁卡因(9.1)、丁卡因(8.6)为低。局部组织的低pH,也使局麻药起效时间缓慢。增大剂量可以增加阻滞作用时间。

丁卡因毒性大,多用于表面麻醉。普鲁卡因和氯普鲁卡因由于毒性小且弥散性差,常用于局部浸润麻醉。

利多卡因弥散性能好,性质稳定,过敏反应少见,可用于各种局麻。布比卡因为一种长效局麻药,但无表面麻醉作用,运动神经阻滞差,对心脏的毒性较大。罗哌卡因性能与布比卡因近似,但对心脏的毒性较小,且感觉阻滞强于运动阻滞,近年来得到广泛使用。

为了收缩局部血管,延缓局麻药吸收,延长阻滞时间,减少局麻药的毒性反应,在局麻药液中可加用适量的肾上腺素,常用浓度为 1:200 000,一次最大量成人不超过 $200\sim250\mu g$。

(二)局麻药中毒反应及其防治

1.原因

一次用药超过最大剂量,或虽未过量,但患者体质衰弱,对局麻药的耐受性差;局麻药误注入血管或局部血管丰富,局麻药吸收加快致血药浓度升高。

2.临床表现

(1)中枢神经系统:早期有精神症状,如眩晕、耳鸣、多语、烦躁不安或嗜睡,舌唇麻木,眼球震颤;中期常有恶心、呕吐、视物模糊、肌肉震颤或抽搐;晚期全身肌肉痉挛抽搐,严重者昏迷。

(2)循环系统:早期表现为循环兴奋;晚期表现为循环抑制,严重者心力衰竭或心跳停止。血管内误注入布比卡因,可引起心血管虚脱,因其与组织结合较强,治疗效果差。

(3)呼吸系统:胸闷、气短、呼吸困难,惊厥时出现发绀,严重者呼吸停止。

3.紧急处理

(1)立即停止局麻药注入。

(2)早期吸氧,维持呼吸、循环稳定,静脉注射地西泮 5~10mg。

(3)抽搐、惊厥者可静脉注射地西泮或 2.5％硫喷妥钠 3~5mL,如仍不能制止抽搐者可静脉注射肌肉松弛药,气管插管控制呼吸。

(4)生命支持疗法:包括吸氧,扶助呼吸或控制呼吸,输血补液,升压药应用,心肺脑复苏等,同时快速一次性给予 20％脂肪乳 1.5mL/kg(在成人可一次给予100mL),必要时还可继续以 0.25mL/(kg·min)的速度输注 10min。

4.预防

注意局麻药的一次最大用量;特别对老年、小儿和一般情况衰弱者应适当减量;局麻药中加入少量肾上腺素以减慢吸收;麻醉前应用巴比妥类药或地西泮;注药前必须回抽,防止误入血管;主要神经阻滞时应分次和逐渐加量给药。

二、表面麻醉

将渗透作用强的局麻药与局部黏膜接触,使其渗透过黏膜,阻滞浅表神经末梢而产生的无痛状态,称为表面麻醉。常用的有:

1.眼部表面麻醉

患者仰卧,滴入 0.25％～0.5％丁卡因或 1％～2％利多卡因 2~3 滴,滴后嘱患者闭眼,每 2min 滴一次,重复 3~5 次。如用丁卡因,在两次滴药之间滴 1∶1 000肾上腺素 1 滴。作用持续 30min,必要时可重复。

2.鼻腔内表面麻醉

用小块棉片或纱条浸入到麻黄碱中,取出挤干再浸入 2％～4％利多卡因或0.5％～1％丁卡因中,挤去多余局麻液,然后将浸润棉片或纱条填敷于需麻醉部位,3~5min 即可。也可用喷雾器将药物喷入鼻腔。

3.咽喉部及气管内表面麻醉

先令患者尽量张口,当患者深吸气时,用喷雾器对咽喉部喷入2%利多卡因或1%～2%丁卡因3～4次,连续3次,每次间隔2～3min。气管内黏膜麻醉时,可经环甲膜用注射器针头穿刺,当回抽有气时嘱患者屏气,快速注入2%利多卡因或0.5%丁卡因2～4mL,迅速拔除针头,并鼓励患者咳嗽,以利局麻药分布均匀,3～5min后出现局麻作用。气管内注药忌用肾上腺素。

4.尿道表面麻醉

男性患者可用注射器将局麻药或含局麻药的凝胶逆行挤入尿道,然后用龟头夹子挟住阴茎头部,3～5min即可达到表面麻醉作用。女性患者可用细棉棒浸入局麻药后塞入尿道内3～5min。操作应轻柔,一旦黏膜损伤,局麻药吸收极为迅速。

近年来有一种新表面麻醉配方局麻药低共熔合剂(EMLA),即利多卡因和丙胺卡因非离子化碱基乳膏,可透过完整的皮肤,起效时间约1h。多用于儿科以减轻静脉穿刺的疼痛以及一般情况较差患者的植皮。

三、局部浸润麻醉

局部浸润麻醉是指沿手术切口线分层注射局麻药,以阻滞组织中的神经末梢。根据手术时间的长短,选择适当的局麻药:短时效普鲁卡因或氯普鲁卡因,中等时效利多卡因或甲哌卡因,或者长时效布比卡因或罗哌卡因。麻醉时先将局麻药用22G细针在手术切口一端做一皮丘,使皮肤隆起呈现白色橘皮样外观,后沿皮肤切口在皮内做连续皮丘。做新皮丘时,注射针应在前一皮丘内刺入,以减少穿刺时疼痛,然后再经皮丘按层浸润皮下、肌膜、腹膜或胸膜。也可浸润一层切开一层,以延长麻醉时间和减少单位时间内局麻药的剂量。注药时应加压,一边注药一边进针,使其在组织内形成张力性浸润,增强局麻效果,并对周围组织起到水压分离及止血作用。感染及癌肿部位不宜用局部浸润麻醉。

四、静脉局部麻醉

是指在肢体上端结扎止血带后,经静脉注入局麻药,使止血带远端肢体得到麻醉的方法。

常用局麻药:成人上肢0.25%普鲁卡因100～150mL;或0.5%普鲁卡因60～

80mL；或0.5％利多卡因40mL；下肢用量为上肢的1.5~2倍。

操作方法：用静脉套管针穿刺固定后，抬高患肢或以弹力绷带或电动气压驱血带驱血，并在该肢体上端结扎止血带，通过静脉套针在其远端静脉内注入局麻药，3~10min即可产生局麻作用。

为防止出现止血带压迫疼痛，可在肢体上缚两套止血带，先行近端止血带充气，待肢体麻醉后，再充远端止血带（麻醉区），然后放松近端止血带。

如手术时间超过1h，可暂时放松止血带，恢复肢体循环，再次充气并注射1/2首次量的局麻药。

术毕止血带要缓慢间歇放气，以防局麻药涌入全身循环导致中毒反应。

五、神经阻滞麻醉

神经阻滞麻醉是将局麻药注射到神经干周围，暂时地阻断神经传导功能，达到手术无痛的方法。神经阻滞定位有解剖定位、异感定位、神经刺激器定位、放射定位及超声定位等。在过去的几十年里，异感法是神经阻滞中常规采用的方法，之后神经刺激器（PNS）定位技术在一些发达国家已经成为一种常规的麻醉方法，可明显提高周围神经阻滞（如臂丛、腰丛、坐骨神经、股神经、椎旁神经等）的成功率。在PNS应用前，应给患者开放静脉通路，适当镇静，吸氧并建立监测系统。根据电刺激混合神经可引发支配肌群运动反应的原理，将PNS的正极与患者相接，负极连接于特制阻滞针的导线上，将PNS的初始电流设定为1mA，频率1~2Hz。按解剖定位进行穿刺并调整穿刺针的位置，使针头接近欲阻滞的神经，直至该神经所支配的肌群发生有节律的颤搐。随后减少PNS的电流（0.3mA左右）并微调针头直至产生最大幅度的颤搐。说明针尖已接近神经，定位准确，回抽无血，即可注药或置管。

这种方法与传统的寻找异感法比较，其优点在于减少患者的不适，避免术后神经损伤并提高了定位的准确率。

随后，越来越多的研究表明，超声定位用于外周神经阻滞具有优势，尤其是对儿童的神经阻滞以及深部神经阻滞（如坐骨神经阻滞和腰丛阻滞）更具优势。超声定位直视下操作可提高多种区域阻滞技术的质量。在高分辨率超声的辅助下，能清楚地分辨上肢和下肢多个水平的神经结构，有助于改善阻滞质量，减少并发症。直视下操作还能辅助麻醉医师观察局麻药扩散，如果药物扩散不良，可在超声引导下调整穿刺针位置，改善药物分布。

对深部神经阻滞,如坐骨神经或腰丛,联合神经刺激器和超声可能大大提高成功率。另外,对于成片分布的神经丛,如臂丛,联合超声和神经刺激器将有助于快速找到拟阻滞的目标神经,有助于实现选择性阻滞。

随着超声成像技术的发展,近年来,超声技术在外周神经阻滞的应用得以普及,尤其是将超声定位与神经刺激器联合使用时,可减少并发症,定位更准,麻醉效果确切。下面将分别介绍几种常用的神经阻滞方法。

(一)颈神经丛阻滞

1.适应证

颈动脉内膜剥脱术和颈部手术。

2.解剖

颈神经丛由 $C_{1\sim4}$ 脊神经前支组成,每一神经出椎间孔后,越过椎动-静脉在各横突尖端连接成丛。颈丛的分支有浅支和深支,浅支由胸锁乳突肌后缘中点处自深筋膜穿出,向前、向上和向下方分布于颌下和锁骨以上整个颈部、枕项部的皮肤和浅层组织。深支分布于颈深层的肌肉和组织。

3.药物

多用 2% 利多卡因与 0.75% 布比卡因(或 0.3% 丁卡因)等量混合,如无禁忌(如甲亢等)可加 1∶200 000 肾上腺素。

4.阻滞方法

患者去枕仰卧,头偏向对侧。常规消毒,在胸锁乳突肌后缘中点与颈外静脉交叉处,即甲状软骨上缘水平处,摸到第四颈椎横突尖,乳突下方约一横指处摸到第二横突尖,两者之间为第三横突。以长 4~5cm 的 22G 针尖在 C_4 横突处垂直皮肤刺入,然后略向后向下,直达横突骨面,若患者出现异感,则更为准确。然后回吸肯定无血液或脑脊液,注入局麻药 5mL。然后退针到胸锁乳突肌深面,沿其向尖端及脚端注射局麻药共 5mL。同法在第二、第三颈椎横突上注射局麻药各 2~3mL。

另有仅在第四颈椎横突处注药,然后压迫穿刺针下方肌间沟,促使药液向头侧扩散,配合浅支阻滞亦能获满意效果。不可同时作双侧深颈丛阻滞。

5.并发症

颈丛阻滞可引起局麻药中毒、高位硬膜外阻滞、全脊麻、椎动脉血肿等严重并发症。应小心操作,一旦出现,积极处理。另外,颈丛阻滞常出现一过性膈神经阻滞,喉返神经阻滞及 Horner 综合征,多为一过性,术毕多能恢复。

为了避免上述并发症,医生在进行颈丛阻滞时,每侧各用局麻药 12mL,于胸锁乳突肌后缘中点与颈外静脉交叉处作为穿刺点,刺入皮肤后缓慢进针,当遇一穿破肌膜的落空感后,即将局麻药 6mL 注入肌膜下,将针尖拔至皮下,再向乳突、锁骨和颈前方向各浸润注射局麻药 2mL,同样可得到良好的阻滞效果,且不易发生喉返神经麻痹、膈神经麻痹和 Horner 综合征等并发症。

(二)臂丛神经阻滞

1.适应证

肩、臂和肘的手术。

2.解剖

臂丛神经主要由 $C_{5\sim8}$ 及 T_1 脊神经的前支组成。以上各脊神经,从椎间孔穿出,在前、中斜角肌之间形成臂神经丛,行于锁骨下动脉周围,经锁骨后方进入腋窝。臂丛神经乃至颈丛神经自颈椎到腋窝远端一直被椎前筋膜及其延续的筋膜所包绕,臂丛神经处于此连续相通的筋膜间隙中,故从腋鞘注入局麻药,只要有足够的容量,便可一直向上扩散到神经根部。

3.药物

短于 1h 的手术用 2%~3% 的氯普鲁卡因;2h 左右的手术用 1%~1.5% 的利多卡因;超过 3h 的手术,用 2% 利多卡因加 1% 罗哌卡因等量混合液。

4.阻滞方法

(1)肌间沟径路:患者仰卧,患侧肩下垫薄枕,头转向对侧,手臂贴体旁。先让患者抬头,显露胸锁乳突肌的锁骨头,在其后缘可摸到一条小肌肉即前斜角肌,前斜角肌后可摸到一条大小相同的肌肉即中斜角肌,两肌间的凹陷处即前中斜角肌间沟。食指沿沟下摸,在锁骨上窝可触到锁骨下动脉搏动,同时向沟内重压,患者诉手臂麻木或异感,即证实定位无误。从环状软骨向后做一水平线,与肌间沟的交叉点即为穿刺点,如与颈外静脉相交叉,可牵拉皮肤,避开颈外静脉。用 22G 穿刺针垂直刺进皮肤,略向脚端推进,直到在 0.2~0.4mA 的刺激电流下诱发出三角肌、臂肌肉、前臂肌肉收缩反应,回抽无血液或脑脊液,注入局麻药 20~25mL。也可使用超声对肌间沟径路的臂丛神经进行定位,方法是将探头置于环状软骨下 2cm 水平的胸锁乳突肌表面,观察到颈总动脉和颈内静脉后,将探头水平外移,直到看到前中斜角肌间隙内多个圆形或椭圆形区域低回声葡萄样结构,对每一支分支分别阻滞。

此法优点是小剂量局麻药即可使肩及上臂外侧阻滞完善且不会发生气胸,是肩部手术的首选麻醉方法。对尺神经阻滞起效慢,作用有时不完全,故手、前臂尺侧的手术须增大药量(30mL),才能取得好的麻醉效果。常见并发症有 Horner 综合征、膈神经麻痹、喉返神经麻痹和刺破血管等。

（2）锁骨上径路:体位同肌间沟径路。沿前中斜角肌间沟下摸,在肌间沟最低处可摸到锁骨下动脉搏动,紧靠动脉搏动点外侧,持 22G 穿刺针沿中斜角肌前缘向下进针,能体会到刺破臂丛鞘的感觉。再向前进就会出现异感。若无异感可使针稍偏内后,即针刺方向朝对侧足跟,常获异感,回吸无血液、气体或液体即可注入局麻药 20～30mL。此法又称锁骨上血管旁阻滞。超声定位为将探头置于锁骨上窝,冠状斜位切面扫描,识别锁骨下动脉后,臂丛位于其后侧和头侧。

锁骨上径路适用于上臂及肘部手术,位置表浅,定位简单。缺点是血胸、气胸发生率高,连续阻滞时导管不易固定。

（3）锁骨下径路:患者仰卧,麻醉者立于需阻滞的对侧,通常患肢外展 90°,头转向对侧。在锁骨中点下方一横指处进针,与皮肤成 45°角向锁骨下动脉方向（如不能扪及动脉,可向肱骨头方向）进针,出现异感或在 0.2～0.3mA 的刺激电流下诱发出手的肌肉颤搐反应,回抽无血,注入局麻药 20～30mL。超声定位的探头位于三角肌胸大肌间沟外侧做旁矢状切面扫描,可见围绕腋动脉走行的高回声臂丛纤维,有时可清楚分辨外侧束、内侧束和后束。

此法气胸发生率较锁骨上径路为少,可阻滞肌皮神经、腋神经及肋间臂神经。用于肩至手的手术。

（4）喙突下径路:患者仰卧,头偏向对侧,肥胖者可在肩下垫一薄枕,阻滞侧上肢外展 45°,自然悬垂。在锁骨肩峰端下方,肱骨头内侧可摸到一骨性突起,即为喙突。测量喙突至胸廓外侧壁最近距离（通常为第二肋外侧缘）并做一连线,即喙胸线。喙胸距离×0.3+8（mm）即为喙突下进针点,一般相当于三角肌与胸大肌间沟处。与皮肤垂直进针,针尖过于偏向下肢方向易引起气胸,偏向肩峰则往往阻滞不够完全。刺破胸大肌、胸小肌可有两次突破感,当针尖进入胸小肌与肩胛下肌间隙,患者可有异感,且可见针头随动脉搏动而摆动。回吸无气、无血,可注入局麻药 25～30mL。此法易于阻断肋间臂神经,有助于缓解上肢手术中止血带所引起的疼痛,是前臂手术的首选麻醉方法。

（5）腋窝径路:患者仰卧,头偏向对侧,阻滞侧上肢外展 90°,肘屈曲,前臂外旋,手掌贴枕部作行军礼状。取 22G 穿刺针,在腋动脉搏动最高处,穿刺针与动脉成 10°～20°夹角刺进皮肤,缓慢进针,直到出现刺破鞘膜的落空感,松开持针手指,可见针头随动脉搏动而摆动。神经刺激技术的有效指征是在 0.2～0.4mA 的刺激电流下诱发出手的肌肉颤搐反应。回抽无血,即可注入局麻药 30～40mL。超声定位方法是将探头置于胸大肌与肱二头肌交点,探头呈矢状斜位与腋动脉走行垂直,尺神经通常位于最靠近尺侧,桡神经多位于腋动脉下方,正中神经位于腋动脉浅面。待退针至皮下时再注入 2～3mL 局麻药以阻滞肋间臂神经。

此法无气胸及药物注入硬膜外间隙或蛛网膜下腔的顾虑,但局麻药中毒发生率偏高。腋窝径路是手、腕及前臂尺侧部手术的首选。锁骨上径路和肌间沟径路是桡侧手术的首选麻醉方法。

(三)腰丛阻滞

1.适应证

髋部、大腿前面和膝部手术。

2.药物

2%利多卡因和 1%罗哌卡因混合液。

3.阻滞方法

患者侧卧,患侧向上,髋关节屈曲。以两髂嵴最高点做一连线,在此连线中点旁开 4～5cm 处为穿刺点,用 7 号腰麻穿刺针垂直进针,如触到 L_4 横突,调整方向针尖滑过横突上缘,再进针 0.5～1cm,在 0.5～1mA 的刺激电流下诱发出股四头肌颤搐反应,回抽无血,即可注药 25～30mL。超声定位腰丛神经阻滞技术要求较高,需联合使用神经刺激器。先做旁矢状扫描,判断横突间隙和腰大肌位置,然后在背部中线 L_4 水平做轴位扫描,找到棘突,然后侧向移动 3～4cm,可找到脊柱旁区的关节突和横突,获得典型的超声图像。

(四)坐骨神经阻滞

1.适应证

膝、胫骨、踝和足的手术。

2.药物

2%利多卡因和 1%罗哌卡因混合液。

3.阻滞方法

(1)侧卧位坐骨神经阻滞法(坐骨大孔处阻滞):患者侧卧,阻滞侧在上,膝关节屈曲。由股骨大转子与髂后上嵴做一连线,再于连线中点做一垂直线,此垂线与股骨大转子与骶裂孔连线的交点即为穿刺点。取长 8～10cm 的 22G 穿刺针,经皮肤垂直进针直至在 0.2～0.5mA 的刺激电流下诱发腘绳肌、小腿、足或足趾的肌肉颤搐反应。若触到骨质,针可略偏向内侧再向前穿。引出坐骨神经刺激反应后回抽无血,注入局麻药 15～20mL。

(2)平卧位坐骨神经阻滞法(股骨大转子与坐骨结节间阻滞):患者仰卧,髋关节屈 90°并略内收,膝关节屈曲 90°以上。在股骨大转子与坐骨结节连线的中点可摸到凹陷,用 8～10cm 22G 穿刺针经此点刺入,针干与床平行,刺向头侧而略偏内直至在 0.2～0.5mA 的刺激电流下诱发出足或足趾的肌肉颤搐反应。回抽无血,注入局麻药 15～20mL。注药时以手指压迫神经远端以便药液向尖端扩散取得较好效果。

超声定位下的坐骨神经阻滞有骶旁入路、前路、臀下间隙入路、臀横纹肌下入路和腘窝入路等方法,可根据患者的一般情况、手术部位及手术方式选择合适的径路。

(五)肋间神经阻滞

常用于肋间神经痛、带状疱疹及肋骨骨折的治疗。也可作为鉴别疼痛来自腹腔还是腹壁及胸腹部小手术的麻醉。

阻滞时患者侧卧、俯卧或坐位,于肋骨角(背棘肌外缘)或腋后线处,用 4cm 22G 针头自肋骨下缘稍上方垂直进针,到达肋骨骨面,然后将穿刺针沿肋骨面向肋骨下缘移动,使针头滑过肋骨下缘,再进针 0.2～0.3cm 有落空感,患者也可能有异感。嘱患者屏气,回吸无血液或气体后注入局麻药 3～4mL。切忌穿刺过深,以防发生气胸。

(六)胸椎旁神经阻滞

可用于乳房手术,胸部手术或肋骨骨折后的疼痛处理。胸椎旁间隙是位于脊柱两侧的楔形区域,其前壁由前外侧的壁胸膜,内侧的椎体、椎间盘和椎间孔以及后面的肋横突上韧带所构成。椎旁间隙内的脊神经是以小束走行在椎旁脂肪组织内,并且脊神经未被厚筋膜鞘所包裹。因此,脊神经相对容易被注入的麻醉药所阻滞。

患者取坐位或侧卧位,背部后弓,类似于椎管内阻滞所需的体位。穿刺点为对应胸部目标皮区的棘突旁开脊柱中线 2.5cm,垂直进针。在穿刺针触及胸椎横突后,后退穿刺针至皮肤水平,并向上或向下调整穿刺进针方向,以避开胸椎横突。最终目标是穿刺针通过肋横突韧带时的突破感或将穿刺针推进到恰好越过胸椎横突 1cm 处,回抽无血液或脑脊液后每节段注入0.5%罗哌卡因 3～5mL。应注意避免向内侧穿刺进针,因为可导致穿刺针进入蛛网膜下腔导致全脊髓麻醉。

(七)指(趾)间神经阻滞

可用于手指(脚趾)的手术。每指(趾)由指(趾)间腹侧神经及背侧神经各一对支配,神经接近于手指(脚趾)的四角,与骨膜相近。在指(趾)根部背侧做皮丘,在指(趾)两侧各注入1.5%利多卡因 1～2mL。注意局麻药量不宜大,且其中不应含肾上腺素,以免影响指(趾)血运。

（八）骨折血肿内浸润

骨折处的骨膜及软组织均能通过骨折血肿内浸润而获得满意麻醉效果。此法安全简单，通常 5min 起效。操作如下：在骨折处做皮丘，针头刺入血肿（回抽有血），注入不含肾上腺素的 1.5% 利多卡因 10～15mL。注射过快易引起疼痛。缺点为无肌肉松弛作用，用于单纯骨折闭合复位。

第三节　椎管内麻醉

将局麻药注入椎管内的不同腔隙，药物作用于脊神经根，暂时阻滞脊神经的传导，使其所支配的相应区域产生麻醉作用，称为椎管内麻醉。椎管内麻醉包括蛛网膜下腔阻滞和硬脊膜外腔阻滞两种方法，后者也包括骶管阻滞。

一、椎管的解剖与生理

（一）脊椎与脊柱

1.脊椎

脊椎包括椎体、后方的椎弓和由椎弓发出的棘突三部分。椎体的功能是承重，椎弓根及椎板位于椎体后方，呈半环形。其中椎弓与椎体相连接的部分（侧方）称为椎弓根，其余部分（后方）称为椎板。相邻两个脊椎的椎弓根切迹之间围成的孔称为椎间孔，脊神经由此通过。棘突是椎板向后突出延伸部分，颈椎和腰椎的棘突基本呈平行排列，而胸椎（从第 4 到第 12 胸椎）棘突呈叠瓦状排列，棘突与椎体呈锐角。

椎体及与后方半环形的椎弓共同围成椎孔，所有脊椎的椎孔连通在一起形成的骨性管道称为椎管。椎管上起枕骨大孔下达骶骨裂孔。椎管起保护脊髓的作用。骶管位于骶骨（由 5 块骶椎融合而成）中央部分，是椎管内硬脊膜外腔向下的延续，上自第 2 骶椎，下至骶骨裂孔，后者为硬脊膜外腔隙的终止点。

连接棘突尖端的韧带较坚韧，称为棘上韧带。连接棘突间的韧带较疏松，称为棘间韧带。棘间韧带前方在椎板部与黄韧带相接，后方与棘上韧带相连。连接椎板间的是坚韧厚实并富有弹性的黄韧带。在椎管内麻醉穿刺时，穿刺针尖穿过黄韧带时，可有明显的落空感。

2.脊柱及其生理弯曲

脊椎重叠构成了脊柱。它由 7 节颈椎、12 节胸椎、5 节腰椎、5 节骶椎（融合成一块)和 4 节尾椎组成。正常成人脊柱呈 4 个生理弯曲,即颈曲、胸曲、腰曲和骶曲。仰卧位时,正常脊柱的最高点分别位于 L_3 和 C_3,最低点分别位于 T_5 和骶部。有时其生理弯曲度会受某些病理生理因素的影响,如妊娠晚期孕妇腰曲前突增大,脊柱后凸时则后弯曲增大等。生理和病理弯曲对药液在蛛网膜下腔的移动乃至麻醉效果产生重要影响,应综合局麻药液的比重、患者体位等因素注意这个问题。

(二)脊髓

椎管内容纳有脊髓及包裹脊髓的脊膜。脊髓上端从枕骨大孔开始向上与延髓相连,下端在成人一般终止于 L_2 上缘或 L_1,但个体差异较大,约有 10% 终止于 L_2 以下。小儿则终止于 L_3 或 L_4。人类在生长发育过程中,脊椎的生长速度快于脊髓,形成脊神经根在离开脊髓(颈髓以下)后在椎管内向下斜行穿出相应的椎间孔的现象,且愈接近末端愈明显。成人从 L_2 以下至 S_2 之间的蛛网膜下腔只有脊神经根(即马尾神经),其腔隙称为终池。这就是腰椎穿刺时多选择 L_2 以下间隙的原因。

脊髓的脊膜从内到外共分三层,即软脊膜、蛛网膜和硬脊膜。软脊膜覆盖于脊髓表面,与蛛网膜之间形成蛛网膜下腔。蛛网膜与硬脊膜紧贴,两层之间的潜在腔隙称为硬脊膜下腔。硬脊膜与椎管内壁之间构成的腔隙称为硬脊膜外腔。

(三)脊神经

脊神经有 31 对,包括 8 对颈神经、12 对胸神经、5 对腰神经、5 对骶神经和 1 对尾神经。脊神经从脊髓发出后,分别经过蛛网膜下腔和硬脊膜外腔出椎间孔而离开椎管。每条脊神经由前、后根合并而成。前根(腹根)司运动,从脊髓前角发出,由运动神经纤维和交感神经节前传出纤维(骶段为副交感神经纤维)组成。后根(背根)司感觉,从后角发出,由感觉神经纤维和交感神经传入纤维(骶段为副交感神经纤维)组成。各种神经纤维粗细不同,分为无髓鞘和有髓鞘纤维。在相同局麻药浓度下,其阻滞顺序依次为:交感神经血管舒缩神经纤维→冷觉→温觉→温度识别觉→慢(钝)痛→快(锐)痛→触觉→运动→压力觉→本体感觉。即最细的交感和副交感纤维最先受到阻滞,其次是感觉纤维,而运动纤维相对较粗,较迟受到阻滞,且运动神经阻滞持续时间短。在阻滞范围上,运动神经阻滞平面比感觉神经阻滞平面一般低(或少)1~4 节段,而交感神经阻滞平面又比感觉神经阻滞平面高(或多)2~4 节段。

(四)蛛网膜下腔及脑脊液

蛛网膜下腔在蛛网膜与软膜之间,上与小脑延髓池和脑室相通,下端止于 S_2 平面,蛛网膜下腔内含脑脊液。脑脊液主要由侧脑室及第Ⅲ、第Ⅳ脑室的脉络丛分泌。成人脑脊液量为 120~150mL,其中 60~70mL 在脑室,35~40mL 在颅蛛网膜下腔,25~30mL 在脊蛛网膜下腔分布。从 S_2 开始向上计算,每脊椎节段约分布脑脊液 1mL。脑脊液压力正常时,每天生成 12mL 脑脊液。如在人工引流的情况下,分泌速度明显加快,如丢失 20~30mL 脑脊液,在 1h 内即可补足。

正常脑脊液外观无色透明,pH 约 7.4,比重 1.003~1.009,渗透压 292~297mmol/L。脑脊液中含葡萄糖 2.5~4.5mmol/L,蛋白质 0.2~0.45mmol/L,氯化物 120~130mmol/L(以 NaCl 计算)。含糖量是决定脑脊液比重的重要因素,氯化物则对维持渗透压有重要意义。

脑脊液压力:正常成人平卧时不超过 100mmH$_2$O,侧卧时 70~170mmH$_2$O,坐位时达 200~300mmH$_2$O。颅内占位性病变、静脉压上升和 PaCO$_2$ 升高等可使脑脊液压力增高,而脱水和老年患者等压力偏低。

(五)硬脊膜外腔及骶管

1.硬脊膜外腔

硬膜由硬脑膜和硬脊膜两部分组成。颅腔内的硬膜称为硬脑膜,分内层和外层,在静脉窦处两层分开,其他部位两层紧密融合。椎管内的硬膜称为硬脊膜,在枕骨大孔处与枕骨骨膜连着,从此以下分为内外两层,形成间隙。硬脊膜相当于内层及其在枕骨大孔向下延续部分,形成包裹脊髓的硬脊膜囊并终止于 S_2。因此,通常所说的硬脊膜实际上是指硬脊膜的内层,俗称为硬膜。而椎管内壁的骨膜和黄韧带融合形成外层。内外两层之间的腔隙即为硬脊膜外腔(也称硬膜外腔),该腔上方因在枕骨大孔处闭合,故不与颅内相通。可以说,硬膜外腔起于枕骨大孔,终止于骶骨裂孔。

硬脊膜外腔为一潜在腔隙,充满血管、脂肪、淋巴及疏松结缔组织,其中血管以静脉丛为主。硬脊膜外腔后方(背间隙)从背正中或黄韧带至硬脊膜之间的距离上窄下宽,下颈部为 1.5~2mm;中胸部为 3~4mm;腰部以 L_2 间隙最宽,为 5~6mm。成人硬脊膜外腔总容积约 100mL(骶部占 25~30mL)。其容积受诸多因素的影响,如妊娠末期由于腹内压增加使硬脊膜外腔静脉丛怒张或老年人骨质增生等因素使椎间孔变窄均可造成硬脊膜外腔隙的窄小。

硬脊膜包裹着脊髓和脊神经根,在向外延伸中形成神经鞘膜管,后者一般止于椎间孔内。椎间孔内的神经鞘膜远较椎管内的神经鞘膜为薄,易为一定浓度的局麻药所渗入并暂时麻痹脊神经根,这便是关于硬脊膜外腔阻滞作用机制方面获得多数学者支持的椎旁阻滞学说。当然,局麻药可经多种途径产生阻滞作用,经蛛网膜绒毛阻滞以及药物弥散通过硬脊膜进入蛛网膜下腔产生脊麻也可为其作用方式。

关于硬脊膜外腔穿刺时出现负压的机制至今尚无定论,主要归纳为如下几种:①硬脊膜被穿刺针推向前方,间隙增大而产生负压。②胸膜腔内负压通过椎间孔或椎旁静脉系统传递至硬脊膜外腔。③脊柱屈曲使硬脊膜外腔间隙增大产生负压。④穿刺针尖压顶黄韧带,黄韧带弹性回缩时形成负压。颈胸段负压发生率可高达 90% 以上,腰段负压发生率在 50%～80% 不等,而骶管穿刺则不出现负压。妊娠、咳嗽、憋气等可使负压变小,甚至出现正压。

2.骶管

骶管是硬脊膜外腔的终末部分,从 S_2 开始向下渐变窄直至骶骨裂孔,呈三角形。成人骶管容积占硬脊膜外腔的 25%～30%,其间含有疏松结缔组织、脂肪组织和丰富的静脉丛。骶骨裂孔是骶管阻滞的穿刺部位,从尾骨尖沿中线向上摸到骶骨末端呈"V"或"U"形的凹陷处即为骶骨裂孔(成人尾骨尖至骶骨裂孔的距离一般为 4cm 左右,但应注意变异较大),其两侧上方可触及豆大结节为骶角,骶裂孔中心与两髂后上棘相互联线,呈一等边三角形,可作为寻找骶裂孔的参考。应当指出,骶裂孔的解剖变异较大,可偏向一侧,一般成人骶裂孔至硬脊膜囊的长度为4.5cm 左右,但有相当一部分患者的骶裂孔位于 S_4 甚至 S_3,从而缩短了其距离。为避免刺破硬脊膜囊使药物进入蛛网膜下腔,穿刺针切勿超过髂后上棘连线(相当于 S_2)。

(六)脊神经根的体表分布

一般按照从脊髓相应节段发出的脊神经根自上而下分别称为颈段、胸段、腰段和骶段脊神经根。胸段中 T_6 以上为上胸段,T_8 以下为下胸段。蛛网膜下腔阻滞骶段时称为"鞍区"麻醉,硬脊膜外腔阻滞骶段时则为骶管阻滞(麻醉)。结合体表解剖标志便于记忆脊神经在躯干皮肤的支配区域。甲状软骨 C_2;上肢 C_5～T_1;胸骨柄上缘为 T_2;两乳头连线为 T_4;剑突下为 T_6;肋弓下缘为 T_8;平脐为 T_{10};两髂前上棘连线(耻骨联合)为 T_{12};大腿前面为 L_1～L_3;小腿前面和足背为 L_4～L_5;足底、小腿及大腿后面、骶部及会阴部,逐次为 S_1～S_5。

二、蛛网膜下腔阻滞

把局部麻醉药注入蛛网膜下腔,由脊髓发出并经过蛛网膜下腔的脊神经根受到药物阻滞,使脊神经所支配的相应区域产生麻醉作用,称为蛛网膜下腔阻滞,习称脊椎麻醉,简称脊麻或腰麻。

根据脊神经阻滞平面的高低,蛛网膜下腔阻滞可分为:

(1)高平面脊麻:阻滞平面在 T_4 以上。阻滞平面超过 T_2,有发生呼吸和心搏骤停的可能,故已罕用。

(2)中平面脊麻:阻滞平面在 $T_{4\sim10}$。可对呼吸和循环有影响,易于纠正。

(3)低平面脊麻:阻滞平面在 T_{10} 以下。对呼吸和循环基本无影响。

(4)鞍区麻醉:仅骶尾神经被阻滞,适用于肛门、会阴部手术。

(一)适应证与禁忌证

1.适应证

(1)盆腔手术,如阑尾切除术、疝修补术、膀胱手术、子宫及附件手术等。

(2)肛门及会阴手术,如痔切除术、肛瘘切除术等,选用鞍区麻醉更为合理。

(3)下肢手术,如骨折或脱臼复位术、截肢术等。

2.禁忌证

(1)中枢神经系统疾病,如脊髓和(或)脊神经根病变、颅内高压等。

(2)严重高血压、心功能不全,若高血压心脏代偿功能良好,并非绝对禁忌。而高血压并存冠心病,则禁用脊麻。收缩压超过 160mmHg 和(或)舒张压超过 100mmHg,一般应慎用或不用脊麻。

(3)休克、血容量不足,休克患者绝对禁用脊麻。血容量不足会促使麻醉期间低血压的发生。

(4)慢性贫血,可考虑低平面脊麻,禁用中平面以上脊麻。

(5)穿刺部位有感染、全身性严重感染。

(6)有凝血功能障碍或接受抗凝治疗者。

(7)脊椎外伤、脊柱畸形或病变。

(8)老年人,尤其是并存心血管疾病、循环储备功能差者,阻滞平面不宜过高。除鞍区麻醉外,其他种类脊麻应视为禁忌。

(9)精神病、严重神经官能症、不能合作的小儿等患者。

(二)常用局麻药

1.常用局麻药及其剂量、浓度与作用时间

常用的局麻药有丁卡因、布比卡因、利多卡因和罗哌卡因等。为了防止局麻药的毒性作用,应严格按限定剂量给药,不应超过最大剂量。根据麻醉平面高低,患者脊柱长短、病情等因素确定具体用药剂量。从局麻药注入蛛网膜下腔充分显示麻醉作用的这段时间称为脊麻的起效时间。起效时间可因局麻药的种类、溶液的比重以及溶液的配合方式不同而异。一般说来,利多卡因起效时间最短(1～

3min),丁卡因和布比卡因需5～10min。

脊麻持续时间主要取决于药物浓度,也与药物种类和剂量有关。通常浓度高则作用维持时间长,麻醉效果也确实可靠,但应注意过高的浓度可造成神经损害甚或永久性麻痹的不良后果。

2.局麻药液的比重

脊麻用局麻药可配制成重比重、等比重和轻比重 3 种药液,临床上最常用的是重比重液。比重大于脑脊液的局麻药为重比重液;一般 1%丁卡因、生理盐水溶液等与脑脊液比重相等,为等比重液;低于此浓度或低于脑脊液比重的则为轻比重液。利用重比重液下沉,轻比重液上浮的特性,配合体位的变动,可使注入蛛网膜下腔的药物向一定方向和在一定范围内移动。药物比重与脑脊液比重差别愈大,则药液愈易移动。要使局麻药液配成重比重液,可加入 10%葡萄糖注射液。

3.常用蛛网膜下腔阻滞用药的配制方法

(1)丁卡因重比重液:1%丁卡因、10%葡萄糖注射液和 3%麻黄碱各 1mL,即配制成所谓1∶1∶1 溶液。

(2)利多卡因重比重溶液:一次用量 60～100mg,加入 5%或 10%葡萄糖注射液 0.5mL,再加入 0.1%肾上腺素 0.2mL,混匀后即可应用。

(3)布比卡因重比重液:0.5%或 0.75%布比卡因 2mL(分别含布比卡因 10mg或 15mg),加 10%葡萄糖注射液 0.8mL,再加入 0.1%肾上腺素 0.2mL,配成重比重液 3mL。

(三)蛛网膜下腔阻滞麻醉方法

(1)麻醉前用药:常用巴比妥类药,目的是镇静并增强对局麻药的耐受性。也应用抗胆碱药,以抑制椎管内麻醉期间的迷走神经功能亢进作用。

(2)麻醉用具:包括 9 号(20G)或 7 号(22G)腰椎穿刺针(如 24～26G 可同时准备)1～2 根,2mL 和 5mL 注射器各 1 副,5 号(25G)和 7 号(22G)注射针头各 1 枚,消毒钳 1 把,无菌单 4 块或孔巾 1 块,以及药杯、砂轮、棉球、纱布等,包好后高压蒸汽灭菌备用。目前多采用市售的一次性脊椎麻醉穿刺包。同时准备好给氧、人工通气器具及急救药品,以备急用。

(3)体位:一般采用侧卧位,两手抱膝,大腿膝盖贴近腹壁,头向胸部屈曲,使腰背部尽量向后弓曲。背部应平齐手术台边沿,以利于穿刺操作。鞍区麻醉则应采取坐位。

(4)穿刺部位与消毒范围:脊麻穿刺常选 $L_{3\sim4}$ 或 $L_{4\sim5}$ 棘突间隙为穿刺点。两侧髂嵴最高点在背部做连线时与脊柱相交处即相当于 $L_{3\sim4}$ 棘突间隙或 L_4 椎棘突。

消毒范围:上至肩胛下角,下至尾椎,两侧至腋后线。

(5)操作方法:穿刺点用1％~2％利多卡因做皮内(皮丘)、皮下和棘上、棘间韧带逐层浸润。

1)直入穿刺法:固定穿刺点皮肤,穿刺针在棘突间隙中点刺入,注意与患者背部垂直,穿刺针方向应保持水平,针尖略向头侧,缓缓进针并仔细体会各层次阻力变化。针尖穿过黄韧带时,有阻力突然消失的"落空感",继续推进时可有第二次"落空"感,提示已穿破硬脊膜与蛛网膜,进入蛛网膜下腔。

2)侧入穿刺法:也称旁入穿刺法。在棘突间隙中点旁开1.5cm处穿刺,穿刺针向中线倾斜与皮肤成75°角对准棘突间孔方向进针。本穿刺法不经过棘上韧带和棘间韧带层次,经黄韧带、硬脊膜和蛛网膜而到达蛛网膜下腔。适用于韧带钙化的老年人,或棘突间隙不清的肥胖患者等。直入法穿刺未成功时,常改用本法。

针尖进入蛛网膜下腔后,拔出针芯即见有脑脊液流出,如未见流出而又相信已进入蛛网膜下腔时,应考虑有无颅内压过低的情况,可试用压迫颈静脉或让患者屏气、咳嗽等迫使颅内压增高的措施,以促进脑脊液流出。疑有针孔阻塞时,可反复以针芯通透。考虑针头斜口被阻塞时,可转动针芯,或用注射器缓慢抽吸。若仍无脑脊液流出则应调整深度或重新穿刺。

穿刺成功后将盛有局麻药的注射器与穿刺针紧密衔接,用左手固定穿刺针,右手持注射器先轻轻回抽见有脑脊液回流再开始缓慢注射药物,一般于10~30s内注完。注完后再稍加回抽并再次注入。这一方面可证明药物已确实注入蛛网膜下腔内,另一方面也可将或少许残留在注射器内的药液全部注入。一般在注药后5min内即有麻醉现象出现。对双侧脊麻,注完药物后即可平卧。单侧脊麻则利用药液比重仍采取侧卧位。鞍区麻醉注药后保持坐位(重比重药液),至少5min后才能平卧。

(6)阻滞平面的调节:麻醉平面的调节是指将局麻药注入蛛网膜下腔后,要在较短的时间内主动调整或限制阻滞平面在手术所需的范围内。这涉及麻醉的成败和患者的安危,是蛛网膜下腔阻滞操作技术中重要环节之一。

影响阻滞平面的因素很多,局麻药注入蛛网膜下腔后药液在脑脊液中的移动成为主要影响因素。这种移动又受到体位和药液比重的影响。体位的影响主要在麻醉后5~15min内起作用,此期间应注意通过改变体位调节阻滞平面。一旦平面确定之后,则体位的影响较小,但即使超过30min,仍有少数人阻滞平面受体位影响而扩大的可能,必须严密观察。此外,局麻药的剂量、容积,注药速度,针尖斜口方向等均对阻滞平面产生影响。阻滞平面超过T_4很容易出现循环、呼吸的严重扰乱,应予避免。一般以每 5s 注入 1mL 药物为宜,鞍区麻醉坐位推药时可减慢至每 20～30s 注药 1mL,使药液集中于骶部。

另外,因脊柱的 4 个生理弯曲,穿刺部位也影响药液的移动方向。如在 $L_{3～4}$ 或 $L_{4～5}$ 穿刺注药,患者平卧后大部分药液向骶段移动,而在 $L_{2～2}$ 穿刺注药,平卧后药液可向胸段移动。

(四)麻醉中的管理

蛛网膜下腔阻滞所可能引起的一系列生理扰乱程度与阻滞平面密切相关,也与患者的病情等因素有关。因此麻醉中必须严密观察病情变化,加强对呼吸和循环等的管理。

1.血压下降

常由于阻滞平面过高和患者心血管代偿功能较差所致。血压下降程度一般与阻滞神经节段呈正相关。胸腰段交感神经缩血管纤维受到广泛阻滞时可引起血管扩张,外周阻力降低,回心血量和心排血量骤减,以致血压下降。阻滞平面超过 T_4 时心交感神经受到阻滞,迷走神经活动亢进而引起心率减慢。少数患者可发生血压骤然下降,严重者可因脑供血不足引起恶心、呕吐和烦躁不安,甚或意识丧失。

遇有血压下降,在分析其原因时,首先应考虑阻滞平面是否过高,患者心血管代偿状态如何,有无血容量不足或酸中毒等,有血容量不足时处理上应首先补充血容量。

考虑因血管扩张引起血压下降时,应肌肉或静脉给予小剂量的麻黄碱(15～30mg),同时加快输液即可恢复。血压下降明显者,可抬高下肢,以利于增加回心血量,同时配合输液和升压药(如多巴胺 5～10mg 静脉滴注)的使用,多可很快纠正。对心率缓慢者可静脉注射阿托品 0.25～0.5mg。

2.呼吸抑制

阻滞平面过高时(如 T_2)大部分肋间肌麻痹或低血压使呼吸中枢缺氧引起呼吸抑制,表现为胸式呼吸微弱,腹式呼吸增强。严重时患者呼吸困难、潮气量锐减、咳嗽和发音无力,甚至发绀、呼吸停止。此时必须有效给氧,如面罩给氧辅助呼吸。如呼吸停止应立即采取气管内插管控制呼吸,维持循环等抢救措施,直至肋间肌张力恢复,呼吸和循环功能稳定为止。

3.恶心呕吐

诱因有:①阻滞平面过广,血压急骤下降,脑供血锐减,兴奋呕吐中枢。②脊麻后迷走神经功能亢进,胃肠蠕动增加。③手术牵拉内脏。处理:如系血压骤降引起,应用缩血管药、加快输血输液提升血压的同时吸氧。暂停手术,减少对迷走神经的刺激,或施行内脏神经阻滞。亦可考虑使用异丙嗪或氟哌利多等药物镇吐。

(五)麻醉后并发症及其处理

1.头痛

多在麻醉作用消失后 24h 内出现,术后 2～3d 最剧烈,多在 7～14d 消失。其发生原因至今尚不完全清楚。一般认为是脑脊液经穿刺孔外漏,或软脊膜受到刺激使脑脊液吸收增加,脑脊液压力降低所致。因此,选用细穿刺针,减少脑脊液外漏,输入或摄入足够的液体以及脊麻后嘱患者去枕平卧是预防头痛的根本方法。

发现头痛则应持续平卧位,腹部应用加压腹带,硬脊膜外腔注射中分子右旋糖酐 30mL,或 5％葡萄糖注射液或生理盐水 30～40mL。应用肾上腺皮质激素亦有一定疗效。还可口服烟酰胺 100mg,每日 3 次,以增加脑脊液的生成。

2.尿潴留

主要是支配膀胱的骶神经恢复较晚所致,也可由下腹部手术刺激膀胱、会阴和肛门手术后疼痛所造成。患者术后不习惯于在床上卧位排尿也是不可忽视的因素。可改变体位,鼓励患者自行排尿,下腹部热敷也有一定的作用。尿潴留一般多在术后 1～2d 恢复。潴留时间过长,上述措施无效时可考虑导尿。此外也可用针灸进行治疗。

3.下肢瘫痪

为少见的严重并发症,原因尚不清楚,但多认为是药物化学刺激所引起的粘连性蛛网膜炎所造成。一般潜伏期为 1～2d,以运动障碍为主,呈进行性,可向上发展影响呼吸和循环。无特殊疗法,主要为促进神经功能的恢复,可用激素、大剂量维生素 B_1、维生素 B_{12} 配合理疗等。恢复情况视病变严重程度而定,轻者数月,重者数年以上。

4.脑神经麻痹

偶尔发生,以外展神经麻痹多见。术后 2～21d 先出现脑膜刺激症状,继之出现复视和斜视。多认为是穿刺后脑脊液外漏,脑脊液压力降低,脑组织失去脑脊液支持而下沉,使展神经在颞骨岩部伸展或受压所致。一旦发生应对症处理。半数以上在 4 周内自行恢复,个别患者病程长达两年之久。

三、硬脊膜外腔阻滞

将局麻药物注入硬脊膜外腔,阻滞脊神经根,使其支配的区域产生暂时性麻痹,称为硬脊膜外腔阻滞,简称硬膜外阻滞。

硬膜外阻滞可分为连续法和单次法两种。单次法是指穿刺后将预定的局麻药一次注入硬膜外腔进行麻醉的方法。因可控性差,易发生严重并发症或麻醉意外,故已罕用。连续法指通过穿刺针在硬膜外腔隙内置入硬膜外导管,借此导管分次给药,视具体情况随时掌握用药量,使麻醉作用时间得以延续,手术时间不受限制,并发症明显减少。目前临床上主要采用连续硬膜外阻滞。

临床上根据不同的阻滞部位可将硬膜外阻滞分为 4 类。

(1)高位硬膜外阻滞:穿刺部位在 $C_5 \sim T_6$,阻滞颈段及上胸段脊神经,适用于甲状腺、上肢或胸壁手术。

(2)中位硬膜外阻滞:于 $T_{6\sim12}$ 进行穿刺,常用于上、中腹部手术。

(3)低位硬膜外阻滞:穿刺部位在腰段各棘突间隙,用于盆腔及下肢手术。

(4)骶管阻滞:经骶裂孔穿刺,阻滞骶神经,适用于肛门、会阴部手术。

(一)适应证与禁忌证

1.适应证

(1)主要适用于腹部手术,凡适用于蛛网膜下腔阻滞的下腹部及下肢等手术,均可采用硬膜外阻滞。

(2)颈部、上肢和胸部手术也可应用,但应加强对呼吸循环的管理。

2.禁忌证

(1)严重高血压、冠心病、休克及心脏功能代偿不良者。

(2)重度贫血、营养不良者。

(3)穿刺部位有感染者。

(4)脊柱严重畸形或有骨折、骨结核、椎管内肿瘤等。

(5)中枢神经系统疾病。

(二)麻醉准备

1.麻醉前用药

术前应给予地西泮或巴比妥类药,以预防局麻药的不良反应。对高平面阻滞或迷走神经兴奋型患者及其他患者,应常规加用阿托品,以防止心动过缓。

2.硬膜外穿刺用具

包括连续硬膜外(16G 或 18G)穿刺及硬膜外导管各 1 根(两点穿刺需 2 根硬膜外导管)。15G 注射针头(供穿刺皮肤用)1 枚。5mL 和 20mL 注射器各 1 副。5 号(25G)和 7 号(22G)注射针头各 1 枚。50mL 局麻药杯两只。无菌单两块,消毒钳 1 把,纱布数块,棉球数个。将以上物品(硬膜外导管除外)包好进行高压蒸气灭菌消毒备用。硬外导管应用煮沸消毒或 75% 乙醇浸泡消毒 1h 以上,使用时用生理盐水冲洗导管腔及导管壁。近年来国内外厂家已有次性硬膜外穿刺包供应使用。

3.急救用具

硬膜外阻滞时,应有给氧装置、气管内插管器具及其他急救药品,以备紧急情况使用。

(三)穿刺点的选择及体位

(1)穿刺点的选择应以手术切口部位和支配手术范围中的脊神经的棘突间隙为穿刺点。

下列体表解剖标志有助于确定相应棘突的位置:①颈部最明显突起的棘突为C_7棘突。②两侧肩胛冈连线为T_3棘突。③两侧肩胛下角连线为T_7棘突。④两侧髂嵴最高点连线为L_4棘突或$L_{3\sim4}$棘突间隙。

(2)体位分侧卧位和坐位两种,临床上多采用侧卧位,具体要求与蛛网膜下腔阻滞相同。

(四)操作方法

1.穿刺方法

硬脊膜外腔穿刺可分为直入法和侧入法两种。

(1)直入法:在所选定的棘突间隙做一皮丘,再做深层次浸润。硬膜外穿刺针针尖呈勺状,较粗钝,穿过皮肤有困难,可先用15G锐针刺破穿刺点皮肤,再将硬膜外穿刺针沿针眼刺入,缓慢进针。针的刺入位置及到达硬膜外腔的位置必须在脊柱的正中矢状线上,在经过皮肤、皮下组织、棘上韧带、棘间韧带和黄韧带后,即到达硬脊膜外腔。穿透黄韧带有阻力骤减感,提示针尖已进入硬膜外腔。判断针尖在硬膜外腔后,即可通过穿刺针插入硬膜外导管。另外,在穿刺过程中应注意保持针尖斜口与纵行韧带纤维相平行,以免切伤韧带纤维。

(2)侧入法:也称旁入法。对直入法穿刺有困难,如胸椎中下段棘突呈叠瓦状、间隙狭窄、老年人棘上韧带钙化等情况可用侧入法。棘突正中线旁开1～1.5cm处为穿刺点,局麻后,用15G锐针刺破皮肤并沿针眼刺入硬膜外穿刺针,做法同直入法。应垂直刺入并推送穿刺针直抵椎板,然后退针约1cm,再将针干略调向头侧并指向正中线,沿椎板上缘经棘突间孔突破黄韧带进入硬膜外腔。侧入法所经过层次为皮肤、皮下组织、肌肉、部分棘间韧带、黄韧带、硬脊膜外腔,避开了棘上韧带。

2.判断穿刺针进入硬脊膜外腔的方法

(1)阻力骤减:穿刺针抵达黄韧带时,操作者可感到阻力增大,并有韧性感。此时取下针芯,将装有一定空气量(5mL注射器含有2mL左右空气)的滑润注射器与针蒂衔接,推动注射器芯可有回弹感觉,表明针尖已触及黄韧带。此后边徐缓进针边推动注射器芯试探阻力。一旦突破黄韧带,即有阻力骤然减弱或消失的"落空感",此时注射器内空气即被吸入,再推进注射器芯可毫无阻力,表示针尖已进入硬脊膜外腔。应注意针尖位于椎旁疏松组织时,阻力也不大,易误认为是在硬脊膜外腔。鉴别方法:①注入空气时,手感穿刺部位皮下组织肿胀。②置管遇到阻力。

(2)负压试验:穿刺针触及黄韧带时有坚韧感,拔出穿刺针芯,先用空注射器试探阻力,如阻力很大,在针蒂上悬挂一滴局麻药或生理盐水,继续缓慢进针。当针尖突破黄韧带而进入硬脊膜外腔时,可见到悬滴液被吸入,此即为悬滴法负压试验。为便于操作,可将盛有液体的玻璃管与针蒂相接,当针尖进入硬脊膜外腔时,管内液体可被吸入,并可见液柱随呼吸而波动,此谓玻璃管负压测定法。负压现象一般在颈胸段穿刺时比腰段明显。

(3)正压气囊试验:针尖抵达黄韧带后,于针蒂处接一个正压小气囊,穿刺针尖进入硬脊膜外腔时气囊因气体进入硬脊膜外腔而萎瘪。

(4)进一步证实针尖已进入硬脊膜外腔的方法有:①抽吸试验,接上注射器反复轻轻抽吸,无脑脊液被吸出则证明针尖确已在硬脊膜外腔。②气泡外溢试验,接上装有 2mL 生理盐水和 3mL 空气的注射器,快速注入后取下注射器,见针蒂处有气泡外溢则已得到证实。③置管试验,置入导管顺利,提示针尖确在硬脊膜外腔。

3.置管方法

(1)皮肤至硬膜外腔的距离=穿刺针全长(成人穿刺针长 10cm)-针蒂至皮肤的距离。

(2)置管:硬膜外导管进至 10cm 处(与针蒂外缘相对应的刻度)可稍有阻力,此时导管已达针尖斜面,继续徐徐插入 3~5cm,一般至导管 15cm 刻度为止,不宜置管过深。

(3)拔针、调整导管深度、固定导管:应一手拔针,一手固定导管,以防拔针时将导管带出。拔针时切不可随意改变针尖斜口方向,以免斜口切割导管。拔针后,根据刻度及所测得的距离,适宜退出导管,调整导管在硬脊膜外腔的长度,一般以 3~4cm 为宜。置管后,将导管尾端与注射器相接,回吸无回血或脑脊液,注入少许空气或生理盐水无阻力则表明导管通畅,位置正确,即可固定导管。

(4)注意事项:置管遇到阻力需重新置管时,必须将导管连同穿刺针一并拔出,否则有导管被斜口割断的危险。不提倡以导管芯作为引导,导管太软时应更换导管,以防导管在硬膜外腔卷曲盘绕或穿破硬膜外腔进入蛛网膜下腔。置管过程中患者有肢体异感甚或弹跳,提示导管已偏于一侧椎间孔刺激脊神经根,应重新穿刺置管。导管内有血液流出说明导管进入静脉丛,少量出血可用生理盐水冲洗,仍无效时应另换间隙重新穿刺。

(五)常用局麻药及注药方法

1.常用局麻药

(1)利多卡因起效快,潜伏期短(5~12min),穿透弥散能力强,阻滞完善,常用1%~2%溶液,作用持续时间为60~90min。成年人一次最大用量为400mg。

(2)丁卡因常用浓度为0.15%~0.33%,用药后10~15min发挥作用,20min左右麻醉作用完善。作用持续时间为3~4h,成人一次最大用量为60mg。

(3)布比卡因常用浓度为0.5%~0.75%,效能比利多卡因强4倍,用药后4~10min起效,15~30min麻醉作用完全,可维持4~7h,浓度较高方产生肌肉松弛效果。由于布比卡因对心脏的较强毒性作用,成人一次最大用量为100mg。

(4)罗哌卡因常用浓度为0.3%~0.5%,欲使运动神经阻滞完善,可以将浓度提高至0.6%~0.8%。起效和维持时间与布比卡因相当,但对心脏的毒性作用较弱。成人一次最大用量100~150mg。

决定阻滞强度和作用时间的主要因素是局麻药浓度,但浓度过高又易产生局麻药不良反应。因此,应根据穿刺部位高低和手术的不同需求选择适宜的局麻药浓度。一般来说,穿刺部位愈高,其浓度应愈低。如利多卡因用于颈胸部手术时以1%~1.3%为宜。浓度过高加之阻滞平面过广,可引起肋间肌和膈肌麻痹。用于腹部手术时为达到麻痹运动神经进而松弛腹肌的需求,需用1.5%~2%。此外,浓度的选择也与身体状况有关,健壮患者所需的浓度宜偏高,而虚弱或老年患者所需的浓度要偏低。对一般成人,1%利多卡因和0.15%丁卡因混合液,内加1:200 000肾上腺素,可缩短潜伏期而延长作用持续时间,为临床上应用较广泛的配伍方法。小儿用0.8%~1%利多卡因即可取得满意的麻醉效果,亦可满足手术的需求。

(5)局麻药中加用肾上腺素减缓局麻药的吸收速率,延长作用持续时间,并减少其中毒概率是局麻药液中加用肾上腺素的主要目的。一般加入后浓度变为1:200 000,即20mL药液中加入0.1%肾上腺素0.1mL,对高血压患者应免加或仅用1:400 000即可。

2.注药方法

(1)试验剂量:一般注入试验剂量为3~5mL,5min内如无下肢痛觉和运动消失,以及血压下降等体征,则可排除药液误入蛛网膜下腔的可能。如发生全脊麻,应立即进行抢救,维持呼吸和循环功能稳定。另外,注入试验剂量前应常规回吸,观察导管(需透明)和注射器内有无回血。注药后心率增快30次/分以上,持续30s

以上,部分患者尚可有头晕目眩、血压升高等反应时,应考虑为药液注入血管内所引起。如先前已有回血则更能证实导管进入血管内,此时应停止给药,放弃硬膜外阻滞法,改用其他麻醉方法。

(2)诱导剂量:不同神经节段的硬脊膜外腔容积不等,阻滞每一节段所需药量也不尽相同。一般为颈段 1.5mL/节段,胸段 2mL/节段,腰段 2.5mL/节段。根据阻滞平面及手术需求等,以此确定首次诱导剂量(也称初量),一般需 15～20mL(结合药物种类、浓度、一次最大用量等因素确定容量)。在试验剂量用后观察 5～10min,证实无蛛网膜下腔阻滞征象后,则应分 2～3 次并每次间隔 5min 左右注入诱导剂量。用针刺法或温差法试验并判定阻滞平面。

(3)追加维持量:术中患者由无痛转而出现痛感,肌肉由松弛变为紧张,出现内脏牵拉反应如鼓肠、呃逆等,则说明局麻药的阻滞作用开始减退。如循环功能稳定,可追加维持量,一般用量为首次诱导剂量的 1/3～1/2。追加时间依所用局麻药种类不同为 40～90min。以后随手术时间的延长,患者对局麻药的耐受性将降低,应慎重给药。

(六)硬膜外阻滞平面的调节

穿刺部位(相当于注药部位)是影响硬膜外阻滞平面的主要因素,应按手术要求选择适当的穿刺点。其他影响因素如导管的位置和方向、药物容量和注射速度,以及患者体位及全身情况等也不可忽视。

1.导管的位置和方向

导管偏于一侧,易出现单侧阻滞。导管进入椎间孔,则只能阻滞几个脊神经根。导管置向头侧,药液易向头侧扩散;置向尾端,则多向尾侧扩散。

2.药物容量和注药速度

容量越大,阻滞范围越广,反之则阻滞范围越狭窄。一般来说,注药速度稍快,可能有利于加快局麻药的扩散速度,使阻滞范围扩大。但临床实践表明,注药速度过快对扩大阻滞范围的影响有限。

3.体位

一般认为硬膜外腔局麻药液的扩散很少受体位因素的影响,但体位可影响到硬膜外腔的压力,而压力则间接影响局麻药的扩散。如头低位可使腰段硬膜外腔压力降低,药液易于扩散;头高位时腰段硬膜外腔压力增高,药液不易扩散,用药量相对增大。

4.患者情况

老年人硬膜外间隙狭小,椎间孔变窄甚或闭锁,药液易于扩散,阻滞范围扩大,用药量可减少 20%～30%;小儿硬膜外腔也相对窄小,药液易向头侧扩散,用药量也需减少。因此,应遵循分次注射、仔细观察的用药原则。

妊娠末期,因腹内压增高,下腔静脉受压使硬膜外腔静脉丛充盈,间隙变小,药液易于扩散,用药量可减少一半。其他腹内压增高(如肿瘤)、血容量不足、脱水等病理因素均可加速药物扩散,应格外慎重。

(七)硬膜外阻滞的并发症与处理

1.血压下降

多发生于胸段硬膜外阻滞,主要是胸段交感神经受到阻滞引起血管扩张,外周阻力降低,回心血量和心排血量减少,血压下降。同时副交感神经相对亢进引起心率减慢。多于用药后 15～30min 内出现,处理措施:①缩血管药物,一般麻黄碱 15～30mg 静脉注射多可奏效。效果不明显或患者有心率增快时,可用去氧肾上腺素 25～50μg 静脉注射,常可获得满意效果。②加快输液输血,补充血容量。如考虑到血容量不足为主时,则应先迅速补充血容量,再用缩血管药物。兼有水、电解质失衡和酸中毒存在时,必须同时给予纠正。

2.呼吸抑制

一般阻滞平面低于 T_8,对呼吸功能并无影响。颈段及上胸段硬膜外阻滞时,由于肋间肌或膈肌受到不同程度的麻痹,一般阻滞平面超过 T_4,可出现呼吸抑制,呼吸困难甚至呼吸停止。因此,术中必须加强呼吸管理,仔细观察患者的呼吸(频率、潮气量、呼吸类型、分钟通气量、有无发绀等),并做好给氧及人工通气等急救准备。对颈段及胸段硬膜外阻滞患者,无论阻滞平面如何,建议常规合并气管插管给氧吸入,并作辅助通气,才能保证安全,同时应有脉搏血氧饱和度(SpO_2)监测。

3.恶心呕吐

其发生机制及处理原则同蛛网膜下腔阻滞。

4.全脊髓麻醉

硬膜外阻滞时,误将药物注入蛛网膜下腔且未及时察觉或判断失误,可于短时间内出现凶险的全脊麻,导致呼吸停止,血压剧降和神志消失,挽救不及时患者可因严重缺氧而迅速死亡。麻醉医师对此必须保持高度警惕,具有足够的思想认识和急救准备,掌握呼吸管理及心肺脑复苏技术。处理要点以保证呼吸和循环系统的稳定为原则。预防措施:仔细穿刺操作,置管后反复回吸证实无脑脊液,注射试验剂量,注药后严密观察阻滞平面及呼吸循环和神经系统的改变。

5.神经根的损伤

多为穿刺操作不当所致。硬膜外穿刺针较粗,且针尖斜口较宽,操作粗暴,进针过快或针体方向偏斜易损伤神经根,可造成不良后果。穿刺过程中遇有患者诉说电击样疼痛并向单侧肢体放射传导,则不应强行进针,需退针后调整进针方向。最好改用其他麻醉方法,并于术后严密观察肢体的感觉与运动功能,给予维生素 B_2、维生素 B_{12} 等神经营养药物,理疗等治疗措施。

6.硬膜外血肿或脓肿

术前患者凝血机制障碍,穿刺置管又不顺利,易引起硬膜外腔出血并有引发硬膜外血肿的可能。因此,应严格掌握硬膜外阻滞适应证并谨慎操作。硬膜外腔静脉丛在背正中线较两侧为少,力求穿刺针在背正中线(无论是直入法还是侧入法)进入硬脊膜外腔,不要强行置管,可最大限度地减少硬膜外腔出血的并发症。严重的硬膜外腔血肿可引起脊髓压迫症状,特别是老年人硬膜外腔隙窄小,更易引起压迫症状。出现下肢进行性麻痹时,应手术切开清除血肿。此外,硬膜外腔血肿亦可演变为脓肿,不按无菌原则操作,消毒处理穿刺器具不够严格,更易导致硬膜外腔发生感染。术后数日出现背部剧痛和脊髓压迫症状,并进行性加重,一旦确诊,当及时手术引流。

四、骶管阻滞

骶管阻滞是经骶裂孔穿刺,穿刺针抵达骶部硬膜外腔(骶管腔),并注局麻药于该腔以阻滞骶部脊神经,是硬膜外阻滞的一种方法。适用于直肠、肛门及会阴手术,小儿骶管阻滞可代替腰部硬膜外阻滞。

骶管穿刺术:一般取侧卧位或俯卧位。侧卧位时,腰背应尽量向后弓曲,双膝关节屈向腹部。俯卧位时,髋关节下需垫一厚枕,两腿伸开,大脚趾向内、足跟向外旋转,使臀肌松弛,显露并突出骶部。穿刺者位于患者一侧,消毒铺巾后,触及并触认骶裂孔,于骶裂孔中心进行皮内及皮下局部浸润,用 9 号(20G)或 7 号(22G)穿刺针垂直刺进皮肤,当刺到骶尾韧带时有弹韧感,稍作进针穿过骶尾韧带则有阻力消失感。此时,应将针体放平(向尾侧方向倾斜),使针与皮肤成 $30°\sim45°$ 角,继续进针 $1\sim4cm$,即可达到骶管腔。注意针刺深度不得超过髂后上棘连线。接上注射器,抽吸无脑脊液及回血,注射生理盐水或空气无阻力,也无皮肤隆起,则证实针尖确实在骶管腔内,即可注入试验剂量 $3\sim5mL$,观察 $5min$ 后如无蛛网膜下腔阻滞征象,即可全部或分次注入其余药液。

骶管穿刺成败的关键在于是否掌握好穿刺针的方向。针体过度放平,针尖常抵骶管后壁;针体近于垂直,针尖则可触及骶管前壁。遇及阻力时不宜暴力强行进针,应退针少许重新调整针体的倾斜度后再进针。以免引起不必要的剧痛或损伤骶管静脉丛。另外,对手术时间长者也可用硬膜外穿刺针按上述操作方法在骶裂孔穿刺并置硬膜外导管,即为连续骶管阻滞,目前多不主张应用。

由于骶裂孔解剖变异较多,约10%患者有骶裂孔畸形或闭锁,20%患者有骶管解剖学异常,是传统骶管阻滞失败率较高的主要原因。近年有人主张骶管阻滞改良法:嘱患者侧卧,在S_2平面以下先摸清骶裂孔,穿刺针自中线垂直进针,类似于腰部硬膜外阻滞法,一般较易进入骶裂孔。这种改良法失败的概率减少,并发症发生率也相应降低。另外有人主张如对骶裂孔辨认不清或触摸不到骶裂孔时,改为鞍区麻醉效果比较可靠。

骶管内有丰富的静脉丛,抽吸回血时最好改换其他麻醉方法。注药时如下肢或大腿有异感出现,常证实穿刺针确在骶管腔内。同时应注意注药速度不应过快,否则可引起眩晕和头痛等不良反应。

五、脊麻和硬脊膜外麻醉的联合使用

1982年,Coates和Mumtaz报道了于一个节段进行腰-硬联合麻醉(CSEA)的操作方法。先用16G Tuohy穿刺针进行硬膜外腔穿刺,进入硬膜外腔后继用稍长1cm的25~26G脊麻穿刺针,以16G Tuohy针为导针做蛛网膜下腔穿刺,注入脊麻用药,拔出脊麻针,然后放入硬膜外导管,称为单间隙穿刺法(SST)。该法可以减轻疼痛,减少感染及发生血肿的机会。Tuohy针作为脊麻穿刺针的引针,可减少皮肤上的芽孢细菌污染脊麻穿刺针。1995年Steenberge对此技术做了改进,即所谓针套针的方法。

CSEA适用于8岁以上患者,T_7以下平面的外科手术。常用于产科分娩患者,这类患者硬膜外腔的静脉丛充盈致腔隙窄小,故麻醉平面易于升高。另外,产妇的神经纤维对局麻药也较敏感,这也是麻醉效果好的另一原因。产科患者经硬膜外导管注入较低浓度药液,运动神经可以不受阻滞,而不影响产程。

CSEA应用的剂量和试验剂量　一般在施行CSEA后麻醉平面较单独进行脊麻或硬膜外麻醉为宽,因此,在临床实际应用时两者的剂量均减少。应用CSEA时,先按通常注入脊麻剂量后已达到一定的脊麻平面。由于硬膜外导管不慎置入蛛网膜下腔,则通常试验剂量即可引起全脊髓麻醉的严重并发症,应特别注意加以辨别,采取小量分次注药的方法。

　　CSEA 自推广以来,已受到重视和广泛用于临床,尤以产科患者应用较多。其优点是,麻醉起效快,若手术时间延长可以通过硬膜外导管给药延长麻醉时间,而且还可进行手术后镇痛。

第六章　专科麻醉

第一节　口腔颌面部及颈部手术麻醉

一、唇腭裂手术麻醉

(一)外科要点

1.概述

手术矫治是先天性唇腭裂患者恢复正常面部形态和功能的唯一方法,经过手术,其功能和形态都可恢复到正常状态的 90% 以上。随着外科及麻醉技术的发展,主张尽早实施手术,使解剖结构和生理功能恢复更趋正常,从而改善喂养和发声问题。唇裂手术最好的时机是 6～9 月龄,此时患儿有一定抵抗力,门齿已萌出,及时手术还可避免上门齿外突畸形。唇腭裂手术时间可再晚些,因为患儿口腔太小,手术进行困难,一般 12～18 月龄即可手术。

2.其他术式或入路

包括单侧唇裂整复术(下三角瓣法、旋转推进法),双侧唇裂整复术(保留前唇原长、前唇加长),腭裂整复术(腭成形术、咽成型术)。

3.通常的术前诊断

(1)唇裂:单侧唇裂、双侧唇裂、阴性唇裂、唇裂术后畸形。

(2)腭裂:软腭裂、不完全性腭裂、单侧完全性腭裂、双侧完全性腭裂。

(二)患病人群特征

1.年龄范围

口腔颌面部最常见的先天性畸形,主要见于新生儿。

2.发病率

发病率约为 1.5∶1 000,有上升趋势。男女性别之比为 1.5∶1,男性多于女性。

3.病因学

遗传、营养、感染和损伤、内分泌、药物、物理、烟酒。

4.相关状态

(1)合并其他畸形:唇腭裂小儿往往合并多处畸形(多见先天性心脏病),使其对麻醉和手术的耐受力大大降低。

(2)低龄多期手术:现多主张实施早期手术。这类手术尤其腭裂修补术常常十分复杂,需要分阶段施行多期手术才能获得满意效果。

(三)麻醉要点

1.术前准备

除了常规小儿麻醉术前评估,注意有无其他器官的先天性异常,唇腭裂疾病常伴有程度不等的营养不良,常规体检包括体重、胸部 X 线片、化验及心电图检查等。

(1)改善营养:小量多次输血及注射水解蛋白和维生素。白蛋白低下者,可给浓缩蛋白注射液;血红蛋白不足 100g/L,术前应输全血,使其血红蛋白至少提高到 90g/L。

(2)控制气道炎症:详细查体,注意白细胞计数及体温,术前给予抗生素控制炎症。

(3)禁食禁饮:2 岁以上患儿,术前禁食 8h;1～2 岁患儿,术前禁食 6h,术前晚上禁食固体食物;6 个月左右的婴幼儿,禁饮禁食 4h。

(4)手术体位:麻醉后双肩下垫薄枕,使头略后仰,既保持呼吸道通畅,又防止术中出血积于口腔内,便于吸出。

(5)麻醉前用药:阿托品常用量为 0.02mg/kg,其作用可维持 1h,手术时间较长,应静脉追加 0.01mg/kg;苯巴比妥钠的常用量为 2～4mg/kg,6 个月以下唇裂手术小儿不用。

(6)输血输液准备:单纯唇裂或腭裂手术,时间较短,失血少,可以不输血。对唇腭裂一次性修复术,术中或术后应输血。术前血红蛋白 90～100g/L 或更低者,术中应补充全血,血红蛋白正常者可补充血浆。

2.术中麻醉

麻醉技术:小儿唇裂手术一般选择全身麻醉,要求气管内插管;极少数采用基础麻醉加局部麻醉;腭裂手术均选择气管插管全身麻醉。

(1)麻醉诱导与气管内插管

1)诱导方法:麻醉诱导前必须准确预测患儿气管插管的困难程度,正确选择麻醉诱导方法。对估计麻醉诱导后呼吸道容易保持通畅者,或显露声门满意者,一般主张在快速诱导下进行气管内插管;估计插管有较大困难,则应采用保留自主呼吸的插管方法;对于不易确定插管是否顺利者,也可在充分镇静、表面麻醉后试放喉镜暴露声门,如声门显示较好,或会厌显露完好,则可吸氧,静脉注射短效肌松药,在快速诱导下插管。

2)插管径路:唇腭裂手术原则上选择经口气管插管,其优点是经口操作较经鼻简单,损伤小,出血少。腭裂手术小儿插管后,将导管偏于一侧口角,并将导管紧贴颊部固定,对手术基本无干扰。唇裂手术小儿固定导管时,将固定缝线的根部缝在一侧颊部,此处组织活动度小,可避免导管滑脱。

(2)麻醉维持与管理。麻醉维持方法的选择:静脉复合维持或吸入＋静脉复合维持麻醉。

1)非气管内插管的管理:过去认为唇裂手术可以不插管,但临床研究证明此法不安全,麻醉医师不易主动控制气道。对手术失血少、操作时间短、技术熟练者,可谨慎采用。

2)气管内插管的管理:唇腭裂手术小儿,头面及手术野较小,术者往往占据头部,迫使麻醉医师远离患儿监测呼吸。口内手术出血较多,稍不注意,血和分泌物就有可能流入气管内。远距离的观察则难于及时发现误吸和呼吸道梗阻,因此唇腭裂手术原则上应选择气管内插管,插管后将气管套囊充气,如导管无套囊,周围用纱条填塞,确保呼吸道通畅。

3)输液治疗及管理:婴幼儿总体血容量少,手术中失血须严加控制,要精确监测其失血量,并及时补充。同时计算盐、糖及全血的输入比例和总量,防止失血性休克和水、电解质失衡。唇腭裂患儿往往发育、营养欠佳,对失血的代偿能力较差。腭裂手术出血较多,麻醉过程平稳、骨膜剥离迅速可减少出血。控制性降压和肾上腺素外用纱布压迫止血也较常用。

4)麻醉监测:呼吸运动、呼吸音监测;观察口唇黏膜、指甲、耳垂及手术野出血的颜色;脉搏血氧饱和度监测;心脏听诊;无创血压测定;心电图。

(3)注意事项

1)隔离口腔和气道:口腔填塞纱布及用带套囊的气管导管。

2)注意呼吸道通畅:术中麻醉医师远离患儿头部,不能直接进行呼吸管理,应密切观察生命体征及呼吸。

3)预防喉水肿:给予地塞米松,气管导管选择比估计小一号。

4)拔管指征:要求更严格,呼吸通气正常,吞咽咳嗽反射恢复,呼之能应。

（4）麻醉苏醒期处理：拔管后应密切注意患者有无呼吸道梗阻、呕吐误吸、通气不足等异常情况，及时发现，及时处理。对于一些创面大、术时长、术中失血多的患者，恢复期内应积极预防和治疗可能出现的术后低血压、高热、低温、苏醒期延迟、水电及酸碱失衡等并发症。此外，由于这类患者头部被多层敷料包裹，常会产生恐惧、焦虑心理，术后疼痛更会使其躁动不安，容易损坏已修复的组织器官。因此，恢复期内可酌情给予适量的镇静、镇痛药物，对麻醉后患者的苏醒并无不利。

3.术后恢复

（1）并发症：呼吸道梗阻，术后出血，术后穿孔，术后感染，术后继发畸形。

（2）疼痛治疗：术后疼痛轻。吗啡 1～4mg，静脉注射直到舒适为止。

（3）辅助检查：HCT、电解质、发热时查血象、调整血浆渗透压、胸部 X 线片（CXR）、ECG。

二、口腔颌面部肿瘤手术麻醉

（一）外科要点

1.概述

（1）根治性外科与功能性外科：现代社会进步和外科治疗水平的发展，患者对术后生存时间与生存质量的要求较以前有明显提高。许多肿瘤患者不仅需要实施肿瘤根治性手术，而且有必要使肿瘤根治后大面积组织缺损和功能障碍得到一定程度的修复。不管采取何种修复方式，都要尽量达到最佳效果，也就是说功能和外形的最大程度的恢复，以往在修复重建方面强调简单化原则，能用带蒂的不用血管化的，随着外科技术的进步，这个观念应当改变，如果血管化游离组织瓣能够使功能和外形明显优于带蒂组织瓣，应当选择血管化游离组织瓣。

（2）治疗个体化：不同部位、不同患者、不同肿瘤术后造成的组织缺损都是不同的，不但是缺损的大小不同，缺损的形状、组织量也是不同的，针对每例患者的缺损设计个性化的组织瓣进行修复，才能满足口腔颌面部复杂的解剖结构需要，才能更好地恢复口腔颌面部外形和功能。"个体化"医疗的现代理念促进了"个体化"修复外科的发展。

（3）综合治疗与序列治疗：放疗、化疗等其他方法与外科手术合并进行综合治疗。

2.其他术式或入路

（1）根治性手术：囊肿摘除术，肿瘤切除术，根治性切除术，根治性颈淋巴清扫术。

(2)功能性手术:功能性颈淋巴清扫术,皮瓣移植术。

3.通常的术前诊断

(1)口腔颌面部囊肿:软组织囊肿、颌骨囊肿。

(2)良性肿瘤:色素痣、牙龈瘤、纤维瘤、牙源性肿瘤、脉管瘤、神经源性肿瘤、骨源性肿瘤。

(3)恶性肿瘤:癌、软组织肉瘤、骨源性肉瘤、恶性淋巴瘤、恶性黑色素瘤。

(二)患病人群特征

1.年龄范围

40~60岁为主,年龄呈逐渐增长趋势。

2.发病率

恶性肿瘤多发生于男性,男女构成比为2:1。头颈部癌男性11.8/10万,女性8.4/10万。口腔、唾液腺癌男性1.9/10万,女性1.6/10万。

3.病因学

外在因素:物理、化学、生物、营养因素。内在因素:神经精神、内分泌因素、机体免疫状态,遗传、基因突变。

4.相关状态

口腔恶性肿瘤的发病年龄有明显老龄化的趋势,患者多已存在动脉硬化、心脏和外周血管病变,以及慢性阻塞性肺疾病等合并症,对手术麻醉的耐受力显著降低。舌体、舌根、口底、软腭、会厌和颌面部等处肿瘤的占位、组织浸润和粘连固定,可造成气道部分阻塞、通气面罩漏气,喉镜放置困难、声门暴露不佳、视线被阻挡等。当肿瘤侵犯颞下颌关节、翼腭窝、咬肌、颞肌时,可引起张口困难。当肿瘤破坏骨组织时,可造成牙齿松动或病理性颌骨骨折。部分已接受过手术治疗的肿瘤复发患者,前次手术后可遗留口腔、咽喉、颌面部组织缺损、移位及瘢痕粘连挛缩等畸形改变。多次接受放射治疗的患者,还会出现咽喉组织广泛粘连固定等。

(三)麻醉要点

特殊性:张口受限,肿瘤挡住气管导管的径路和暴露声门的视线,血供十分丰富,全身情况差,手术操作、气管插管与呼吸道的管理均应细心严谨。

1.术前准备

除了一般常规的术前准备,应注意以下两个方面:

(1)患者大多是中老年人,可能存在一些术前的内科疾病,需着重了解其器官功能损害的严重程度,并予以适当治疗。恶性肿瘤患者全身状况很差,加上摄食障碍,常出现贫血、营养不良和低蛋白血症,术前应尽可能改善和纠正。

(2)预测气道困难及其程度。

2.术前用药

根据呼吸道阻塞程度,药量酌情减少,有明显呼吸困难者仅用阿托品或东莨菪碱。

3.术中麻醉

麻醉技术:局部麻醉,仅适用于病变范围局限、时间短、操作简单的小手术,其他应全身麻醉。

(1)麻醉诱导与气管内插管

1)诱导方法:麻醉诱导前必须准确预测气管插管的困难程度,正确选择麻醉诱导方法。

2)插管径路:预计有气道困难和病情危重者,原则上均应考虑采用清醒插管。巨大的肿瘤阻碍气道或因手术原因影响术后通气功能,如双侧颈部淋巴清扫术,口底、颌颈部联合根治术等,可在术前或术毕时施行预防性的气管切开术。

(2)麻醉维持与管理

1)麻醉维持方法的选择:静脉复合维持或吸入＋静脉复合维持麻醉。

2)呼吸管理:插管后气管导管固定牢靠,吸净呼吸道分泌物,导管套囊充气;严密观察有无导管扭曲、折叠、滑脱及接口脱落等异常情况,及时发现,及时处理;长时间机械通气应定时做血气分析,以避免缺氧、二氧化碳蓄积和酸碱平衡失调。术中注意失血量并控制性降压。

3)颅内压监测与控制:颅颌面肿瘤根治术常涉及颅脑,将颅内压控制在一个安全范围内以预防脑疝和脑水肿的发生。临床上常采用的降颅内压措施:施行过度通气;输注利尿药如甘露醇等;应用肾上腺皮质激素;实施低温;做脑脊液外引流。

4)控制性降压和低温技术:恶性肿瘤手术创伤大,血液丢失多,手术时间长,采用控制性降压技术能有效地减少手术失血量,避免大出血对患者造成的生命威胁和输注库血带来的种种不良反应。涉及颅脑部的手术,例如巨大的颌面神经纤维瘤、双侧颈内静脉结扎、颈动脉体瘤和颅面扩大根治等手术,较多采用的是实施浅低温(30～34℃)。

5)麻醉监测:视情况在无创监测的基础上使用有创监测手段,包括直接动脉压、中心静脉压、肺动脉压和心排血量等。

6)拔管指征:包括完全清醒,呼吸通气正常,吞咽咳嗽反射恢复,手术部位无活动性出血。口底、颌颈部联合根治手术等,可气管切开或保留气管导管至渡过手术创伤肿胀高峰后拔管。

4.术后恢复

(1)并发症:创口感染,口腔黏膜病变,术后血肿,呼吸道梗阻,气胸,乳糜漏,气栓,神经损伤。

(2)疼痛治疗:术后疼痛轻者吗啡 1~4mg,静脉注射,直到舒适为止。中重度疼痛者可使用非甾体抗炎药、弱阿片类制剂等口服镇痛,效果不佳者可加用术后经静脉镇痛。

(3)辅助检查:HCT、电解质、发热时查血象、调整血浆渗透压、胸部 X 线片(CXR)、ECG。

三、口腔颌面外伤手术麻醉

(一)外科要点

1.概述

随着现代交通技术的飞速发展,因交通事故导致口腔颌面部损伤的病例日益增多。口腔颌面部处于消化道和呼吸道的入口端,邻近颅脑和颈部,解剖位置的特殊性使这一部位损伤的麻醉处理有别于其他部位。颌骨骨折后组织移位致软腭下垂或舌后坠、口咽腔及颈部软组织肿胀或血肿形成、咽喉处血液或分泌物阻塞、破碎组织阻挡等均可造成急性上呼吸道梗阻,若不迅速清理气道,有发生窒息的危险。另外,颌面损伤较易并发颈椎和颅脑损伤。据统计,在颌面损伤患者中,10%伴有颈椎损伤;而在颈椎损伤的患者中,18%伴有颌面损伤。额骨和上面部损伤与颈椎过伸性损伤之间有一定的关联,X 线片易漏诊的部位多发生在 $C_{1\sim2}$ 和 $C_{7\sim8}$ 的位置上。颌面损伤尤其是上颌骨或面中 1/3 部损伤时易并发颅脑损伤,包括颅底骨折、颅内血肿、脑组织挫伤等。

2.其他术式或入路

软组织损伤的清创缝合术,牙齿再植术,牙槽骨骨折复位固定术,颌骨骨折牵引、固定术,颧骨及颧弓骨折复位固定术。

3.通常的术前诊断

(1)软组织损伤:擦伤,挫伤,切割伤,刺伤,挫裂伤,撕裂伤,咬伤及火器伤。

(2)牙和牙槽骨损伤:牙挫伤,牙折断,牙脱位,牙槽突骨折,上、下颌骨骨折,颧骨及颧弓骨折。

(二)患病人群特征

1.年龄范围

20～40 岁为高发年龄段。

2.发病率

男女发病比例约为 3∶1。

3.病因学

交通事故伤占 50％以上,战争所致全身伤中颌面外伤发生率已升至 15％以上。

4.相关状态

在全身伴发伤中,以颅脑损伤最为多见。窒息和出血性休克是颌面部损伤的主要致死原因。伤情特点是直接致死性小,对面容和口腔功能的破坏性大。严重创伤可能继发永久性功能障碍和面部畸形,给患者造成心理损害。

(三)麻醉要点

1.术前准备

此类手术急诊较多,紧急救治的主要步骤是迅速清理气道,维持气道通畅,有必要时先局部麻醉行气管切开插管。

(1)麻醉前用药:根据情况,镇静镇痛药可减量或不给予。

(2)输血输液准备:口腔颌面部血供丰富,损伤后易有较多失血,若伴大面积、严重损伤或有复合外伤时,可因急性大量失血导致低血容量性休克,甚至危及生命。

2.术中麻醉

除轻伤局部麻醉外,必须行气管内麻醉。

(1)麻醉诱导与气管内插管

1)诱导方法:误吸风险极大,颌骨骨折或软组织损伤后还可影响患者的张口及提颌功能,给麻醉诱导时面罩通气及气管插管操作带来困难,所以宜行清醒插管或慢诱导插管。

2)插管径路:依伤情而定,多合并颈椎损伤,避免插管时加重损伤。

(2)麻醉维持与管理

1)麻醉维持方法的选择:静脉复合维持或吸入＋静脉复合维持麻醉。

2)减少术中失血:控制性降压,局部降温,暂时间断性阻断手术侧颈外动脉,尽量缩短手术时间,术中适当应用止血药。

(3)拔管指征:完全清醒,呼吸通气正常,吞咽咳嗽反射恢复,呼之能应。

(4)麻醉苏醒期处理:拔管后应密切注意患者有无呼吸道梗阻、呕吐误吸、通气不足等异常情况,依情况止吐、镇痛。

3.术后恢复

(1)并发症:血肿、感染、呼吸道梗阻。

(2)疼痛治疗:术后轻中度疼痛,吗啡 1～4mg,静脉注射,直到舒适为止。

(3)辅助检查:HCT、电解质、发热时查血象、调整血浆渗透压、胸部 X 线片(CXR)、ECG。

四、颞颌关节病变手术麻醉

(一)外科要点

1.概述

随着外科技术的发展,颞颌关节手术范围逐渐扩大,除了颞颌关节本身病变手术外同时用正颌技术一次矫正颌面畸形,以达到同时恢复张口功能和矫正颜面的目的。关节镜的出现,使颞颌关节疾病的诊断和治疗有了突飞猛进的发展,增加了手术适应证的人群。

2.其他术式或入路

传统手术,颞下颌关节镜手术。

3.通常的术前诊断

颞下颌关节紊乱病,颞下颌关节脱位,颞下颌关节强直。

(二)患病人群特征

因不是单一疾病,故无法详述,下面以颞下颌关节紊乱病为例。

1.年龄范围

20～30 岁青壮年为高发年龄段。

2.发病率

发病率较高,国外统计资料为 28%～88%,男女无差别。但患病率、就诊率女性明显高于男性。

3.病因学

心理社会因素,颌因素,免疫因素,关节负荷过重,关节解剖因素,其他因素。

4.相关状态

本病主要有 3 个临床特征:①下颌运动异常;②疼痛;③弹响和杂音。常常伴随其他症状,如各种耳症、眼症,以及吞咽困难、言语困难、慢性全身疲劳等。其中伴有耳症的较多,包括耳闷、听力下降、耳鸣等。

(三)麻醉要点

1.术前准备

常规术前准备,估计气管插管困难程度。

2.麻醉前用药

颞颌关节疾病多存在关节僵直,严重者可出现睡眠呼吸暂停综合征,通常术前禁用或慎用镇静镇痛药。

3.术中麻醉

麻醉技术:关节镜手术可采用局部麻醉加强化,其他应采用全身麻醉。

(1)麻醉诱导与气管内插管

诱导方法:麻醉诱导前必须准确预测气管插管的困难程度,正确选择麻醉诱导方法。真性关节强直清醒插管,肌性关节强直可行快速诱导插管,通常经鼻插管。

(2)麻醉维持与管理

1)麻醉维持方法的选择:静脉复合维持或吸入+静脉复合维持麻醉。

2)神经系统的监测和管理:术中经常使用骨凿等工具,若使用不当可造成颅内组织损伤或出血,加强围术期神经系统的检测可早发现、早治疗。

3)拔管指征:要求更严格,呼吸通气正常,吞咽咳嗽反射恢复,呼之能应。

(3)麻醉苏醒期处理:拔管后应密切注意患者有无呼吸道梗阻、呕吐误吸、通气不足等异常情况,及时发现、及时处理。

4.术后恢复

(1)并发症:咬合不稳定,感染,疼痛,血肿。

(2)疼痛治疗:术后疼痛轻,吗啡 1～4mg,静脉注射,直到舒适为止。

(3)辅助检查:HCT、电解质、发热时查血象、调整血浆渗透压、胸部 X 线片(CXR)、ECG。

五、颈部手术麻醉

(一)外科要点

1.概述

颈部手术主要包括颈部肿瘤、甲状腺和甲状旁腺疾病、颈部淋巴结、先天性畸形、外伤等手术。这些手术部位主要在颈前方,虽然手术范围不太广泛,但因毗邻气管、颈部大血管和神经,手术刺激或手术不当,则可出现大出血、休克、空气栓塞或反射性循环功能紊乱。手术操作若损伤喉返神经则可造成声音嘶哑,甚至呼吸困难。

2.其他术式或入路

颈部一般手术,颈部血管手术,颈部外伤手术,颈部巨大肿块手术。

3.通常的术前诊断

颈部肿瘤,甲状腺和甲状旁腺疾病,颈部淋巴结疾病,颈部先天性畸形,颈部外伤。

(二)麻醉要点

1.术前准备

除常规麻醉、术前检查治疗外,应做颈胸部正侧位 X 线片及 CT 检查,了解气管受压移位情况、管腔狭窄大小和部位,心肺有无异常;了解有无气管软化,常规检查电解质、心电图、肺功能、血气分析等;声音嘶哑者应做间接喉镜检查,了解声带情况。

2.术前用药

已有气道压迫或呼吸困难者,镇静或镇痛药减量或不用;甲状腺功能亢进患者不用阿托品。

3.术中麻醉

麻醉技术:①局部浸润或神经阻滞麻醉病变较局限并为良性,且手术范围小,同时患者较合作,可选择局部浸润麻醉或颈浅丛神经阻滞。对一些疾病性质未定,需先行局部切除,待病理检查结果确定后再决定手术方式者,可以先行颈深丛神经阻滞或颈部硬膜外阻滞($C_{6\sim7}$ 或 $C_7\sim T_1$ 棘突间隙),如果确需行根治性手术,或手术范围较大,而上述麻醉方法不能满足手术需要,则可临时改气管内全身麻醉。②全身麻醉:术前病变伴有呼吸道压迫症状或手术体位患者难以耐受、患者高度紧张或手术范围广、手术操作可能引起气胸者,则应选择气管内全身麻醉。对疑有插管困难者或气道压迫症状存在者则应考虑清醒气管内插管,而后者最好选用管壁带金属环的气管导管。

(1)麻醉诱导与气管内插管

1)诱导方法:无呼吸困难,无气道压迫者,可快速诱导气管插管;有气道压迫或呼吸困难者,气道管腔内径已变窄,清醒插管。

2)插管径路:尽量经口明视插管,困难者则经口盲探或经鼻气管内插管。

3)导管粗细及长度:根据 X 线片气道受压的程度决定,一般用小 1 号的气管导管,导管要通过狭窄区之下 1~2cm。

（2）麻醉维持与管理

1）麻醉维持方法的选择：静脉复合维持或吸入＋静脉复合维持麻醉，无呼吸困难和气道受压，可应用各种麻醉药；有气道梗阻或肺部有炎症者，可用对气道黏膜刺激性小的吸入麻醉药或静脉药。

2）麻醉管理：重点保持呼吸道通畅，麻醉期间应密切监测患者生命体征。颈部重大手术，可造成胸膜破裂，出现大出血或迷走神经反射性血压下降，心律失常或心搏骤停，需暂停手术，积极抢救和处理。

3）气管拔管：拔除气管导管时应重点防止由于气管壁软化发生气管塌陷或手术损伤喉返神经而出现窒息。对怀疑气管软化者，可做预防性气管造口术，或首先将气管导管退至声门下，然后仔细观察患者是否有呼吸道梗阻，如果出现气管塌陷症状则立即将导管重新插入气管内。

4.颈部常见手术的麻醉

（1）颈部一般手术的麻醉：如果病变部位较浅，手术范围小，则可选择局部浸润麻醉或颈丛神经阻滞，如果手术范围较广或患者不合作，则应选择气管内全身麻醉。

1）颈部囊肿和瘘管手术：均为先天性疾病，患者多为小儿，故常选用气管内全身麻醉。

2）斜颈及颈肋手术：斜颈及颈肋均为先天性畸形，前者一般主张1周岁左右松弛紧张纤维化的胸锁乳突肌。麻醉方法可选用静脉麻醉，但应保持呼吸道通畅，或选用气管内全身麻醉。

3）颈部淋巴结手术：位置较表浅，可选择局部浸润麻醉或颈丛神经阻滞。如果病变部位较深或手术范围较广，则需选择气管内全身麻醉。

（2）颈部血管手术的麻醉

1）颈动脉内膜剥脱术：患者同时存在其他疾病，术前应仔细访视患者，准确评估重要器官，如心、肾、脑等器官功能。麻醉可选择局部麻醉或全身麻醉。手术期间除常规监测，包括有创动脉和中心静脉压监测外，应重点监测脑血流灌注，术中也可采取一些措施加强脑保护，并可通过监测脑电图（BIS）或皮质诱发电位变化而判断有无神经功能缺陷。并发症包括：压力感受器功能紊乱所致的动脉血压异常；颈动脉体功能紊乱；心肌梗死；神经功能缺陷和神经功能障碍。

2）颈动脉瘤切除术：麻醉前应着重了解如下几个方面，动脉瘤是否压迫气管，是否伴有呼吸道梗阻及呼吸困难；是否有晕厥、失语、偏瘫等脑缺血症状与体征；颅内侧支循环的血液供应状况。麻醉方法应依患者病情、病变部位及手术范围而定，颈外动脉瘤可选用局部麻醉,而颈内或颈总动脉瘤则选择气管内全身麻醉。应该强调的是:麻醉诱导、维持及清醒期应力求血流动力学平稳;阻断颈总动脉之前应实施控制性降压,减少术中出血及预防发生意外;必要时可考虑实施头部或全身物理降温,降低脑氧耗和脑代谢,预防或减轻各种意外所致的脑损害。

(3)颈部外伤手术的麻醉:可发生大出血、空气栓塞、误吸而窒息,以致危及生命。对于在局部麻醉下行气管造口术的患者,麻醉医师应重点保持呼吸道通畅,必要时行气管插管术,同时纠正并维持循环功能的稳定。若需行动脉修补术或血管移植术,则需实施气管内麻醉,手术期间尽量维持血流动力学稳定,有条件者应施行有创动脉及静脉压监测,同时监测脑血流量。

(4)颈部巨大肿块手术的麻醉:颈前部巨大肿块常压迫周围邻近的组织器官,如气管、食管、动脉、静脉及喉返神经等。气管壁长期受压而软化,在全身麻醉快速诱导后或术后可因气管塌陷而出现窒息。访视患者时,可将患者置于甲状腺手术体位,即颈部垫高,头过度后仰平卧位,观察有无呼吸困难及憋气。根据所了解患者情况和颈段气管 X 线片,选择适当的气管导管(最好是带金属螺旋环的气管导管)、麻醉药物及麻醉用具(如喷雾器、喉气管麻醉管、纤维支气管镜等)。

5.术后恢复

(1)并发症:切口感染,血肿,呼吸困难,声音嘶哑。

(2)疼痛治疗:术后疼痛轻。吗啡 1～4mg,静脉注射,直到舒适为止。

(3)辅助检查:HCT、电解质、发热时查血象、调整血浆渗透压、胸部 X 线片(CXR)、ECG。

第二节　眼科手术麻醉

一、眼球破裂或撕裂后的修复麻醉

(一)外科要点

1.概述

眼球破裂包括角膜或巩膜的撕裂,可为钝性挫伤、贯通伤、撕裂伤。外科治疗的首要目标是替换突出的眼球内容物,缝合缺口并除去所有异物。在结膜做 360°开口,分离每根眼外肌,充分检查整个巩膜表面,分别缝合撕裂的角膜、巩膜,缝合前绝不可做咽鼓管充气检查,以防眼内压升高引起眼球内容物膨出。

2.术式或入路

眼球恢复完整后,可以进行其他相关损伤的修复,包括结膜撕裂的修复,眼外肌损伤及撕脱,视网膜脱落或治疗外伤性白内障。

3.通常的术前诊断

眼球破裂。

(二)患病人群特征

1.年龄

通常小于 40 岁。

2.性别

男女发病比例为 9∶1。

3.病因

工作或运动相关性损伤,运动意外事故。

4.相关因素

中毒,眼窝外伤,头外伤。

(三)麻醉要点

1.术前准备

常规术前准备,另外注意:外伤者往往是健康人群并且具有饱胃、眼内压 2 度以上升高的特点,多因损伤、哭泣、搏斗所致。饱胃考虑,如损伤发生在最近一次进餐的 8h 内,伤口引起的疼痛和不适会减慢胃排空故相当数量的患者会出现腹胀现象。目标在于通过降低胃内容量及酸度减少吸入性肺炎的风险,可尽早使用甲氧氯普胺(10~20mg,静脉注射)、抗酸药及 H_2 受体拮抗药(雷尼替丁 50mg,静脉注射)。

2.术中麻醉

(1)麻醉技术:全身麻醉。因眼内压上升与开放性眼损伤及区域阻滞有关,故球后局部麻醉为禁忌。另外对于无法配合的患者、复杂手术、复合创伤或术前合并基础疾病的老年患者全身麻醉更加适宜。

1)诱导:力求快速、平稳,避免呛咳、屏气等动作造成的眼内压升高或反流、误吸。①充分给氧,避免面罩给氧时压迫眼球。②咪达唑仑、芬太尼、硫喷妥钠、异丙酚,药效明确且可降低眼内压。肌松药物尽量选择非去极化肌松药,如维库溴铵、阿曲库铵或罗库溴铵,琥珀胆碱起效迅速虽然可以为插管创造良好机会,但因其可短暂升高眼内压,故应酌情使用。

2)维持:常规维持,保持适宜麻醉深度。

3)苏醒:拔管前麻醉深度不宜过浅,以免吸痰及拔管操作引起剧烈呛咳而造成眼内压升高。可于手术结束前 30min 给予甲氧氯普胺或格雷司琼预防术后恶心、呕吐。

(2)血液和液体需要量:NS/LR 5～10mL/(kg·h)温暖液体。

(3)监测:常规监测,注意肌松效果,术中追加肌松药物避免患者体动。

(4)体位:受力点加垫。

(5)并发症:眼内容物凸出合并眼内压升高,胃内容物吸入。

3.术后恢复

(1)并发症:术后恶心、呕吐;角膜磨损;吸入性肺炎;畏光;复视;视网膜病。

(2)疼痛管理:常规术后疼痛处理。

(3)辅助检查:HCT、电解质、发热时查血象、调整血浆渗透压、胸部 X 线片(CXR)、ECG。

二、MAC 条件下眼科手术的麻醉解析

1.概述

眼科手术的局部麻醉患者处于清醒状态,精神多高度紧张,可使血压升高、心率加快、肌紧张度上升、疼痛加剧,术中牵拉眼外肌、眼球,可诱发眼心反射,出现心动过缓、房性或室性心律失常,严重时可导致患者心率骤降,甚至心搏骤停,若未及时发现将危及患者生命。目前美国麻醉医师协会对 MAC(监控下麻醉护理)的定义是:MAC 麻醉是指一些局部麻醉,或根本不需要麻醉的情况下,需要专业麻醉医师提供的特殊服务,监护控制患者的生命体征,并根据需要适当给予麻醉药物或其他治疗方法。其目的是使患者在接受手术时消除焦虑或恐惧情绪,减轻疼痛或其他不适刺激,使其较好地配合手术并提高围术期的安全性和舒适性。

2.术前准备

MAC 患者的评估与准备。

与其他麻醉一样,术前评估包括诊断并发疾病、风险评估、优化治疗和制订个体化麻醉方案。通过对既往史的了解和基本体格检查,对各系统危险因素进行评估,尤其应对患者气道进行正确评估,维持麻醉期间的呼吸通畅。通过告知 MAC 技术的利弊、局限性及可以替代的其他麻醉方法消除患者的顾虑和紧张情绪,并告知接受 MAC 的患者术前 6～8h 禁食,2～3h 禁水。

3.术中麻醉

(1)麻醉技术:典型的局部麻醉由眼科医生进行。0.5%丁卡因,配以 2%利多

卡因。表面麻醉,上直肌鞘浸润麻醉,结膜下注射,球前、球后阻滞,球周阻滞。

(2)血液及液体需要量:NS/LR 1.5～3mL/(kg·h)。

(3)常规监测:保持术中与患者交流(避免引起头部移动),注意语言反应。

(4)体位:受力点加垫,对侧眼保护。

(5)并发症

1)心律失常,尤其心率减慢:继发牵引,使眼及眼周处于斜视状态。

2)血压升高:继发焦虑、疼痛,适当镇痛、控制血压。

3)球后出血:绷带压力包裹,停止手术。

4)球穿孔:如果用针进行常不需要修复。

5)局部麻醉继发抽搐:同局部麻醉药中毒反应处理。

6)呼吸停止:继发蛛网膜下腔注射,处理CPR。

7)血压下降:多因牵拉所致,停止操作,使用阿托品。

4.术后恢复

(1)并发症:心肌缺血、角膜磨损、畏光、N/V、复视。

(2)疼痛治疗:对乙酰氨基酚325～1 000mg,口服。

三、白内障摘除和眼内晶状体置入麻醉

(一)外科要点

1.概述

白内障是世界上主要的可治性失明疾病,定为不透明的晶状体。白内障有先天性白内障和后天性白内障两大类。最常见的为老年性白内障,发病年龄多在50岁左右,是晶状体退行性改变所致,双眼可先后发病或同时发病。由于眼外伤导致晶状体浑浊称为外伤性白内障。另外糖尿病,眼内的炎症、出血等疾病可导致并发性白内障。

天然的晶体具有一个囊袋,即晶状体囊,按照手术摘除时晶体核与囊袋的关系,分为囊内摘除和囊外摘除,大多数白内障手术通过囊外技术完成。在摘除浑浊的晶体后,往往还要放入一个人工晶体,人工晶体的位置可以放置在前房或者后房,在后房又可以在囊内或者囊外。放置人工晶体除了可以恢复视力,还可以恢复眼内的解剖关系,防止前部玻璃体的脱出,如果前部玻璃体从玻璃体腔内脱出到前房和角膜或者虹膜组织相粘连,可能会对视网膜造成牵拉。

(1)白内障囊外摘除术(ECCE):开关式截囊,娩出晶体。

（2）超声乳化晶体摘除术（Phaco）：白内障超声乳化技术是显微手术的重大成果，目前在发达国家已普及，我国自 1992 年开始引进并推广。进行手术时，在术眼角膜或巩膜的小切口处伸入超乳探头将浑浊的晶状体和皮质击碎为乳糜状后，借助抽吸灌注系统将乳糜状物吸出，同时保持前房充盈，然后置入人工晶体，使患者重见光明。超声乳化技术真正实现了切口小，无痛苦，手术时间短，不需住院，快速复明的手术理想。

2.其他术式或入路

白内障囊内摘出术（ICCE）：这类手术通常由于韧带老化，晶状体中心破裂往往需要大切口切开角巩膜缘，进入后用冷冻头冻住晶体，向外牵拉造成悬韧带的断裂，娩出晶体。

3.通常的术前诊断

白内障。

（二）患病人群特征

1.年龄

范围可从 3 个月至 75 岁。

2.性别

男女发病从例为 1∶1。

3.病因

可为先天性、代谢性、创伤性、老年性、药物诱发（类固醇）。

4.相关状态

老年性全身疾病、心血管疾病、糖尿病、HTN。

四、斜视手术麻醉

（一）外科要点

1.概述

斜视是指两眼不能同时注视目标，属眼外肌疾病。可分为共同性斜视和麻痹性斜视两大类。前者以眼位偏向颞侧，眼球无运动障碍，无复视为主要临床特征；麻痹性斜视则有眼球运动受限、复视，并伴眩晕、恶心、步态不稳等全身症状。斜视的发生率占人群总数的 3%～5%，斜视手术是最常见的小儿眼科手术。现认为斜视患者接受手术的年龄越早越好。

外科手术经常通过下面两种方法中的一种来实施：在角膜和结膜连接处的角

膜缘切口,可在任何一边肌肉的象限中行放射状的松弛切口;穹窿或穹窿顶开口,在肌肉旁边的象限中远离角膜缘 8mm,取穹窿处的切口,术后立即体现出舒适和美观的良好效果。

2.其他术式或入路

非常合作的稍大的儿童,可以使用可调节变更的缝合技术。包括暂时的固定肌肉,但不是最终使之瘫痪直至患者苏醒。一旦患者苏醒重新采取措施,使肌肉固定在最佳位置,以便正确调节眼球,然后牢固安全地固定。调节可在手术当天或第 2 天进行。可校正的斜视手术,可理想地降低再次手术的频率,通过减轻不理想的早期矫正不足或过度矫正,增加手术的成功概率。

3.通常的术前诊断

斜视。

(二)患病人群特征

1.年龄

小儿(最常见)。

2.性别

男女发病比例为 1∶1。

3.发病率

较低。

4.病因

常为先天性,由创伤所致的肌肉瘫痪、炎性、肿瘤和(或)缺血;继发于甲状腺疾病的限制性斜视、纤维化综合征或巩膜弯曲或聚集。

5.相关状态

早产儿、小龄妊娠妇女的新生儿发病率高,这些患者常常存在明确的斜视家族史、颅缝早闭综合征或相关的中枢神经系统疾病。

(三)麻醉要点

1.术前准备

尽管大多数患者健康,但是斜视的患儿中可能合并其他先天性疾病,如脑瘫、脑膜水肿。另外实施此类手术的麻醉需注意以下问题:①斜视手术中牵拉眼肌,特别是内直肌时易引起眼心反射,术中应监测心电图,密切观察,及时给予阿托品缓解,并提示术者暂停操作。②恶性高热,如术中出现心动过速、呼吸频率加快、呼气末 CO_2 分压增高,但不能用麻醉过浅解释者,应测量体温,对于体温上升迅速,

15min 内增高 0.5℃以上者,必须警惕恶性高热。③眼肌手术后恶心、呕吐发生率高,是由于眼胃反射所致,可予氟哌啶醇和甲氧氯普胺等加以预防。

2.术中麻醉

(1)麻醉技术:成人可局部麻醉,合作较好的大龄儿童可在 MAC 条件下进行,小儿则需要全身麻醉。气管内插管、喉罩通气均可,静吸复合或全凭静脉麻醉均可。

1)诱导:遵循标准儿科诱导方案。

2)维持:常规维持,保持适宜麻醉深度。

3)苏醒:拔管前麻醉深度不宜过浅,以免吸痰及拔管操作引起剧烈呛咳而造成眼内压升高。可于手术结束前 30min 给予甲氧氯普胺或格拉司琼预防术后恶心、呕吐。

(2)血液及液体需要量:NS/LR 替换计算失液量和维持需要量。

(3)监测:常规监测,保持术中与患者交流(避免引起头部移动),注意语言反应;监测体温。

(4)体位:仰卧位。

(5)并发症

1)眼心反射/眼呼吸反射:眼球外肌的收缩能引起迷走神经对心率减慢的调节、心室率或室上性心律失常,除此之外,能出现抑制自主呼吸,使用七氟醚麻醉可显著减少以上两种并发症。一旦术中出现眼心反射/眼呼吸反射,给予阿托品缓解,并提示术者暂停操作。

2)恶性高热:难以解释的呼气末二氧化碳浓度 C($ETCO_2$)升高,肌肉僵硬、痉挛,温度升高(晚期表现)考虑恶性高热。立即停止麻醉和改变麻醉剂量,尽可能停止手术,给患者吸入 100% 纯氧,给予静脉注射丹曲林,同时给予患者降温,并纠酸、控制高血钾。

3)意外脱管:手术复位或手术大单的移动可能导致意外脱管,应将导管牢固固定,麻醉医师密切注意。

3.术后恢复

(1)并发症:恶心、呕吐、恶性高热。

(2)疼痛治疗:术后疼痛轻,通常非麻醉性镇痛药或可待因口服可缓解。

五、小梁切除术麻醉

（一）外科要点

1.概述

青光眼是以渐进性眼内压（IOP）增高压迫视神经，造成视神经紊乱为特征的眼部疾病，该病是眼科急诊之一，如不及时治疗，视野可以全部丧失而致失明。青光眼是导致人类失明的三大致盲眼病之一，总人群发病率为 1%，45 岁以后为 2%。眼内压增高是最为严重的危险因素。当药物治疗无效时，小梁切除术是减轻 IOP的最普遍的外科手术。在小梁切除术中，在前房与结膜下共同创建一瘘管，使房水流向引流管。首先在结膜上做切口，显露下面的巩膜，在巩膜层边缘固定一定厚度（4～5mm）巩膜，即可完成。由于瘢痕是引起手术失败的最常见原因，代谢产物抑制药，如氟尿嘧啶-C 或氟尿嘧啶经常用于手术部位来减慢或阻止纤维原细胞增殖。然后在前房做一切口，直到巩膜底层并通过重新移来一块 1mm×4mm 的角膜、巩膜组织来修复切除的巩膜。为阻止虹膜进入瘘管和确保前房角关闭，可实施虹膜切除，用 10-0 尼龙线缝合巩膜层。关闭前，避免咳嗽、反抗或者咽鼓管充气等检查手法，这些都可能引起超急性的出血或眼内容物的脱出。然后用 8-0 号或 9-0号 Vicry 线缝合结膜。

2.其他术式或入路

在小梁切除术失败的患者中，各种各样的引流管被用于维持瘘管的通畅，这些装置包括塑料容器被放置在 sub-lenon 空间并连接一管道进入前房。这些装置有不同的尺寸，并且有些内部装有活瓣来防止过多的液体，长期靠引流管降低眼内压并不能得到小梁切除术的较好效果。

在婴儿和儿童的先天性青光眼中，前房角发育异常，经常需要手术治疗，正常的前房角房水可通畅流过。前房角切开术打开施雷姆管，通常是最初的手术选择。另一类手术是小梁切开术，通过在角膜巩膜上做一静脉造口术暴露施雷姆管（排水系统）来完成。在施雷姆管内切开小梁，并将其翻转，在小梁网内建立泪管，允许前房和施雷姆管直接交通。

3.通常的术前诊断

青光眼。

（二）患病人群特征

1.年龄

任何年龄，老年人多见。

2.性别

男女发病比例为 1：1。

3.发病率

白种人 1.7%，非洲裔美国人 5.6%。

4.病因

房角开放的主要因素不明，但 IOP 高是最重要的危险因素。许多次要因素包括房角闭合、创伤、炎症、新血管生成和先天畸形。

5.相关状态

老年性疾病，包括心血管疾病、高血压、糖尿病等。

(三)麻醉要点

注意事项：对未经手术治疗的闭角型青光眼禁用肾上腺素、胆碱能阻断药、安定类镇静药；氯胺酮可升高眼压和颅内压因此禁忌使用；琥珀胆碱致眼外肌成束收缩，使眼内压增高，已属禁忌。

六、视网膜手术麻醉

(一)外科要点

1.概述

视网膜手术适用于多种情况。大多术后视网膜脱离是由于玻璃体分离的拉力引起一个或几个小裂口所致。视网膜手术最终的目的是通过恢复后段的正常解剖结构，保存或恢复视力。视网膜手术包括多种独立的和综合的方法，其中有巩膜环扎术、玻璃体切除术、气-液交换和玻璃体内容替代物注射。巩膜扣带是缝合至眼球壁的硅胶制造的支架，使其呈锯齿状，以缓解玻璃体牵拉力并功能性闭合视网膜裂口。不管是未穿透眼球的创伤还是被细针刺透巩膜和视网膜下的回流系统，巩膜环扎术都可作为扩展手术施行。

玻璃体切割术是 20 世纪 70 年代初发展起来的高水准现代显微眼科手术，在发达国家的眼科治疗中心，玻璃体手术仅次于白内障摘除人工晶体置入术，成为第 2 位主要的眼科手术。玻璃体切除术是一种眶内手术，首先于角膜缘后 2mm 环形切开球结膜；做上、下直肌牵引固定线，如拟做环扎，则四直肌均应包括；巩膜切口位置应选择接近水平位的颞上、颞下及鼻上、鼻下，应避免伤及前睫状动脉；灌注头放置及固定；接触镜环 Landers 环的固定；开始眼内操作，切除玻璃体，进行增殖膜的处理;气-液交换,激光封闭裂孔。必要时注入膨胀气体或硅油。气-液交换前必须终止给 N_2O,以避免眼内和眼后气泡体积的变化,后者可能伴有眼内压异常。

视网膜巨大裂口的病例中,患者以俯卧位进行气-液交换直至手术结束。患者需卧于可塑金属框上,这样可以随气-液交换的需要而改变体位。

气体视网膜分层剥离在门诊局部麻醉下进行或少数情况下 MAC,其他途径经常需要 MAC,根据医生的要求和患者的机体条件也可以用全身麻醉。

2.通常的术前诊断

简单或复合视网膜剥离,糖尿病视网膜病,玻璃体出血(积血)或浑浊化,黄斑隔膜,其他手术修复黄斑情况,例如黄斑洞或黄斑代谢病或出血,眼内炎 ROP。

(二)患病人群特征

1.年龄

成年居多,偶尔是早产儿视网膜病和儿童(视网膜剥离或外伤)。

2.性别

男女发病比例为 1:1。

3.发病率

1/20 000 晶体炎,1/250 幻视。

4.病因

大多数先天,一些和系统疾病或外伤相关。

5.相关因素

(1)先天性:视网膜剥离,上位视网膜视黄斑洞。

(2)糖尿病视网膜疾病:出血或牵引性视网膜剥离。

(3)黄斑变性:出血。

(4)创伤:玻璃体出血,视网膜剥离,球体损伤。

(5)眶内异物。

(6)高血压:玻璃体出血。

(7)过早熟:早产儿视网膜病,视网膜剥离。

(三)麻醉要点

视网膜剥离手术一般可在局部麻醉下进行,如果手术时间大于 2h,选择全身麻醉较为适宜。

第三节　耳鼻喉手术麻醉

一、耳手术麻醉

(一)外科要点

1.概述

耳科手术的患者多为由于耳部炎症及解剖学异常、耳部外伤等导致的继发性病变而影响听觉及平衡觉,简单短暂的手术可在局部麻醉下完成。中耳及内耳的手术时间长、操作精细,多在全身麻醉显微镜下完成。耳部手术特点如下。

(1)患者头偏向一侧,术中头部被消毒巾覆盖,操作时应注意消毒巾下的气管导管,避免弯折气管导管,影响手术进程。

(2)操作多在显微镜下进行,应完善术前诊断,结合辅助检查,确保手术快速良好进行。

(3)术中应注意无菌操作,以防造成鼻窦及其他窦室感染,影响预后。

2.手术方式

显微外科手术、耳神经外科手术。

3.通常的术前诊断

耳部畸形、炎症、肿瘤、外伤,听力障碍,平衡障碍等。

(二)患病人群特征

耳部先天性畸形,后天性损伤,外伤等。

(三)麻醉要点

1.术前准备

(1)详细了解患者现病史、既往史、家族史、辅助检查等,术前访视应检查患者颈部活动度,以免术中无法达到手术头位。

(2)仔细评估患者气道,判断插管后摆头位是否影响机械通气,准备合适类型及管号的气管导管。

2.术中麻醉

(1)麻醉者远离患者头部,应重视气道及呼吸管理。

(2)鼓室成形术放置移植物过程中及以后要避免使用 N_2O,防止腔内压力增高,使移植物移位。

(3)一般情况下耳科手术出血量不多,但出血使显微手术野不清,可取头抬高位 $10°\sim15°$,以利静脉回流。术者常局部使用肾上腺素,应注意其全身作用。

(4)术后恶心、呕吐发生率较高,应联合应用止吐药。

(5)人工耳蜗置入术、外耳成形术患者多为小儿。

(6)有些耳科病变涉及颅脑,需开颅手术。

3.术后注意

按时进行术后访视,及时收集患者反馈,重视术后患者头晕、恶心、呕吐等并发症的预防。

二、鼻腔及鼻窦手术麻醉

(一)外科要点

1.概述

多数鼻腔与鼻窦手术可在局部麻醉下完成,随着鼻内镜手术的开展,手术范围扩大,全身麻醉手术量也随之增长。特点有以下 3 个:

(1)减少皮肤黏膜的损伤和骨骼的破坏。

(2)显示精确,便于操作。

(3)维系鼻腔鼻窦的正常生理功能。

2.手术方法

鼻内镜下鼻窦手术、鼻内镜下鼻腔手术。

3.通常的术前诊断

鼻塞、鼻漏、嗅觉障碍、鼻源性头痛、鼻出血。

(二)患病人群特征

多有吸烟史、生活地区空气污染、家族史等。

(三)麻醉要点

1.术前准备

(1)详细了解患者现病史、既往史、家族史、辅助检查等,尤其检查凝血项,以防术中黏膜出血难以止血。

(2)术前高血压患者入室后可于诱导前静注镇静药,减少其紧张不安、血压升高、心率增快,对术中血压管理有利。

2.术中麻醉

(1)控制性降压可良好控制出血,保持术野清晰。同时吸入七氟醚、异氟醚等具有良好协同降压作用的药物,可控性好。同时要控制心率,有研究表明,心率维持在 50～70 次/分,鼻黏膜血流较少。

(2)可合用血管活性药控制血压,保持出入量恒定。为减少术野渗血,可取头高位 10°～20°。

(3)气管导管套囊良好充气,并在下咽部填塞纱布,防止误吸的发生。

(4)术毕鼻腔填塞止血,应在完全吸尽残血、患者清醒后拔除气管导管,确保经口呼吸通畅。

3.术后麻醉注意

(1)患者术后鼻腔无法有效气体交换,靠口腔呼吸,麻醉结束后应合理给予镇痛药,防治嗜睡导致呼吸抑制的情况加剧,与病房良好沟通,及时吸氧,术后进行有效护理。

(2)术后患者呼吸不畅,多有面部肿胀、头晕、口腔积血等症状,送返病房时应向患者及家属说明,减少紧张情绪及提高患者术后护理质量。

三、喉显微激光手术和声带手术麻醉

(一)外科要点

1.概述

此类手术时间较短,对喉部刺激强,多在支撑喉镜下完成。固定支撑喉镜引起的血流动力学改变剧烈,特别是既往有高血压病史者改变更为明显。

2.治疗方法

全身麻醉下支撑喉镜切除法、电子喉镜切除法。

3.通常的术前诊断

较长时间的声嘶,重者吸气性喉喘鸣、呼吸困难。

(二)患病人群特征

多见于成年男性,与吸烟,嗜酒,喉慢性炎症及维生素 A、维生素 B 缺乏等因素有关。常被认为是癌前病变,与喉癌发病有关。主要症状是声嘶,随病变发展而加重。

(三)麻醉要点

1.术前准备

(1)气管插管不宜过粗,成人选择 ID 5.0～6.5。

(2)氧浓度不宜过高,25%～30%为宜。为防止导管被激光引燃,可使用特制导管,也可在导管外包裹铝箔。

2.术中麻醉

(1)喉息肉手术时间较短,但需要较深麻醉,因而对麻醉可控性要求较高,宜选用起效快、作用时间短的药物。肌松药常用米库氯铵,注意预防性应用地塞米松,以防止组胺释放导致的过敏反应。

(2)因可发生气道水肿,可常规静脉注射激素。

(3)因术中心血管反应强,可酌情应用血管活性药物,维持循环稳定。

四、气管异物取出术麻醉

(一)外科要点

1.概述

患者多于进食中突然发生呛咳、剧烈的阵咳,可出现气喘、声嘶、发绀和呼吸困难,长时间的气管异物,有类似化脓性气管炎的临床表现,如咳痰带血、肺不张或肺气肿,引起呼吸困难和缺氧。

2.治疗方法

直接喉镜异物取出术,支气管镜异物取出术,开胸异物取出术。

3.通常的术前诊断

剧烈呛咳甚至窒息、喘鸣、痰多、呼吸困难、烦躁不安、面色苍白及发绀。

(二)患病人群特征

患者多为儿童,于进食时突然发生,因小儿氧储备不如成人丰富,情况危急时可发生严重呼吸困难,甚至窒息、死亡。

(三)麻醉要点

1.术前准备

(1)患者多为儿童,手术操作占用呼吸道,使麻醉中气道控制难度增大,可用喷射通气。

(2)麻醉诱导前应充分吸氧,完善表面麻醉,诱导不宜应用肌松药,以防面罩加压通气改变异物位置及气管镜放入困难带来的通气障碍。

2.术中麻醉

(1)因手术刺激强,气管镜放入后可适当加深麻醉,并以喷射通气控制呼吸,高频通气不易发生二氧化碳蓄积。

(2)术前表面麻醉或术中经气管镜表面麻醉有利麻醉平稳,降低喉痉挛的发生。

(3)这类患者常伴有肺部感染,异物取出后应在气管镜下吸尽深部气道分泌物,听诊双肺以防肺不张。

五、腭垂腭咽成形术麻醉

(一)外科要点

1.概述

腭垂腭咽成形术是治疗鼾症和阻塞性睡眠呼吸暂停综合征(OSAS)的主要术式。通过切除部分肥厚软腭组织、腭垂、多余的咽侧壁软组织及肥大的腭扁桃体,达到扩大咽腔,解除腭后平面阻塞的目的。腭垂腭咽成形术适用于以下患者:

(1)单纯鼾症患者,鼾声影响同室睡眠者或由于职业原因要求手术者。

(2)60岁以下的患者,判定为轻度或中度 OSAS 者。

(3)经定位检查,证实上气道阻塞部位在软腭后平面者。

2.其他手术方式

硬腭截短软腭前移术、软腭射频消融术。

3.通常的术前诊断

睡眠时呼吸暂停及通气不足,伴有打鼾,睡眠型态紊乱,频繁发生血氧饱和度下降、白天嗜睡等现象。

(二)患病人群特征

患者多肥胖,血黏滞度增高,并伴有高血压和心肌缺血、劳损等。

(三)麻醉要点

1.术前准备

全面了解、正确评估循环与呼吸代偿功能,术前镇静药和诱导药应酌情减量。对气道困难进行估计。

2.术中麻醉

(1)以经鼻插管为宜,对预计插管难度大者,应在镇静镇痛患者主动配合下,慢诱导盲视下插管。充分表面麻醉很重要。

(2)手术操作可使导管扭曲打折,应密切观察。患者完全清醒后方可拔管,同时做好再插管和气管切开准备。

(3)术毕应给予地塞米松 10mg,有条件者可在麻醉恢复室观察后再行拔管。

（4）送回病房前应吸干患者口内分泌物及血液,并加强呼吸检测。

3.术后处理

术后咽喉痛明显,48h 内镇痛要求高,可静脉泵入阿片类制剂。但剂量应合理控制,否则会出现头晕,过度镇静,甚至加重呼吸困难。

六、扁桃体腺样体摘除术麻醉

（一）外科要点

1.概述

（1）扁桃体摘除术是耳鼻咽喉科中常用的,也是基本的手术。要求将整个扁桃体连同包膜完整切除,以治疗反复发生的慢性扁桃体炎,具有一定效果。

（2）腺样体又称咽扁桃体、增殖体,为一群淋巴组织,如果儿童时期受到感染,腺样体会肿大和发炎,也可能造成永久性的肥大。腺样体肥大或腺样体受到感染的儿童,通常可用手术连同扁桃体割除。

2.其他治疗方法

中药治疗、按摩治疗、低温等离子射频。

3.通常的术前诊断

畏寒、高热、头痛,小儿可因高热而抽搐、呕吐、昏睡,咽痛、吞咽困难,以及耳鼻咽喉等症状。

（二）患病人群特征

患者如为儿童,常有全身营养及发育障碍,主要表现为慢性中毒反射性神经症状,常有打鼾。少数由于慢性鼻阻塞,长期缺氧而出现发育不良,神经系统症状。成人多表现为咽内发干、发痒、异物感,刺激性咳嗽等轻微症状。严重时出现呼吸不畅,睡时打鼾,吞咽障碍。

（三）麻醉要点

1.术前准备

（1）详细了解病史及术前诊断,由于患者多为小儿,应注意其是否合并有先天性疾病。

（2）小儿易哭闹,进入手术室后应备好吸痰管,便于诱导后及时吸痰,减少肺部并发症。

（3）应用咪达唑仑,减少小儿与家长分离的焦虑及大儿童对针刺注射的恐惧。

2.术中麻醉

(1)患者多为儿童,使用氯胺酮 $0.2\sim0.3mg/kg$ 静脉注射可起到良好的镇痛作用。

(2)气管插管以"U"形管为佳,该类导管不易打折,以便固定,注意开口器不可压迫导管。

(3)喷射通气控制呼吸,注意避免 CO_2 蓄积。

(4)手术结束,患儿各种保护性反射恢复前,应听诊双肺判定是否有吸入血液和分泌物的可能。应尽量吸干分泌物和血液。

3.术后注意

如为患儿,注意有无频繁的吞咽动作,以估计有无出血的可能。如有鲜血吐出,应及时进行检查止血。进行及时多次术后访视,尤其是儿童患者。

七、全喉或部分喉切除术麻醉

(一)外科要点

1.概述

喉癌是喉部最常见的恶性肿瘤,其发病率目前有明显增长趋势,空气污染重的重工业城市喉癌发病率高于污染轻的轻工业城市。

(1)鳞状细胞癌占全部喉癌 93% 左右,腺癌、未分化癌等极少见。

(2)声带癌占 60%,一般分化较好,转移较少,声门上型癌次之,占 35%,声门下型癌极少见。

(3)喉癌继发性癌较少见,一般是直接从邻近器官(如喉咽或甲状腺等)的癌肿浸润而来。

2.手术技术

(1)喉部分切除术:喉纤维 CO_2 激光手术、喉裂开声带切除术、喉垂直部分切除术、喉水平垂直部分切除术、喉次全部分切除术等。

(2)喉全切除术。

(3)喉全切除术后喉功能重建:气管咽吻合术、食管气管造口术、人工喉和电子喉。

(4)颈淋巴结清扫术。

3.通常的术前诊断

(1)声门上型:早期无明显症状,后咽喉痛,放射至耳部,吞咽时疼痛加重,痰中带血,常有臭味。

(2)声门型:早期为声嘶,逐渐加重,进一步增大则阻塞声门,引起呼吸困难,不易向颈淋巴结转移。

(3)声门下型:早期症状不明显,溃烂则咳嗽及痰中带血,向上侵及声带则引起声嘶,肿物增大则引起呼吸困难。

(二)患病人群特征

患者多有吸烟史、饮酒史,长期接触有毒化学物质及放射性核素、空气污染等。

(三)麻醉要点

1.术前准备

(1)由于大多数患者喉部解剖异常给气管插管带来不便,术前应做纤维喉镜或间接喉镜检查。对预计插管困难者不宜快速诱导。

(2)麻醉前无气道梗阻,但使用镇痛药及诱导药物后可立即出现明显梗阻,应有所准备。

2.术中麻醉

麻醉选择为全身麻醉,因喉切除创伤大、范围广、刺激强。注意术中镇痛,减少血流动力学紊乱。喉切除患者多长期吸烟或患有慢性支气管炎,术中应及时吸除气道分泌物,注意吸引时间不宜过长。有气道梗阻的病例,先于局部麻醉下气管造口,经气管造口插管,采用静吸复合麻醉。

3.术后注意

术毕需更换气管造口的专用导管,但这种导管多不能与麻醉机相连,故更换前呼吸功能应恢复完全,必要时拮抗残余肌松作用。

第四节　胸科手术麻醉

一、食管手术麻醉

(一)外科要点

1.概述

食管良性肿瘤发生比例较少,仅占食管肿瘤的1%。食管癌病变较局限,无远处转移,一般情况尚好,无手术禁忌者,应积极手术治疗,对70岁以上高龄者则应严格选择。食管切除原则:不论食管癌发生于哪一段,均行食管次全切除、食管胃颈部吻合术。

(1)颈段食管癌:颈部切开探查与切除,利用颈部皮片或结肠或空肠做食管成形术;也可行全食管切除,胃咽吻合术,将胃吻合于环咽肌平面以上的食管开口部。必要时头颈外科、胸外科配合。如果患者情况不佳,可行分期手术。

(2)胸上段食管癌:有两种术式。第一种经左胸手术,切口位于第 5 肋间。探查后如可切除,打开膈肌将胃游离,提入胸腔经贲门水平离断食管,再将食管瘤体自膈剥离;将食管经主动脉后方提到胸膜顶部,送至颈部切口做食管胃底部端-侧吻合。第二种是经右胸手术,左侧卧位,稍向后仰 30°,于第 5 肋间后外侧切口,在肺门后显露食管,进行癌肿剥离;另一组手术者同时行腹部手术,游离食管,扩大膈肌裂孔,送入胸腔,并经食管床送至左颈部切口,与食管上部进行吻合。

(3)胸中段食管癌:经左胸手术,癌肿切除后,于主动脉弓上或胸膜顶部进行食管胃吻合手术。为了达到根治目的,一般倾向于食管胃在颈部行吻合术。

(4)胸下段食管癌:经左胸手术,癌肿切除后,于主动脉弓下方做食管-胃吻合手术。现已倾向于颈部行食管胃吻合术。

(5)贲门癌:经左胸第 6 或第 7 肋间切口,切除瘤体及近端胃体大部。行食管残胃端侧吻合手术。

2.其他食管手术

(1)食管内镜下黏膜切除术:适用于早期食管癌。手术相对简单,医源性损伤小,恢复快,但对手术医师技术要求较高,远期疗效缺乏多中心临床随访研究的评价,尚未广泛进入临床应用。

(2)食管钝性剥离或内翻剥脱术＋食管胃颈部吻合术:适用于早期食管癌,全身状况差,不能耐受开胸手术者。对循环、呼吸功能影响较小,医源性损伤相对较小,恢复相对较快。

(3)胸腔镜根治性食管癌切除及食管重建术:此方法主要用新兴胸腔镜技术来完成胸内食管切除,手术更加清晰、精确。适用于全身情况尚可的各期患者,手术清晰、精确、切除彻底,手术后呼吸功能不全发生率较低,医源性损伤相对较小,恢复快,但对手术医师腔镜操作技术要求高,费用稍高。

(4)姑息性手术:适用于晚期食管癌,不能实施根治性手术并有高度吞咽困难者,为解决进食问题,可了局部切除或腔内置管,为放射治疗及化学治疗提供条件。

3.通常的术前诊断

食管平滑肌瘤、食管癌。

(二)患病人群特征

(1)食管良性肿瘤发生比例较少,仅占食管肿瘤的1%。

(2)食管癌的发病有地区性分布,如在河南、河北、江苏、山西、陕西、安徽、湖北和四川等省,其发病率、病死率在各种肿瘤中高居首位,高发地区与低发地区之间的发病率相差数十倍到二三百倍。

(3)患病的男女之比为2∶1,高发区的男女比例则有所降低。

(4)80%的患者发病在50岁以后,死亡构成最高是50～69岁组,占全部患者的60%以上。高发区的患病年龄约比低发区提前10年。

(5)具有阳性家族史的家族有聚集性的特点。

(三)麻醉要点

1.术前准备

原则上和其他择期手术的术前准备一样,但应着重注意以下问题:

(1)应了解是否进行化疗和放疗。70岁以上患者并用放疗及博来霉素更易发生肺毒性。

(2)如果有液体与电解质失衡,应于术前纠正。

(3)显著贫血或营养不良患者,应少量多次输血,使血红蛋白提高至100g/L以上。

(4)对食管梗阻较重者,术前3d,应每晚将胃管插入食管,用温开水冲洗;梗阻不重者,每晚饮温开水2杯即可。

(5)术前1～2d给予抗生素。

2.术中麻醉

(1)麻醉方法:全身麻醉或全身麻醉联合硬膜外麻醉。麻醉方法的选择主要根据先前存在的疾病和患者状态。联合硬膜外麻醉比全身麻醉更具优点,因为它能在术后起到良好的镇痛作用。

1)硬膜外麻醉:$T_{5\sim6}$或$T_{6\sim7}$间隙,硬膜外穿刺,一般直入法成功率较高,如遇棘上韧带钙化等情况,也可采用侧入法。1.6%利多卡因5mL试验剂量,继以8～10mL/h维持,也可酌情使用利多卡因和地卡因、布比卡因、罗哌卡因等局部麻醉药的混合液。

2)全身麻醉:麻醉诱导时注意有食管梗阻的患者易发生反流误吸,应采取快速诱导。诱导前应准备负压吸引设备及粗大吸痰管。诱导过程中应压迫环状软骨。经下段食管切除术无须使用双腔管萎陷左肺,应用单腔气管导管及拉钩压迫左肺即可显露满意的手术野。近年来,随着单肺通气设备及技术的发展,以及胸腔镜手术的广泛开展,单肺通气技术已经成为食管癌手术的常规。

(2)液体治疗:如食管癌手术进行淋巴结广泛廓清术,则应严格控制输液量,尽量参照中心静脉压及尿量输液,适当补充胶体液,避免胸腔淋巴结廓清后,丧失肺淋巴回流,发生肺水肿。

监测:标准监测。推荐常规进行有创监测。

(3)体位:摆放侧卧位时应注意头部与躯干保持正常关系,不扭转、前屈或后伸;下位下肢取髋膝屈曲接近 90°;上位上肢保持伸直位,两膝之间放置软垫;靠床侧胸壁近腋窝端垫以软垫;骨盆是固定侧卧姿势的重点部位,可在其前后放置大沙袋,再用宽布束带行约束固定,在不妨碍手术野的前提下,用宽胶布粘贴于肩胛部做牵拉固定防止患者前倾。头面部注意各种导线和导管的位置,避免导线纠缠,在监测过程中出现干扰。应警惕呼吸机螺纹管的重力作用可能导致双腔管的移位,需妥善固定。另外,侧卧位由于口腔引流良好,常有分泌物流出污染各种管线,应备吸引器随时清除。

(4)单肺通气的管理

1)单肺通气的方法:单肺通气技术主要有 3 种,单腔支气管插管、双腔支气管插管和支气管阻塞导管。单腔支气管插管即用单腔气管导管插入健侧主支气管,目前已较少使用。双腔支气管导管是使用最广泛的单肺通气技术。导管有两种类型:左置和右置。可进行单、双肺通气,及左、右侧序贯通气。目前常用的是改良的双腔管。支气管阻塞导管主要包括以下几种:Fogarty 取栓导管;Wiruthan 支气管阻塞导管;单腔带有阻塞套囊的气管导管;有引导丝的支气管阻塞导管,其中最常用的是后两种。

2)导管选择:双腔支气管插管操作简单,并对双侧气道的可控性强,目前仍然是实施单肺通气的主要方法。选择适当大小和型号的双腔管是双腔管顺利插管和成功单肺通气的首要前提。

双腔支气管导管据导管前端置入的支气管不同,可分为左侧和右侧双腔管,一般型号为 F35、F37、F39 和 F41,主要差异在于支气管部分(端)的大小、长度、套囊位置与长度及套囊容量不同。理想的双腔管为插管易于到位,插管后主管和支气管部分与气管和支气管良好匹配,套囊少量充气即能形成良好的分隔、支气管端位于上叶支气管口近侧缘、小套囊位于上叶支气管口近侧缘与降突之间、双腔管侧孔正对另一侧主支气管口。然而,实际工作中部分患者难于达到上述理想状态,双腔管的选择很大程度上取决于我们对各型号双腔管的熟悉情况和对患者气道的了解程度,气管、支气管的通畅程度、狭窄、外压、成角等改变对双腔管的选择发生重要影响。

双腔支气管导管选择中,气管内径和拟插侧支气管内径值起着重要作用。对气管内径值的确定,可从年龄、身高预测。推荐据 CT 等术前检查结果,针对患者个体进行双腔管选择。主要看拟插侧支气管的径值,兼顾主气管径值。一般认为右侧开胸手术应选择左双腔管,左侧开胸手术选择右侧管,但由于右侧双腔管插管时常因解剖关系使右上叶通气不良或双肺不能有效分隔,故左侧开胸在不涉及左支气管时可选左侧管。即使涉及左支气管,部分病例仍可选左侧管(如左全肺切除)。

3)双腔管插管步骤:持喉镜显露声门方法同普通单腔管插管,右手持导管插入口腔,导管分支管开口支向上,导管前端刚进入声门后,随即拔除管芯,根据导管的左右支不同,旋转 90°,使导管前端分叉部的水平面与支气管的解剖水平面相一致。且导管外端的双管平面与门齿的平面相一致。继续慢慢推进导管,直至遇到阻力而不能再推进导管,提示双腔导管的长管已进入支气管腔。导管前端位置的鉴定可通过听诊法及纤维支气管镜法确认,其中,纤维支气管镜法是金标准。确认导管位置正确后,方可分别注气充胀总气管套囊和主支气管套囊,后者的充气量不应超过 3mL。体位摆放完毕后应再次确认导管位置后方可开始手术。

4)术中支气管内吸引:吸痰管应采用细硬的长塑料导管,左右两侧分别使用不同的吸痰管,需做明确标记。

5)缺氧性肺血管收缩:肺泡气的氧分压对肺部血管的舒缩活动有明显的影响。急性或慢性的低氧都能使肺部血管收缩,血流阻力增大。在肺泡气的 CO_2 分压升高时,低氧引起的肺部微动脉的收缩更加显著。肺部血管对低氧发生缩血管反应的机制,目前还不完全清楚。肺泡气低氧引起局部缩血管反应,具有一定的生理意义。当一部分肺泡因通气不足而氧分压降低时,这些肺泡周围的血管收缩,血流减少,而使较多的血液流经通气充足、肺泡气氧分压高的肺泡。

(5)危急情况处理

1)低血压:术中常因低血容量、失血、上腔静脉受压或手术操作牵拉心脏等刺激引起血流动力学变化。应及时查明原因,在使用升压药物的同时,积极处理原发病。如由于手术操作引起,操作暂停常可很快恢复。

2)心律失常:多由手术操作刺激心脏引起,操作暂停常可很快恢复,个别患者难以恢复,可根据心律失常的类型采用相应的药物处理。

3)缺氧及二氧化碳潴留:发生此类问题首先考虑双腔管的位置改变引起,积极查明原因,重新调整导管位置。如导管位置正确,则与缺氧性肺血管收缩,或患者本身肺功能异常等有关。应纯氧吸入,调整呼吸机参数,潮气量为10mL/kg,呼吸频率应使$PaCO_2$保证在正常范围内。一般血氧饱和度(SpO_2)维持在90%~92%以上,可以完成手术,否则需间断双肺通气改善通气和氧合。建议在单肺通气过程中监测呼气末二氧化碳分压($PETCO_2$)或行间断动脉血气分析。

3.术后恢复

(1)密切观察胸腔引流量:如发现胸腔引流液有异常出血、浑浊液、食物残渣或乳糜液排出,则提示胸腔内有活动性出血、食管吻合口瘘或乳糜胸,应采取相应措施,予以处理。

(2)观察吻合口瘘的症状:通常会表现为高热、呼吸困难、胸部剧痛,患侧呼吸音低、叩诊浊音、感染,甚至休克。可以通过胸膜腔引流促使肺膨胀,或选择有效的抗生素抗感染。

(3)严格控制饮食:应每日由静脉补液。

(4)术后镇痛:目前临床常用患者自控镇痛,有经静脉及硬膜外镇痛两种方式。

1)静脉镇痛:可用于术后静脉镇痛泵的药物较多,可酌情而定。

2)硬膜外镇痛:0.125%~0.2%罗哌卡因100mL+芬太尼100~200μg;负荷剂量为4mL;基础量为3.0mL;追加量为2.0mL;锁定时间为20min。

二、肺手术麻醉

(一)外科要点

1.概述

对于胸部X线片和CT明确显示的肺部结节或肿块,未能获取细胞或病理学诊断,但临床诊断高度疑为癌或癌的可能性较良性病变大时,应采取积极态度,进行手术探查。术中可根据肉眼观察和肿块组织快速冰冻活检效果抉择手术术式。Ⅰ、Ⅱ和Ⅲ期的肺癌病例,凡无手术禁忌证者皆可采用手术治疗。部分ⅢB期或Ⅳ期的晚期患者,在某些特殊情况下,如伴有严重阻塞性肺炎高热不退,抗炎治疗无效时;产生大咯血有生命危险时;发现肺部病变或同时发现单发的脑转移瘤或肾上腺转移瘤,也可慎重考虑实施手术治疗,否则应以非手术治疗为主的综合治疗为宜。手术选择应遵循两个原则:最大限度切除病灶组织;最大限度保留健康肺组织。手术方式包括以下几种。

(1)局部切除术:指楔形癌块切除和肺段切除,即对于良性病变或体积很小的原发癌,年老体弱肺功能差或癌分化好,恶性度较低者等,均可考虑。自发性气胸等手术可考虑肺大疱缝扎术或肺叶楔形切除术。

(2)肺叶切除术:孤立性周围型局限于一个肺叶内,无明显淋巴结肿大,可行肺叶切除术。若癌瘤累及两叶或中间支气管,可行上、中叶或下、中叶两叶肺切除。

(3)袖状肺叶切除和楔形袖状肺叶切除术:如癌瘤位于叶支气管,且累及叶支气管开口,可行袖状肺叶切除;如未累及叶支气管开口,可行楔形袖状肺叶切除。

(4)全肺切除术:病变广泛,上述术式不能切除病灶时,可慎重考虑行全肺切除。

(5)隆突切除和重建术:肺瘤超过主支气管、累及隆突或气管侧壁但未超过2cm时可做隆突切除重建术或袖式全肺切除,手术时力争保留一叶肺。

2.其他手术

胸腔镜肺切除术:近10年来国内外开展胸腔镜切除,创伤小、恢复快。可在胸腔镜下行肺叶切除、全肺切除、肺部分切除术等,同时还可行纵隔淋巴结清扫。

3.通常的诊断

肺癌、肺支气管良性肿瘤、肺大疱(包括破裂引起的自发性气胸)、支气管扩张等。

(二)患病人群特征

(1)亚洲地区肺癌的发病率男性为32.4/10万,在所有男性肿瘤的发病率中占第1位,女性为22.3/10万。我国肺癌的年龄标准化死亡率以每年1‰~5‰的速度逐年增长,而且女性肺癌的死亡率也在快速增加。肺癌已代替肝癌成为我国首位恶性肿瘤死亡原因,占全部恶性肿瘤死亡的22.7%,且发病率和死亡率仍在继续迅速上升。

(2)发病年龄亦有年轻化趋势,目前肺癌高峰发病年龄为51~60岁。

(3)肺癌我国男女发病比例为(2.1~2.3)∶1,但近年来由于部分地区女性肺癌发病增长速度高于男性,男女性别比已出现下降趋势。在很多地区,肺癌已成为女性发病率和死亡率居第1的恶性肿瘤。

(4)自发性气胸患者有年龄轻、男性多于女性、左侧多于右侧、多为瘦长体型等特点。双侧自发性气胸也时有发生,多是左侧先发,右侧后发,个别情况下是双侧同时发生,病情危急,甚至有生命危险。

(三)麻醉要点

1.术前准备

麻醉前评估肺功能不仅为了估计麻醉的风险,预计患者对麻醉中呼吸功能的耐力,特别是单肺通气的耐力或全肺切除后的耐力,更要为预防术后肺部并发症进行必要的准备。

（1）临床体征评估：询问有无吸烟史，有无呼吸困难、端坐呼吸、口唇发绀或杵状指，有无运动后气短或大量咳痰等。如肺部听诊有哮鸣音，应先给支气管解痉治疗。

（2）肺功能测定，尤以用力肺活量和最大自主通气量有意义。

1）用力肺活量（FVC）也称时间肺活量，是指将测定肺活量的气体用最快速呼出的能力。正常人 3s 内可将肺活量全部呼出，第 1 秒、第 2 秒、第 3 秒所呼出气量各占 FVC 的百分率正常分别为 83%、96%、99%。FEV_1 正常值：男性为（3179±117）mL、女性为（2314±48）mL，FEV_1/FVC 正常为＞80%。

2）最大自主通气量（MVV）指在单位时间内以尽快的速度和尽可能深的幅度重复最大自主努力呼吸所得的通气量。若设定单位时间为 1min，亦称为最大分钟通气量。MVV 是一项简单而实用的负荷试验，用以了解肺组织的弹性、气道阻力、胸廓的弹性和呼吸肌的力量，MVV 及其相应指标通气储量（%）常用于胸腹部手术前肺功能的评价。通气储量（%）＝（MVV－VE）/MVV×100%。正常值是 93%，低于 86% 提示通气储备不佳，胸部手术须慎重考虑；60%～70% 时为手术相对禁忌证；60% 以下一般为手术禁忌证。阻塞性通气障碍时 MVV 明显降低，限制性通气障碍时 MVV 可正常或降低。

（3）动脉血气分析。术前静止状态下的动脉血气分析对于判断开胸手术是否会出现缺氧是很有意义的。

（4）耐受全肺切除的标准如下：

1）FEV_1＞2L，FEV_1/FVC 大于预测值的 50%。

2）MVV＞80L/min，或预测值的 50%。

3）残气量/肺总量＜50% 预计值及预计术后 FEV_1＞0.8L。

4）肺动脉平均压升高＞40mmHg 和（或）$PaCO_2$ 升高＞60mmHg，PaO_2 下降并＜45mmHg。

5）运动后 PaO_2＞45mmHg，则表示切除后余肺能适应心排血量。

6）近年建议测定运动时最大氧摄取量[VO_{2max}＞20mL/（kg·min）]则术后多不发生问题，如运动时 VO_{2max}＜15mL/（kg·min），术后多出现严重并发症。

（5）术前改进肺功能的措施：通常术前 48～72h 即应开始治疗准备。

1）停止吸烟，戒烟 6～8 周效果最佳，术前 24～48h 停止吸烟可能增加气道反应性，但可以减少碳氧血红蛋白含量。

2）治疗支气管痉挛，可用 β 拟交感性气雾剂，也可用氨茶碱每次 0.125～

0.25g,以 5%～10%葡萄糖注射液稀释,注射时间不得短于10min。极量 1 次0.5g,一日 1g。

3)止咳排痰。

2.术中麻醉

(1)麻醉方法:全身麻醉或全身麻醉联合硬膜外麻醉。

1)硬膜外麻醉:根据手术部位选择间隙,常用 $T_{4～5}$ 或 $T_{5～6}$ 间隙。

2)全身麻醉:痰多及湿肺患者易发生分泌物反流,应采取快速诱导。诱导前应准备负压吸引设备及粗大吸痰管。

(2)液体治疗:简单肺叶切除术通常无须输血,但应备血。肺切除减少肺血管储备容易增加肺水肿危险,特别在全肺切除时输液应特别小心,应密切观察中心静脉压及避免应用大量晶体液。

(3)体位和监测:摆放标准侧卧位,推荐常规进行有创监测。

湿肺手术麻醉处理的关键是防止脓痰液流入健侧肺造成感染扩散及堵塞气道,甚至引起窒息。做好充分的术前准备是保障术中呼吸循环稳定的基础。

1)术前数天"体位排痰",尽量使痰量减少到最低限度,手术日晨再体位排痰 1 次,然后用术前药。

2)采用快速诱导插管,麻醉诱导用咪达唑仑、芬太尼、异丙酚、阿曲可宁(苯磺阿曲库铵),力求平稳、快速,以免诱导期间发生呛咳,致大量痰液堵塞呼吸道。诱导期间吸气压力不宜过大,以略见胸廓起伏为度,避免冲击式用力加压,以免深部呼吸道痰液被"冲洗"到上呼吸道。

3)关键是术中呼吸道分泌物的处理,在整个手术过程中,应及时发现(麻醉机螺纹管听诊、背部听诊等方法)并立即吸除呼吸道分泌物,通常下列各时期做常规呼吸道吸引:气管或支气管插管后;改变体位后;开胸后肺萎陷时;术者挤压肺脏时;切断支气管前及上直角钳后;整修支气管残端后;加压呼吸观察支气管残端及肺切除面有无漏气前;在手术结束,吹胀肺前;拔管前。

(4)特殊处理

1)肺门周围分布较多的是神经分支,注意手术操作引起的心律失常和心搏骤停。

2)主要手术操作结束后应尽早恢复双肺通气,缩短单肺通气的时间。

3)打开胸腔后需机械通气,避免自主呼吸及纵隔摆动。术毕,膨肺之前务必充分吸引,避免将痰、血吹到支气管深处。膨肺需缓慢、轻柔,保持一定的正压通气,避免复张性肺水肿。

4)闭合胸腔前应 20～40cmH$_2$O 气道压测试支气管缝合是否漏气,胸腔闭合后应逐渐加大压力将肺吹张,并通过闭式引流排出胸腔内积气,恢复胸内负压 6～8cmH$_2$O。注意观察胸腔引流瓶,水柱波动是否足够,水柱不动要考虑胸管打折,如果肺有漏气,考虑气胸。

5)对于单肺通气不满意,高二氧化碳血症的患者,应逐渐改善通气,切不可骤然采用过度通气导致二氧化碳排出综合征。表现为血压骤降、脉搏减弱、呼吸抑制或呼吸恢复延迟、意识障碍等征象,严重者可出现心律失常,甚至心脏停搏。

6)肺大疱破裂引起的自发性气胸的患者,原则上应在麻醉诱导正压通气前放置胸腔闭式引流,以免正压通气压力过大引起张力性气胸。

3.术后恢复

(1)输液总量每天不超过 2 000～2 500mL,速度应维持在每分钟 40 滴。

(2)气管的位置是全肺切除术后了解纵隔位置、判断胸腔内压力的标志。胸腔内出血时,大量血流和渗出液积聚胸内或气管瘘造成张力性气胸时,均可使术侧胸腔内压力增高,气管移向健侧,应经常检查气管的位置,注意有无皮下气肿,如发现气管位置异常,注意患者有无气促、呼吸困难,结合血压、脉搏及胸腔内引流情况。

(3)呼吸道护理:雾化后待患者有咳嗽反射时鼓励排痰。同时应注意生命体征变化,并给予鼻导管吸氧 2～3L/min。

(4)卧床休息。术后 48h 开始协助患者做患侧上肢肩关节功能练习,幅度逐渐增大。

(5)术后镇痛:目前临床常用患者自控镇痛,有经静脉及硬膜外镇痛两种方式。

1)静脉镇痛:现今可用于术后静脉镇痛泵的药物较多,可酌情而定。

2)硬膜外镇痛:0.125%～0.2%罗哌卡因 100mL＋芬太尼 100～200μg;负荷剂量,4mL;基础量,3.0mL;追加量,2.0mL;锁定时间,20min。

三、纵隔手术麻醉

(一)外科要点

1.概述

纵隔位于两侧肺之间,以胸骨和胸椎为其前后界。以胸骨与第 4 胸椎下缘水平分为上、下两部。纵隔内肿瘤种类繁多,有原发的、有转移的,原发肿瘤中以良性多见。一般而言,纵隔肿瘤阳性体征不多,其症状与肿瘤大小、部位、生长方式、质地、性质等有关。常见症状有胸痛、胸闷、咳嗽、头面部水肿、一侧面部无汗、吞咽困难等,此外,还可出现一些与肿瘤性质相关的特异性症状:如随吞咽上下运动为胸骨后甲状腺肿,咳出头发样细毛或豆腐渣样皮脂为破入肺内的畸胎瘤;伴重症肌无力为胸腺瘤等。除恶性淋巴源性肿瘤适用放疗外,绝大多数原发性纵隔肿瘤只要无其他禁忌证,均应外科治疗。手术方式应选择显露好、创伤少、兼顾应急措施的需要。

(1)前胸切口:主要应用于前纵隔肿瘤,若需要时延长切口横断胸骨。

(2)胸后外侧切口:应用较多,显露好,最适合纵隔肿瘤。

(3)前胸横切口:多取第2～第4肋间切口,适用于前纵隔较大病变波及双侧胸腔。

(4)胸骨正中切口:正中锯开胸骨,充分显露前纵隔,尤适合前上纵隔肿瘤或双侧前纵隔肿瘤。

(5)颈切口:多为横切口,多应用于胸骨后甲状腺肿瘤,若显露与手术有难度,而后补加胸骨正中劈开或部分劈开,此切口也可用于较小的胸腺瘤。

2.其他手术

胸腔镜手术。

3.通常的诊断

神经源性肿瘤、皮样囊肿畸胎瘤、胸内甲状腺瘤及胸腺瘤、支气管及食管囊肿、心包囊肿、纵隔淋巴类肿瘤、淋巴瘤、较少见的纵隔肿瘤、血管瘤、脂肪瘤、纤维瘤及软骨瘤等。

(二)患病人群特征

1.年龄

好发于20～40岁的青壮年,而且多为男性,纵隔肿瘤的早期症状比较隐匿,常在发现时已经到了疾病的中晚期。

2.发病率

以神经源性肿瘤占第1位,其次为畸胎类、胸腺肿瘤和甲状腺肿瘤,各种囊性肿瘤最少。约10%畸胎瘤为恶性。胸腺瘤位于前上纵隔,多为良性,约15%合并重症肌无力。

(三)麻醉要点

1.术前准备

(1)术前完善的影像学检查,了解肿瘤所在的部位,对气管的压迫情况。

(2)访视患者时充分了解其呼吸状况:如术前是否已经存在呼吸困难。有的患者可能有其习惯的睡眠体位,以减轻呼吸困难,这点可对麻醉诱导时体位有所参考;访视患者时,嘱其变动多个睡眠体位,观察有无呼吸困难的表现,如有,则记住何种体位对患者呼吸有影响。

(3)麻醉诱导时一定要胸外科医生在场,如有不测,可迅速伸出支援之手。

(4)准备好细长的气管导管,如有条件,带侧孔通气硬质支气管镜最好。

2.术中麻醉

(1)纵隔肿块压迫气管及支气管的麻醉

1)根据术前影像检查估计狭窄处的直径及距切牙的长度,准备相应型号的气管导管多根,必要时采用带螺纹钢条的气管导管。插管时可能需要不同型号的导管反复试插。

2)建议采用保留自主呼吸的清醒插管。

3)多采用仰卧位,建议留置动脉导管备术前、术中及术后血气监测。

4)术后可能因气管壁软化产生气管萎陷,出现气道梗阻需要重新插管。拔管前先以吸痰管作为引导管拔管至声门下观察后再决定拔管较为安全。

5)由于解除梗阻,强烈吸气可能引起负压性肺水肿,应及时给予正压高氧通气等措施。

(2)肿块累及心血管的麻醉

1)上腔静脉梗阻多见于支气管癌、恶性淋巴瘤等,病情凶险。有时伴有颅内静脉压增加影响神志改变。

2)由于气管内静脉怒张可能出现呼吸困难,气管插管容易产生气管内出血。

3)肿瘤压迫肺动脉可能导致心排血量及肺灌注量降低,威胁生命,必要时需体外循环,麻醉前应做好准备。

4)静脉输液应在下肢用粗针置入。

5)体位和监测:仰卧位,建议麻醉前先做桡动脉监测,中心静脉压应从股静脉置管。

6)术中应备足量库血。

(3)胸腺瘤合并重症肌无力的麻醉

1)麻醉前常规给予足量阿托品防止术中迷走神经张力过高导致心率抑制,甚至心搏骤停。

2)选择全身麻醉或硬膜外麻醉联合全身麻醉,有利于术后患者深呼吸及咳嗽、排痰,可起到预防肺部感染、促进呼吸功能恢复的作用。无论选用哪种麻醉方法都应尽量做到用最小量麻醉药达到最佳麻醉效果。

3)体位和监测:可根据手术方式的不同选择仰卧位或侧卧位。建议行桡动脉置管及动脉血气监测。

4)麻醉药物选择:吸入麻醉药可能增强术后患者的呼吸麻痹,应控制其用量。小量氯胺酮有兴奋心血管系统的作用,且无肌松作用,镇痛效果好,麻醉诱导和维持均可应用。有的患者麻醉诱导使用舒芬太尼和丙泊酚辅以气管内表面麻醉可获得满意的气管插管条件。避免使用肌松药可明显降低术后带管和术后呼吸支持的发生率。去极化肌肉松弛药琥珀胆碱可以使用,但应避免因重复使用出现的"Ⅱ相阻滞"。患者对非去极化肌肉松弛药特别敏感,推荐顺式阿曲库铵,诱导剂量为正常诱导剂量的 1/5～1/4,麻醉维持中,在肌肉松弛监测仪的监测下可适量追加肌肉松弛药,追加剂量为诱导剂量的 1/4。

5)麻醉中管理:应用硬膜外麻醉应控制好麻醉平面,避免对呼吸循环造成不良影响;由于术前使用了抗胆碱酯酶类药物后呼吸道分泌物增加,术中定时吸痰,保持呼吸通畅是预防危象发生的关键之一。

6)注意抗生素使用:如庆大霉素、链霉素、新霉素、卡那霉素、多黏菌素、金霉素等药物。

7)肌无力危象与胆碱能危象:当临床诊断不能确定时,可通过用抗胆碱酯酶药鉴别,即新斯的明 0.5mg,若肌张力恢复,呼吸改善者为肌无力危象;如肌肉无收缩,症状无好转,则为胆碱能危象,可用阿托品对抗。

8)术毕使用非去极化肌松药肌力恢复不满意时,可静脉注射新斯的明 0.02～0.04mg/kg(同时静脉注射阿托品 0.01～0.02mg/kg);如果无肌肉收缩反应,不应用药物拮抗。

9)对于术终不能达到拔管指征的患者,建议 ICU 支持治疗至恢复。

3.术后恢复

(1)病情稳定后给予半卧位。

(2)进食高蛋白、高维生素、高热量易消化流食或半流质饮食,勿过饱。

(3)保持呼吸道通畅,呼吸困难者吸氧。

(4)有纵隔引流者连接胸腔引流瓶,按胸腔引流护理常规护理。观察引流液的性状和量,必要时可用负压吸引以利引流。

(5)做正中切口者,应注意引流通畅,以及有无血肿压迫引起的呼吸困难和颈静脉怒张。

(6)鼓励患者尽早活动,预防并发症。

四、气管重建手术麻醉

（一）外科要点

1.概述

手术治疗是气管肿瘤的首选治疗方法,可行手术切除的患者较不能手术的患者预后好。良性气管肿瘤主要是根据其病理性质、基底部的宽度、术后复发的可能性等方面考虑手术的选择。肿瘤累及气管长度在 $1\sim2cm$ 者,一般行气管段切除对端吻合。基底部较小的脂肪瘤、孤立的乳头状瘤、腺瘤、错构瘤等可在气管镜下切除。气管恶性肿瘤,只要估计肿瘤能够切除,气管可以安全重建,均应手术。根据气管肿瘤的部位、性质、大小和范围可采取不同术式的气管切除。

(1)气管窗形切除术:气管内良性肿瘤基底较宽时,可将肿瘤连同一部分气管壁一并切除,纵行缝合管壁即可。如气管壁缺损范围较大,需切取一片心包缝补在缺损处。

(2)气管袖式切除术:将肿瘤所在的气管段切除,然后行对端吻合。此术式可保留远侧端健康肺组织,特别适宜于老年、心肺功能较差的患者。一般认为气管切除的安全长度为 $4cm$,若术中并用气管游离,喉、肺门松解及术后保持颈屈曲位,气管切除的长度几乎可接近全长的 $50\%(8\sim10$ 个软骨环)。

(3)隆突切除重建术:隆突或邻近区受肿瘤侵犯时,将隆突连同病变一并切除,行主支气管或支气管与气管吻合重建呼吸道。手术难度较大,问题较多,是气管外科最复杂的一种术式。

2.其他手术

(1)气管镜下肿物摘除。

(2)纵隔气管造口术:主要用于气管肿瘤可以切除而不能做对端吻合,或有气道梗阻致呼吸困难严重,却又不适于行气管切除重建的患者,是解除呼吸道梗阻的一种急救措施。

3.通常的诊断

气管肿瘤,气管瘢痕狭窄。

（二）患病人群特征

(1)气管肿瘤有良性肿瘤和恶性肿瘤两大类,气管的原发性肿瘤在临床上较为少见,且恶性肿瘤远多于良性肿瘤。发生在成人的气管肿瘤大多是恶性(恶性占 90%),其发病率在呼吸系统中约占 0.2%。男女比例约为 $4:1$,多见于成人。

(2)不同部位的发病率不一致:声门上肿瘤发病率为 1.3/10 万,声门处肿瘤为 2.3/10 万,但声门下及气管肿瘤仅为 0.04/10 万。

(3)气管继发性肿瘤都来自邻近器官,如喉、甲状腺、食管、纵隔和支气管等恶性肿瘤侵犯。近年来肺癌的发病率不断上升,累及气管下段和隆凸部者也较多。

(4)儿童每年新发病例数大约为 2.6/10 万,以良性肿瘤居多(恶性占 10%~30%)。

(5)气管狭窄病因有先天性(如气管发育异常)和后天性,如各种炎症或创伤后的瘢痕狭窄。气管狭窄为不可逆转、进行性加重的病变,也有骤然发生气管完全梗阻的危险。

(三)麻醉要点

1.术前准备

(1)术前需了解呼吸困难的程度和气道梗阻的部位和程度。

(2)准备合适型号的气管导管多根和带螺纹钢丝的气管导管。

(3)往往需要准备 2 台麻醉机。

2.术中麻醉

(1)麻醉方法:一般选择全身麻醉。

(2)麻醉诱导的方法取决于气道梗阻的程度,气道梗阻程度不重可采用快速诱导气管插管;气道梗阻程度较重者建议采用清醒表面麻醉下气管插管,并注意体位调节在气道通畅中的作用。如气管病变发生严重窒息时,可先在局部麻醉下行气管造口术,再行麻醉诱导较为安全。气道梗阻解除后注意二氧化碳排出综合征的发生。

(3)液体治疗:通常无须输血,但应备血。

(4)体位和监测:多取仰卧位,推荐常规进行桡动脉置管及动脉血气监测。

(5)气管梗阻的处理

1)上段气管重建术:如气管导管可越过病变部位,则病变部位切除吻合后,将气管导管退到吻合口近端,加压试验吻合口有无漏气。

2)上段气管重建术:如气管导管不能越过病变部位时,切断远端气管后,迅速将无菌气管导管插入远端气管,连接麻醉机通气;切除病变气管后,先对端缝合气管后壁,再拔除术野气管导管,将原来的经口气管导管深插越过切口,继续通气维持麻醉,气管前壁吻合后再将经口气管导管回退至吻合口近端,试验是否漏气。此类患者需注意狭窄切除后需保持头前屈。

3)气管下段重建手术:如气管导管可通过气管,可深插至健侧主支气管,待病变切除,气管吻合后再回退至主支气管;如气管导管不能通过气管,可参照以上步骤,采用另一无菌气管导管通气,病变切除后处理同上。

4)气管隆突切除术:将气管导管深插至一侧主支气管,切断另一主支气管并连接无菌气管导管通气后,先处理经口插管侧主支气管,步骤同上,气管吻合完成后将经口气管导管深插越过吻合口进行通气,另一侧主支气管端-侧吻合。全部结束后将经口气管导管回退至主支气管,试验是否漏气,完成气管重建。常需 2 台麻醉机左右肺分别通气。

3.术后恢复

(1)患者取颈屈头低的 Pearson 位,防止头部过伸将吻合口拉裂,如肺实质没有病变,应尽早拔除气管导管,减轻套囊对气管壁的压迫缺血。

(2)一旦通气不足需再次插管时最好用小儿纤维支气管镜协助插管,注意导管型号不可太大。

(3)加强雾化吸入,保持呼吸道湿化、通畅,尽可能将痰排出。必要时,行纤维支气管镜检查,既可吸除分泌物,又可观察吻合口愈合情况。

(4)吻合口凝血块、痰痂的处理:由于吻合口创面渗血、不光滑、线头裸露或分泌物黏稠未能及时清除,均可附着于吻合口周围,堵塞气管腔,造成呼吸困难,甚至窒息。因此,术后 1 周内必须及时用纤维支气管镜吸除呼吸道血性分泌物。

(5)保持胸腔引流管通畅,促使肺及早膨胀。

(6)短时间应用激素,以减轻吻合口水肿,防止肉芽及瘢痕形成。

(7)应用广谱抗生素;如保留气管插管时,可鼻饲或静脉输入高营养。

五、胸腔镜手术麻醉

(一)外科要点

1.概述

胸腔镜外科技术是使用现代摄像技术和相应的手术器械设备,通过胸壁小孔完成胸内复杂手术的微创胸外科新技术,手术视野的显露、病变细微结构的显现、手术切除范围的判断及安全性好于普通开胸手术。已逐步成为胸外科的主要手术方式,是 21 世纪胸外科的发展方向。胸腔镜手术的适应证与传统的开胸手术相同,较传统开胸手术具有如下优点。

(1)手术创伤小:仅在胸壁上开 1～3 个小孔,不必撑开肋间。胸腔镜手术后当天患者即可下床活动。

（2）手术创伤小，对机体的影响小，而普通开胸手术的巨大创伤严重削弱了免疫力。

（3）手术切口小，外表美观。胸腔镜手术为一些年长、肺功能及体能不佳或不适宜大伤口开胸的患者提供了另一种手术选择。

2.手术技术

胸腔镜手术主要分为诊断性及治疗性两大类。

（1）诊断性

1）胸膜积水、胸膜炎和胸膜肿瘤组织检查。

2）肺实质病变组织切片检查及肺癌和淋巴结分期。

3）纵隔腔肿瘤切片探查。

（2）治疗性

1）胸膜疾病：脓胸清除、血胸检查及清除、胸膜剥脱术。

2）肺疾病：气胸手术、肺脓疡切开术、肺叶楔状切除术、肺肿瘤切除术。

3）纵隔腔疾病：胸腺及其他纵隔肿瘤切除术。

4）心包膜及微创心脏手术：心包膜积水引流术、心包膜切开术、动脉导管结扎术、内乳动脉分离术等。

5）自主神经系统：交感神经切除或截断术（手、腋窝多汗症）、内脏神经切除或截断术（腹腔止痛）、迷走神经切除或截断术。

6）食管疾病：憩室切除术、食管肌肉切开术、食管肿瘤切除术。

7）横膈膜手术及其他胸腔内探查。

3.通常的术前诊断

（1）胸膜疾病：自发性气胸、血胸、脓胸、乳糜胸、胸膜肿瘤、胸腔积液等。

（2）肺病：肺囊肿、周围性肺内小结节、肺癌等。

（3）食管疾病：食管平滑肌瘤、食管癌、贲门失弛缓症等。

（4）纵隔疾病：胸腺切除治疗重症肌无力、纵隔肿瘤和囊肿切除等。

（5）心血管疾病：心包积液、动脉导管未闭、冠状动脉旁路移植、房间隔及室间隔缺损等。

（二）麻醉要点

1.术前准备

原则上和其他择期手术的术前准备一样。

2.术中麻醉

（1）麻醉方法

1）全身麻醉或全身麻醉联合硬膜外麻醉。麻醉方法的选择主要根据先前存在的疾病和患者状态。联合硬膜外麻醉比全身麻醉更具优点,因为它能在术后起到良好的镇痛作用。

2)气管内双腔插管全身麻醉:适用于大部分胸腔镜手术。

3)气管内单侧插管全身麻醉:适用于一些紧急情况下,可迅速将气管插管直接插入非手术侧的主支气管内,以使手术侧的肺塌陷。

(2)监测:标准监测。推荐常规进行有创监测。

(3)体位:侧卧位、半侧卧位或仰卧位。摆放要求同开胸手术。

(4)危急情况处理:可见低血压、心律失常和缺氧及二氧化碳潴留等,处理措施同开胸手术。

3.术后恢复

(1)密切观察胸腔引流量。

(2)胸腔镜手术后当天患者即可下床活动,住院1周左右。

(3)术后镇痛:目前临床常用为患者自控镇痛,有经静脉及硬膜外镇痛两种方式。

1)静脉镇痛:现今可用于术后静脉镇痛泵的药物较多,可酌情而定。

2)硬膜外镇痛:0.125%～0.2%罗哌卡因100mL＋芬太尼100～200μg;负荷剂量,4mL;基础量,3.0mL;追加量,2.0mL;锁定时间,20min。

六、支气管肺泡灌洗术麻醉

(一)外科要点

1.概述

支气管肺泡灌洗(BAL)是经纤维支气管镜获取下呼吸道主要是肺泡来源的细胞与生化成分,分析探讨肺疾病病理学过程的一种比较安全而实用的技术,根据不同的分类方法可分为全肺灌洗和部分肺叶段灌洗;诊断性灌洗和治疗性灌洗;大剂量灌洗和小剂量灌洗等。

2.手术技术

(1)诊断性灌洗:主要用于感染性原因、非感染性原因、免疫性原因和肿瘤性原因引起的弥漫性实质性肺疾病或间质性肺疾病的诊断和鉴别诊断。

(2)治疗性灌洗

1)清除呼吸道分泌物。

2)肺不张。

3)取出支气管异物。

4)对咯血患者行定位和局部止血。

5)误吸。

(二)麻醉要点

1.术前准备

(1)原则上和其他择期手术的术前准备一样。

(2)向患者说明检查目的、操作过程及有关配合注意事项,以消除其紧张情绪,取得合作。

(3)精神紧张者镇静,咳嗽剧烈者可肌内注射哌替啶。

2.术中麻醉

(1)麻醉方法

1)局部麻醉:目前大部分患者在气管表面麻醉下可完成检查。

2)全身麻醉:肺气管内双腔插管全身麻醉是将来发展的趋势,必须保证良好的肺隔离。建议常规纤维支气管镜检查确定导管位置。

(2)监测:标准监测。一般不需有创监测。

(3)体位:侧卧位、半侧卧位或仰卧位。摆放要求同开胸手术。

(4)注意事项

1)保障通气与氧合。

2)不同的灌洗目的灌洗液不同。诊断性灌洗,生理盐水;治疗性灌洗,生理盐水+地塞米松+抗生素+止血药。

3)注意灌洗速度和灌洗方式:每次注入20mL灌洗液,总量100～150mL,一般不超过200mL。

4)50～100mmHg负压吸引回收灌洗液,通常回收率为40%～60%。将回收液用双层无菌纱布过滤除去黏液,并记录总量。装入硅塑瓶或涂硅灭菌玻璃容器中送检。

3.术后恢复

主要的并发症是术后肺部感染,需小心预防。

参考文献

[1]王保国.麻醉科诊疗常规[M].北京:中国医药科技出版社,2012.

[2]郭政.疼痛诊疗学[M].北京:人民卫生出版社,2016.

[3]盛卓仁.实用临床麻醉学[M].北京:科学出版社,2017.

[4]郭曲练,姚尚龙.麻醉临床学[M].北京:人民卫生出版社,2016.

[5]邓小明.现代麻醉学[M].北京:人民卫生出版社,2014.

[6]王颖,陈静.实用麻醉学[M].上海:第二军医大学出版社,2011.

[7]王立河,田春梅.临床麻醉指南[M].北京:金盾出版社,2013.

[8]谭冠先,黎光,屠伟峰.椎管内麻醉并发症处理[M].北京:人民卫生出版社,2011.

[9]孙国巨.新编临床麻醉学[M].长春:吉林科学技术出版社,2011.

[10]孙增勤.实用麻醉手册[M].北京:人民军医出版社,2012.

[11]王惠霞.麻醉与疼痛[M].北京:世界图书出版社,2012.

[12]田玉科.麻醉临床指南[M].北京:科学出版社,2013.

[13]古妙宁.妇产科手术麻醉[M].北京:人民卫生出版社,2013.

[14]方向明,梁华平.麻醉实验学[M].杭州:浙江大学出版社,2013.

[15]戴体俊,刘功俭,姜虹.麻醉学基础[M].上海:第二军医大学出版社,2013.

[16]袁矿生,郝继英,李钊,等.骨科麻醉技术[M].北京:科学技术文献出版社,2012.

伤口进行喷洒或涂抹，以杀灭可能存在的病菌和害虫。

2.选用合适保护剂

在对伤口进行清洁和消毒后，需要选用合适的保护剂进行涂抹。保护剂的选择应根据伤口的类型、大小和位置来确定。一般来说，可以选择具有防腐、杀菌、促进愈合等功能的保护剂。

3.涂抹保护剂促愈合

涂抹保护剂时，要确保涂抹均匀、厚度适中。对于较深的伤口，可以采用多层涂抹的方式，以增强保护效果。涂抹后，要定期检查伤口的愈合情况，如有必要可再次涂抹保护剂。

（二）补树洞

1.改变洞形利排水

对于一些较大的树洞，需要改变其形状以利于排水。调整树洞的形状和大小，可以使雨水被顺畅地排出，避免因积水导致树洞内部进一步腐化。

2.洞口封闭与美化

在补树洞的过程中，还需要对洞口进行适当的封闭和美化。可以使用与树木表皮相似的材料进行封闭，如树皮、塑料薄膜等，以保持树木整体的美观。同时，在封闭材料上可以进行适当的装饰或美化处理，使补洞部分与周围环境相协调。

（三）涂白

1.涂白方法与步骤

涂白前，需对树木进行适当的修剪和清理，去除病虫枝、枯枝和过密枝条，以便涂白剂能够更好地附着在树干上。涂白时，可使用刷子、滚筒或喷枪等工具，将涂白剂均匀地涂抹在树干上，尤其是树皮裂缝和伤口处。涂白的高度一般应控制在离地面 $1\sim1.5$ m 处，以确保涂白效果。

2.涂白作用与效果

涂白具有多种作用与效果：首先，涂白能够杀灭隐藏在树干表皮的越冬病菌和害虫，预防次年病虫害的发生；其次，涂白有助于树木枝干反射阳光，降低树干昼夜温差，防止树皮因温差过大而开裂；最后，涂白还能美化树体，提升园林的整体景观效果。

3.涂白注意事项

在进行涂白时，工作人员需注意以下几点：首先，涂白剂要现配现用，避免长时间存放导致失效；其次，涂白时要确保涂层均匀，避免出现厚薄不均的现象；再次，涂白高度要适当，不宜过高或过低；最后，涂白工作应在晴朗的天气下进行，避免在雨雪或大风天气下进行。

第二节　园林树木的整形修剪

一、园林树木整形修剪的概念和作用

（一）整形修剪的概念

整形修剪是园林树木管理中不可或缺的一项技术措施，是指工作人员利用一定的方式，对园林树木进行形态塑造和枝条调整。

整形修剪的主要目的在于：一是塑造美观的树木形态，通过修剪使树木枝叶分布均匀、层次分明，从而提升园林整体的景观效果；二是通过修剪控制树木的生长速度和方向，避免树木过度生长；三是预防病虫害，通过修剪去除病虫枝、弱枝和过密枝条，预防病虫害的发生和传播；四是提高树木的抗逆性，通过修剪改善树木通风透光条件，增强树木对不良环境的适应能力。

（二）整形修剪的作用

1.保持良好的树形

通过修剪，工作人员可以去除多余的、生长状态不良的枝条，使树木保持美观的形态。这不仅可以提高树木的观赏价值，还能使树木与周围环境更加协调。修剪后的树木，其形态和光影效果都会得到显著提升。这不仅可以丰富园林景观的层次感，还能为游客提供更加多样化的视觉享受。

2.调整树体结构

首先，整形修剪可以有效调整树木的冠形和冠高比例。通过去除病虫枝、弱枝、交叉枝等，树冠可以更加匀称、通风、透光。这有利于增强树木的光合作用，进而促进树木的健康生长。

其次，整形修剪可以调整树木的骨架结构，使其更加稳固。修剪主干和主枝，可以确保树木的骨架结构坚固，不易受风害、雪害等自然灾害的影响，从而提高树木的抗逆性。

最后，整形修剪还可以维持树木营养生长和生殖生长之间的平衡。控制花芽和果枝的数量和分布，可以确保树木既能够满足观赏需求，又能够在生长过程中保持健康的状态。

3.塑造特殊造型

在塑造特殊造型时，园艺师会充分考虑树木的种类、生长习性、生长环境等因素，通过精心设计和修剪，将树木塑造成具有特定形状、图案或主题的景观元素。这些特殊造型既可以是几何形状，如圆形、方形、三角形等，也可以是具象的形象，如动物、建筑物等。

4.调控开花数量

整形修剪可以精准地调控树木的开花数量。修剪过多的花芽或花枝，可以避免因开花过于密集导致的花朵小、色彩暗淡等问题。同时，适度的修剪也能刺激树木萌发新的花芽，增加开花数量，使花朵更加鲜艳、饱满。

5.延长树木寿命

整形修剪可以刺激树木产生新的生长点，促进根系发育和营养吸收，提高树木的养分利用效率。这有助于树木更好地适应环境，增强生命力，从而延长寿命。

6.预防和避免安全隐患

整形修剪可以优化树木的生长环境，预防和避免因环境因素引发的安全隐患。例如，修剪树冠可以提高树冠的通风透光性，降低树冠内部的湿度，从而减少病虫害。此外，整形修剪还可以减少树木对周围环境的压迫感，使其更好地融入周围景观，避免因树木过于突兀或高大而引发的安全问题。

对于一些大型或老化的树木，整形修剪更是必不可少的安全措施。这些树木的枝干可能因老化或病虫害而变得脆弱，容易断裂。通过定期的整形修剪，相关人员可以及时发现并处理这些潜在的安全隐患。

二、园林树木整形修剪的原则

（一）依据园林规划设计的要求

工作人员要充分考虑园林的整体布局、风格定位及景观节点的设置，确保修剪后的树木形态与园林的整体风格相协调。在修剪过程中，工作人员应根据植物的种类、生长习性和生长环境，采取合适的修剪方式，使修剪后的植物既能保持自然形态，又能展现出独特的园林风貌。

（二）依据树种的生长发育习性

不同的树种具有不同的生长速度、树冠形态和分枝习性。因此，在修剪过程中，工作人员需要根据树种的特性，采取适当的修剪方法。例如，对于生长迅速的树种，修剪次数可能需要增加，以保持其树形的优美；而对于生长缓慢的树种，则需要更加谨慎地修剪，避免过度修剪影响其生长。

（三）依据树龄及生长发育阶段

年轻树的修剪重点是培养骨架，促进其形成良好的树形。在修剪过程中，工作人员应注重培养主枝和侧枝，保持树冠的匀称和美观。同时，要注意控制树高和树冠的扩展速度，避免树木生长过快导致结构失衡。

成熟树的修剪重点在于保持树形的美观和树冠的良好的通风透光性。在修剪过程中，工作人员应适当去除过密或过长的枝条，调整树冠结构，保持树冠的层次感和立体感。同时，要注意保护树木的骨架枝，避免过度修剪。

衰老树的修剪重点是复壮更新，延长树木寿命。在修剪过程中，工作人员应重点去除病虫枝、弱枝、枯枝和衰老枝，以促进新枝的萌发和生长。同时，可以通过修剪调整树冠结构，提高树木的抗逆性和适应性。

（四）依据树木的生长环境条件

环境条件包括土壤状况、气候特点等，这些因素都会影响树木的生长。例如，在土壤肥沃的地方，树木生长旺盛，修剪量可以相对宽松一些，以保持其自然的生长形态；而在土壤贫瘠的地方，树木生长可能较为缓慢，修剪时则需更加谨慎，避免过度修剪影响树木的生存。此外，气候特点也会影响修剪的时机和方式，如在多风地区，修剪时应考虑降低树冠高度，提高树冠的稀疏度。

三、园林树木整形修剪的时期

（一）冬季修剪

冬季修剪主要在树木落叶后至发芽前进行，这一时期的修剪最为适宜。在这个时间段，树木处于休眠状态，生理活动相对缓慢，修剪造成的伤口容易愈合，对树木的生长影响较小。同时，冬季修剪还可以预防病虫害的发生，因为许多病虫害都隐藏在树木的枝条和叶片中，修剪掉这些部位可以有效清除潜在的病源和虫源。

在冬季进行修剪时，工作人员需要根据植物的种类、生长习性及修剪目的来选择合适的修剪方法。一般来说，冬季修剪的主要方法包括短截、疏剪和回缩等。短截是指剪去枝条的一部分，以刺激侧芽萌发和增加枝条数量；疏剪也叫疏枝，是指去除过密或弱小的枝条，以改善通风透光条件；回缩也叫缩剪，是指将多年生枝条剪短，以调整树形和培养骨干枝。

（二）夏季修剪

夏季修剪应在树木生长旺盛的时期进行，通常是在 5 月至 8 月。此时，树木的新梢生长迅速，修剪后能够迅速恢复并形成良好的树冠结构。需要注意的是，夏季修剪应避免在高温、干旱或下雨等天气条件下进行，以免对树木造成过大的伤害。

夏季修剪主要包括疏剪、短截和辅助性修剪等几种方式。疏剪主要是去除病虫枝、干枯枝、过密枝等，以改善通风条件和增强叶片的光合作用。短截则是对一年生枝条进行部分修剪，刺激剪口下的侧芽萌发，从而控制树形和枝条长度。辅助性修剪则包括回缩、摘心、除芽等措施，目的是防止枝条生长过于旺盛，保持植株整体均匀生长。

四、园林树木常用的造型

（一）自然式造型

在自然式造型中，园林树木常常被设计成孤植、丛植或群植的形式。孤植树通常选择形态优美、树冠丰满的树种，作为园林中的焦点或标志。在丛植形式中，树丛是由多株形态相近的树木组合而成，对这些树木进行搭配，以形成层次丰富、错落有致的景观效果；群植则是以大面积种植的方式，模拟自然界中植物群落的生长状态，营造出一种广袤、自然的视觉氛围。

此外，自然式造型还注重植物的色彩、季相变化，以及与周围环境的协调。工作人员通过选择不同花色、叶色的植物，以及利用植物的季相变化，可以营造出四季有景、时移景异的景观效果。同时，自然式造型还强调植物与硬质景观、水体等元素的融合，通过巧妙的搭配和布局，使植物与周围环境相互映衬、相互借景，形成一幅幅美丽的自然画卷。

（二）规则式造型

规则式造型是园林树木配置中一种重要的形式。具体来说，在进行园林树木整形修剪时，常用到的规则式造型主要是几何形体造型，即将树木修剪成球体、立方体、圆锥体等几何形体，使其线条简洁明了，具有极强的视觉冲击力。这种造型方式常用于树阵等区域，能够突出园林的规整感和秩序感。

（三）混合式造型

1.自然杯状形

自然杯状形是一种模拟自然生长状态的树木造型，其树冠呈现出中央高、四周低、形似杯状的外观。自然杯状形的造型特点主要体现在树冠的层次感和立体感上。工作人员可通过控制主枝和侧枝的生长方向和角度，使树冠呈现出自然生长的状态，既有规律又不失活泼。这种造型的优势在于能够充分展现树木的形态美，同时提高园林空间的利用率，使景观更加丰富多彩。

2.自然开心形

自然开心形是一种树冠呈现开放、舒展状态的园林树木造型。自然开心形的树冠结构特点主要表现为树枝分布均匀、层次分明。主枝呈放射状分布，侧枝则自然生长，与主枝形成错落有致的层次关系。整个树冠呈现出宽大而饱满的形态，给人以开阔、舒适的视觉体验。

3.多主干形和多主枝形

（1）多主干形

多主干形是指一株植物具有多个主干的造型。这种造型多适用于庭荫树、园路树等，旨在使其形成独特的树形和树姿。多个主干的分布需要工作人员经过精心的设计和修剪，以达到匀称、美观的效果。

在整形修剪方面，多主干形需要工作人员注重主干的选留和配置。在苗圃育苗期间，工作人员可以根据树种的生长习性和设计需求，选留适当数量的主干，并在主干生长过程中对其进行适时的修剪和调整。同时，也要注意侧枝的选留和修剪，使树冠保持匀称和美观。

多主干形的优点在于其独特的树形和树姿，能够给人留下深刻的印象。同时，多个主干的存在也增加了树冠的覆盖面积，使树木在园林空间中发挥更大的生态价值。

（2）多主枝形

多主枝形是指一株植物在主干上分布着多个主枝的造型。这种造型常见于观花乔木、庭荫树等植物，旨在形成丰满、开张的树冠，增加植物的观赏价值。

多主枝形的整形修剪关键在于主枝的选留和配置。在树木整形初期，工作人员需要根据设计需求和树种生长习性，确定主枝的数量和位置。在树木生长过程中，工作人员要适时修剪和调整主枝的生长方向和角度，使树冠呈现出匀称、丰满的形态。

多主枝形的优点在于其树冠开张、丰满，能够充分利用光照和空间资源，增强树木的光合作用。同时，多个主枝的存在也增加了树冠的层次感和立体感，使树木在园林空间中更具观赏价值。

4.中央领导干形

中央领导干形是园林树木造型中一种独特的艺术形式。这种造型以一棵树的主干为中心，周围的侧枝则呈现有序的分布状态。这种造型强调主干的突出地位。

5.伞形

伞形是园林树木造型艺术中的一种独特且富有创意的造型。伞形树木整体形态模仿雨伞的形状，顶部枝叶茂盛、扩散开来，形成自然的遮阳效果；下部则逐渐收缩，呈现出优雅而稳固的支撑结构。在公园或广场的开阔空间，种植大型伞形景观树，可以为游客提供遮阳避暑的场所，同时丰富景观层次。

五、常见的整形修剪术语及方法

（一）常见的整形修剪术语

1.分枝点

分枝点即树木主干开始分枝的地方，是树木在生长过程中自然形成的结构点。

2.特殊枝条

（1）直立枝

直立枝是指生长方向几乎垂直于地面的枝条。这类枝条生长势强，容易影响树冠的通风透光性能，同时也可能导致树形不协调。在整形修剪时，对于过于直立的枝条，通常采取短截或疏剪的方法，控制其生长势，并改善树冠结构。

（2）料生枝

料生枝通常指的是那些生长细弱、发育不良的枝条。这类枝条的出现可能是养分不足、光照不良或生长空间受限等原因导致的。在整形修剪时，料生枝通常被视为需要去除的对象，以优化树冠内的养分分配。

（3）水平枝

水平枝是指生长方向接近水平的枝条。这类枝条在树冠中通常起到连接和支撑的作用，对于维持树冠的形状和稳定性具有重要意义。在整形修剪时，对于水平枝一般根据需要进行适当修剪，以保持树冠的均衡和美观。

（4）下垂枝

下垂枝是指因生长过旺或受重力影响而向下弯曲的枝条。这类枝条容易影响树冠的美观性，并可能导致病虫害的滋生。在整形修剪时，对于下垂枝一般需要进行适当的短截或拉枝处理，以恢复其生长方向并改善树冠形态。

（5）内向枝

内向枝是指向树冠内部生长的枝条。这类枝条容易使树冠内部过于密集，影响树冠的通风透光性能，并可能导致病虫害的发生。在整形修剪时，对于过于密集的内向枝，应适当进行疏剪或短截，以保持树冠内部的通透性。

（6）重叠枝

重叠枝是指在树冠中生长方向相同且相互重叠的枝条。这类枝条会造成养分和空间的浪费，并影响树冠的通风透光性能。在整形修剪时，通常需要将重叠枝中的一根或几根去除，以减少枝条间的养分竞争并优化树冠结构。

（7）竞争枝

竞争枝是指位于同一生长点或附近位置，生长势相近且相互竞争的枝条。这类枝条可能导致树冠形态不规整，影响整体美观性。在整形修剪时，应根据树冠形态和生长势的需要，选择保留一根优势枝条，而将其他竞争枝去除或适当修剪。

（8）平行枝

平行枝是指生长方向大致相同且相互平行的枝条。这类枝条虽然不一定会相互竞争，但过多的平行枝可能会使树冠形态单调乏味。在整形修剪时，应根据需要适当调整平行枝的生长方向或长度，以增加树冠的层次感和美观性。

3.整形带

整形带是指在园林树木整形修剪过程中，人为设定的一个重点修剪区域。设定整形带的主要目的是通过调整该区域内的枝条生长，从而控制树冠的整体形态、结构，以及通风透光条件。

4.层距

层距是指在园林树木整形修剪过程中，树冠内相邻两层主枝或骨干枝之间的垂直距离。层距的设定对于控制树冠结构、改善通风透光条件，以及保持树形美观至关重要。适当的层距能确保树木各层次之间有足够的生长空间，有利于养分和水分的分配与吸收，从而提高树木的整体健康水平。

5.方位角

方位角是指某一枝条与某一基准方向（如正北、正东等）之间的夹角，用来确定枝条在树冠中的空间布局和分布状态。

6.剪口芽

剪口芽是指在整形修剪过程中，枝条被剪切后留在剪口处的芽。剪口芽的选择和处理直接关系到树木的生长势、枝条的伸展方向及树冠的整体形态。

7.转主换头

转主换头是园林树木整形修剪中的一项重要技术，主要用于调整树冠形态、更新枝条和提高树木的观赏价值。通过更换树冠的主干或主枝，工作人员可达到改变树形、促进树木生长和恢复树木健康的目的。

8.营养桩

营养桩主要由一部分保留的主干或枝条，以及支撑用的竹、木等材料组成。它的作用在于为树木提供稳定的支撑，同时保持树形的美观和生长势的均衡。

9.抬枝和压枝

抬枝和压枝是园林树木整形修剪中常用的两种技术手段。抬枝指的是通过修剪和支撑，使原本下垂或生长势弱的枝条上扬，形成更加挺拔、美观的形态；而压枝则是通过控制枝条的生长方向和角度，使其更加贴近地面或呈现出特定的形态。

（二）常见的整形修剪方法

1.短截

短截作为修剪的基本方法之一，是指剪去枝条的一部分，从而刺激植物侧芽萌发，形成新的枝条，使树冠更加丰满美观。

根据剪切程度的不同，短截可分为轻短截、中短截、重短截和极重短截。轻短截是剪去枝条顶端的少部分；中短截是在枝条中上部饱满芽处进行短截；重短截是在枝条中下部饱满芽处进行短截；极重短截则是剪去枝条的大部分，仅留枝条基部的几个芽。下面仅介绍轻短截和中短截：

（1）轻短截

轻短截主要刺激剪口下侧芽萌发，以形成较多的中短枝，使单枝生长势增强，有利于树冠的横向扩展。适用于培养花果类树木强壮的枝组，以及提高观叶树木的观赏性。

（2）中短截

中短截可刺激剪口下侧芽萌发，形成的长枝较多，有利于树冠的纵向扩展和骨干枝的培养。中短截可使树木的成枝力增强，常用于培养主枝和侧枝。

2.疏剪

进行疏剪时，首先要对植物的整体生长情况进行观察，明确需要去除的枝条类型及位置。修剪时要遵循"去弱留强、去老留新"的原则，确保修剪后的植物既能保持营养生长与生殖生长的平衡，又能保持美观。

疏剪包括轻疏剪、中疏剪和重疏剪。轻疏剪主要针对植物内部较细弱的枝条进行修剪，去除部分交叉枝和过密枝，以改善通风透光条件。中疏剪则涉及更多的枝条，除了去除弱枝和交叉枝，还要对树冠内部的部分大枝进行修剪，以达到调整树形和控制生长的目的。重疏剪通常用于修剪大型乔木或树冠过于茂密的植物。在进行重疏剪时，工作人员需要更加谨慎。首先要确定需要去除的大枝位置和数量，确保修剪后的树冠依然保持美观。修剪时要避免一次性去除过多枝条，以免对植物造成过大的伤害。同时，修剪后要对伤口进行处理，以防止病虫害的侵入。

3.回缩

回缩是园林树木修剪中常用的技术手法之一。它主要是通过剪去多年生枝条的一部分，达到刺激剪口下侧芽萌发，更新复壮枝条的目的。

回缩应根据树木的生长习性、年龄、生长势，以及修剪目的来确定具体的修剪强度和内容。一般而言，对于生长势较弱的植物，回缩程度应适中，避免过度修剪对植物生长造成影响；对于生长势旺盛的植物，则可以适当加重回缩程度，以控制其生长速度并塑造理想形态。

4.环剥与环割

环剥和环割是两种通过在树干或枝条上实施环形切割来达到特定生长控制目的的修剪技术。环剥是指在树干或枝条上环状剥去一定宽度的树皮和韧皮部，而环割则是仅割伤韧皮部而不剥去树皮。

环剥和环割都应根据树木的种类、生长势、生长阶段等因素来确定具体的时间和方法。例如，环剥促花应在新梢旺盛生长期或多数新梢停止生长后进行，而环割则多适用于肥水充足、叶片浓绿的木本果树和藤本果树。

5.刻伤

刻伤是指在树干或树枝上刻画一道伤口，以达到刺激植物生长、促进繁殖的目的。在适当的位置进行刻伤，可以刺激树木产生更多的不定芽或根蘖，从而增加繁殖材料或用于培育新的植株。进行刻伤时，应使用锋利的刀具，如刻刀或修枝剪，确保切口整齐、平滑，避免对树木造成不必要的伤害。

6.扭梢

扭梢主要用于调整枝条的生长方向和角度，以及控制枝条的生长势。在新梢木质化前，用手捏住新梢基部，轻轻扭转，使木质部与韧皮部略有损伤，但不断裂，就是扭梢。扭梢可以改变新梢的生长方向，使其呈水平或下垂状态，有利于控制树冠的扩展和枝的伸长。扭梢时应注意力度适中，避免损伤新梢。

7.开张角度

开张角度是整形修剪的手法之一，包括撑枝开角、拉枝开角、坠枝开角等。在修剪过程中，相关人员需要根据植物的种类、生长习性，以及修剪目的来确定具体的开张角度。

下面主要介绍撑枝开角、拉枝开角和坠枝开角：

（1）撑枝开角

撑枝开角是通过在枝条与主干之间设置支撑物来增大夹角的方法。这种方法适用于枝条角度较小、生长势强的植物。在操作时，需选择适当的支撑物，如竹竿、木棍等，并将其固定在枝条与主干之间，以调整角度。

（2）拉枝开角

拉枝开角是通过绳子、铁丝等工具，将枝条向一侧拉拽，从而增大其与主干之间的夹角。这种方法适用于枝条较软、易于操作的树木。拉枝时要注意力度适中，避免损伤枝条。

（3）坠枝开角

坠枝开角是在枝条末端悬挂重物，利用重力作用使枝条自然下垂，从而增大枝条角度。这种方法适用于生长势较强、枝条较硬的植物。在操作时，应选择适当的重物，并确保悬挂位置稳固。

六、不同类型园林树木的整形修剪

（一）行道树的整形修剪

1.杯状形行道树的整形修剪

对于杯状形行道树，工作人员通常会在苗圃中完成主干培养或基本造型，或者在定植后进行整形工作。在整形过程中，工作人员需要确保主干的高度达到 3～4 m，并在主干上选留 3～5 个方向不同、分布均匀且与主干成 45°夹角的枝条作为主枝培养。对于选定的主枝，冬季修剪时留 80～100 cm 短截，剪口芽选留在主枝的两侧，并处于同一平面上。在修剪过程中，工作人员要注意保持树冠的匀称和树形的稳定。

2.开心形行道树的整形修剪

在行道树种植初期，将主干留至一定高度（通常是 3 m）进行截干。这一步骤是为了确保树木在后续生长中能够形成理想的树冠形态。春季发芽后，工作人员应选留 3～5 个位于不同方向、分布均匀的侧枝进行短截，以促进这些枝条生长成为主枝。其余枝条应全部剪除，以保持树形的整洁和美观。在生长季节，工作人员应注意将主枝上的芽抹去，仅保留 3～5 个方向合适、分布均匀的侧枝。到来年萌发后，选留 6～10 个侧枝，使其向四方斜生，并进行短截。这样能够促进次级侧枝的形成，使树冠形态更加丰满和匀称。

3.有中央领导干的行道树的整形修剪

行道树在定干时，应确保同一条干道上分枝点的高度一致，整齐划一。对于有中央领导干的行道树，如杨树、雪松、侧柏等，其分枝点的高度需根据树种特性及树木规格来确定。工作人员可在主干上选择生长健壮、分布均匀的侧枝进行培养，使其成为主枝。在修剪过程中，工作人员要特别注意保护顶芽向上生长。如果顶芽受损，应选择直立向上生长的枝条或在壮芽处短截，并抹去其下部侧芽，使新抽出的直立枝条代替原顶芽，避免出现多头现象。对于侧枝的生长，工作人员要根据需要进行适当控制。对于生长过旺或过密的侧枝，工作人员要及时进行修剪，以保持树冠的通风透光性。同时，工作人员要控制树冠的大小和形状，避免其过于庞大或不规则。

4.无中央领导干的行道树的整形修剪

首先，需要确定合适的分枝点。分枝点通常取决于树种、树龄、种植环境及道路宽度等因素。对于无中央领导干的行道树，如种植在架空线路下的路旁，分枝点高度一般应设为 2 m 至 2.5 m，不应超过 3 m；如种植在快车道旁，则分枝点高度应在 2.8 m 以上。定好分枝点后，应选择生长健壮、分布均匀的侧枝作为主枝。主枝的数量和长度要根据树冠的期望形状和大小来确定。一般选留主枝时最好下强上弱，主枝之间要相互错开，形成圆锥形或其他理想的树冠形状。应及时修剪过密、交叉、病虫、枯死等枝条，以维持树冠良好的通风透光性。同时，根据主枝的长短和苗木的大小进行剥芽，控制新芽的数量和位置，促使枝条发育，形成理想的树形。剥芽的次数和数量应根据具体情况而定，一般每主枝首次留 3～5 个芽，第二次定芽 2～4 个。

（二）庭荫树的整形修剪

庭荫树的美观性通常在于其自然姿态的美，因此，修剪庭荫树时应尽量保持其原有的形态，避免过度的人工干预。对于生长过于密集的枝条，应适当进行疏剪，以维持树冠良好的通风透光性。这有助于防止病虫害的滋生，同时能够促进树木的健康生长。庭荫树通常选择在其生长季节进行修剪，这样工作人员可以更好地观察树冠的生长情况，并及时进行必要的修剪。同时，要避免在雨天或高温天气进行修剪，以免影响修剪效果和树木的生长。

（三）藤本植物的整形修剪

1.棚架式

首先，建立坚固的棚架是整形修剪的前提。棚架的形状可以根据需要进行选择，一般为正方形、长方形、圆形、多边形或复合形等。在棚架旁边种植需要整形的藤本植物，确保它们能够良好地生长，并与棚架相结合。

接下来，进行整形修剪。在藤本植物成活后，为了促使其发出数条强壮的主蔓，工作人员需要在近地面处对其进行重剪。在主蔓长长后，需要诱引其上架，并逐步使其蔓延于架顶。同时，要使侧蔓均匀地分布在架面上，以达到美观且实用的荫棚效果。

2.凉廊式

建立坚固的凉廊结构，并在其旁边种植适宜的藤本植物。在植物成活后，为了促使植物发出数条强壮的主蔓，工作人员应在离地面适当距离的位置对其进行重剪。在主蔓长长后，需要适时诱引其上架，并逐步使其蔓延至凉廊的架顶。在此过程中，应确保侧蔓能够均匀地分布在凉廊的架面上，避免出现侧面空虚的情况。

3.篱垣式

根据篱垣的长度确定栽植株数，确保植物在篱垣下分布均匀。在种植时，工作人员应将植物的主干修剪得相对较短一些，主蔓则可适当留多一些，并确保它们分布均匀。将各主蔓按照设计的格式牵引并固定在镂空的墙体、围栏或立架上，每年对侧枝进行短剪，以维持篱垣的整齐形状。侧枝的修剪可以根据需要进行，以保持篱垣的美观和功能性。

4.附壁式

在进行附壁式整形修剪时，工作人员首先需要将藤蔓引上墙面，让它们自行依靠吸盘或吸附根逐步布满墙垣。在这个过程中，修剪工作主要包括短截和回缩，以促进分枝形成，防止基部空虚。同时，也要对其进行常规的疏剪，以保持植物的健康生长。对于攀缘能力不太强的种类，如藤本月季、藤本蔷薇等，也可以采用附壁式整形修剪，但需要给予更多的人工扶持，如工作人员需用骑马钉将主蔓固定在墙上，并根据设计对其进行修剪和牵引。

（四）花灌木的整形修剪

1.新栽灌木的修剪

对于有主干的灌木，应保留一个较短的干，并在干上选留方向合适的 3～5 个主枝，其余的全部疏除。对于无主干的灌木，应选留 4～5 个分布均匀、生长正常的丛生枝，其余的全部疏除。保留的枝条一般应短截 1/2 左右，以促进新梢的生长。

2.根据树木生长习性和开花习性进行修剪

首先，了解灌木的生长习性是修剪工作的基础。不同种类的灌木具有不同的生长速度和形态特点。一些灌木生长迅速，容易形成茂密的树冠；而另一些灌木则生长缓慢，树冠较为稀疏。因此，在修剪时，工作人员需要根据灌木的生长速度来控制修剪的频率和强度，以保持灌木形态美观和健康生长。

其次，灌木的开花习性也是工作人员在修剪过程中需要考虑的重要因素。一些花灌木的花芽会长在上一年度的枝条上，而另一些花灌木的花芽会长在新生的枝条上。对于前者，在修剪时需要特别注意保留上年度的枝条，以确保花芽的正常发育和开花效果。对于后者，则可以通过修剪来刺激新生枝条的生长，从而增加开花量。

3.根据树龄、树势进行修剪

对于幼龄花灌木，由于它们处于生长旺盛期，修剪的主要目的是整形，促进树冠的形成和枝条的合理分布。此时，修剪程度应相对较轻，避免过度修剪影响树木的正常生长。同时，应严格控制直立枝的生长，防止其破坏整体树形。对于斜生枝的上位芽，在冬季修剪时应剥掉，以防止其长成直立枝。

对于成龄花灌木，修剪的重点则在于保持树形的美观和稳定，以及改善树冠内部的通风和透光条件。此时修剪程度应相对较重，以控制树冠的大小和形状，同时去除病虫枝、弱枝、交叉枝和过密枝，使树冠内部的通风透光性良好，确保树木的健康生长。

对于老龄花灌木，由于它们的生长势已经逐渐减弱，修剪的目的主要是保持其生命力，延缓其衰老。此时修剪应更加谨慎，避免过度修剪导致树木生命力进一步下降。可以适当地进行疏剪和短截，去除衰老枝、病虫枝和弱枝，促进新梢的生长，以保持树木的活力和美观性。

（五）绿篱的整形修剪

1.矮绿篱与中绿篱

对于矮绿篱（高度一般在 0.5 m 以下），修剪的重点在于保持其宽度和形状；而对于中绿篱（高度一般为 0.5 m 至 1.5 m），修剪时则需要确保枝条高度一致，以形成平整的修剪面。

2.高绿篱

对于高绿篱（高度一般在 1.5 m 以上），修剪的重点在于塑造优美的形态和防止上层植物遮挡下层植物的光线。修剪时，应对遮挡光线的多余枝叶进行修剪，保持篱体的通风透光性。同时，也要修剪掉黄叶、病虫枝等不良枝叶。对于需要塑造特定形状的高绿篱，可以通过特定的修剪技巧来实现。

3.花篱

对于花篱，修剪的重点在于保持花篱的自然美和促进花芽分化。花篱的修剪一般采用自然式造型，即在保持篱体基本形状的前提下，尽量保留植物的自然生长状态。修剪时，主要剪除枯死枝、病虫枝和扰乱造型的枝条，以保持篱体的美观。同时，在开花后可进行适当的修剪，这有助于防止其大量结果和新梢生长而消耗大量营养，促进花芽分化，为来年或下期开花做准备。

七、园林树木损伤与修复

（一）自然灾害及其防治

1.冻害

（1）冻害的类型与表现

冻害是园林绿化养护中常见的自然灾害。根据不同的受冻程度和受害部位，冻害可大致分为以下几种类型：

枝干冻害：主要发生在幼树或新梢上，表现为树皮开裂、枝干枯死。严重时，整个树冠的枝条都会枯死，影响树木的生长和景观效果。

根系冻害：主要发生在土壤温度过低时，根系吸水能力下降，导致树木地上部分因缺水而枯萎。根系冻害往往不易察觉，但对树木的生长影响深远。

花芽冻害：发生在开花前或开花期，花芽受冻后无法正常开放，影响其观赏价值。

（2）冻害预防方法

为了有效预防冻害，工作人员可以采取以下措施：

选择抗寒性强的树种：在园林设计中，应优先选择抗寒性强的树种，以减少冻害的风险。

加强栽培管理：合理的施肥、浇水、修剪等措施，可增强树木的抵抗力，提高其对低温的适应能力。

物理防护：在冬季来临前，对树干进行包裹或涂抹防寒涂料，以减少其热量散失。

2.霜害

（1）霜害的类型与表现

由于温度急剧下降至 0 ℃，甚至更低，空气中的饱和水汽与树体表面接触，凝结成冰晶，这些冰晶对植物的幼嫩组织或器官产生伤害的现象称为霜害。根据霜害发生时间及其与树木生长的关系，霜害可以分为早霜和晚霜。早霜又称秋霜。由于当年夏季较为凉爽，秋季又比较温暖，树木的生长期推迟，枝条在秋季不能及时成熟和停止生长，木质化程度较低。在遭受霜冻时，枝条的一些部位受害。有时即使在正常年份，如遭遇突然来临的霜冻也会造成霜害。晚霜又称倒春寒，一般发生在树体萌动后，气温突然下降，使刚长出的幼嫩部分受害。经受晚霜危害后，针叶树常发生叶片变红和脱落现象，阔叶树的嫩枝和叶片会萎蔫、变黑和死亡。发芽较早的树种，或树木因春季温暖过早萌发等最易遭受晚霜袭击；南方树种引种到北方，也容易受晚霜危害。从总体来看，与早霜相比，晚霜具有更大的危害性。

（2）霜害防治方法

①物理与农业防治方法

物理防治方法主要包括覆盖保温、熏烟防霜和灌溉防霜等。覆盖保温即在霜冻来临前，使用稻草、塑料薄膜等材料覆盖树木的枝干和根系，以减少热量散失；熏烟防霜是在霜冻来临前点燃烟雾剂，形成烟雾层，减少地面辐射散热，提高近地面温度；灌溉防霜则是在霜冻来临前对树木进行灌溉，利用水的热容量大、导热性好的特点，提高土壤温度，减轻霜害。

农业防治方法则强调加强对树木的栽培管理，通过合理施肥、浇水、修剪等措施，增强树木的抵抗力。同时，选择抗寒性强的树种进行种植，也是降低霜害风险的有效手段。

②生物与化学防治技术

生物防治技术主要利用生物制剂或微生物来防治霜害。例如，可以利用一些具有抗寒性的微生物制剂喷洒树木，提高其抗寒能力。然而，目前生物防治技术在霜害防治方面的应用还较为有限，需要进一步研究和探索。

化学防治技术则通过喷洒化学药剂来减轻霜害。这种方法虽然短期内有效，但长期使用可能会对树木和环境造成不良影响，因此应谨慎使用。

3.雪害

雪害是指由于大量积雪或雪层结冰对园林树木造成的损害。在降雪频繁或积雪深厚的地区，雪害成为威胁园林树木健康生长的重要因素。雪害不仅直接影响树木的外观和生长，严重时还会导致树木枝干断裂、树冠变形，甚至整株死亡，对园林景观的完整性和美观性造成严重影响。

为了减轻雪害对园林树木的损害，工作人员需要采取一系列的预防措施：首先，可以通过修剪树冠、调整树形等方式，减少积雪在树枝上的堆积量。其次，加强对树木的施肥和浇水等养护管理，以增强树木的抗寒性和生长势。最后，还可以使用一些物理手段，如设置防风屏障、包裹树干等，以减少雪害对树木的影响。

4.日灼

（1）日灼的概念与成因

日灼是指树木在强烈的阳光照射下，由于树体组织无法有效散发热量，导致局部温度过高的现象。尤其在夏季高温干旱的天气条件下，日灼现象尤为严重。日灼的成因主要包括高温、强光和树木自身的抗旱能力较弱等。

（2）夏季日灼预防措施

针对夏季日灼现象，工作人员可采取以下预防措施：

①选用抗日灼能力强的树种进行栽培，以提高园林树木的适应性。

②加强对树木的养护管理，提高树木的抗旱能力，包括合理施肥、适时浇水、修剪枝叶等。

③在阳光强烈的时段，对易发生日灼的树木进行遮盖处理，减少阳光直射。

（3）冬季日灼防治措施

在冬季，虽然日照强度相对较低，但干燥、多风的气候条件也可能导致树木出现日灼现象。因此，工作人员需采取以下措施进行防治：

①在树干上刷涂白剂，以减少树体对阳光的吸收，降低温差变化对树体的伤害程度。

②适时进行灌溉，保持土壤湿润，有助于树体抵御低温、干旱的侵害。

5.雷击

（1）雷电的主要形式

①直击雷。直击雷是云层与地面凸出物之间的放电形成的。直击雷可在瞬间击伤或击毙人畜。巨大的雷电流流入地下，令雷击点及其连接的金属部分产生极高的对地电压，可能直接导致接触电压或跨步电压的触电事故。

②球形雷。球形雷是一种球形、发红光或极亮白光的火球，运动速度大约为 2 m/s。球形雷能从门、窗、烟囱等通道侵入室内，极其危险。

③雷电感应，也称感应雷。雷电感应分为静电感应和电磁感应两种。静电感应是由于雷云接近地面，在地面凸出物顶部感应出大量异性电荷所致。雷云与其他部位放电后，凸出物顶部的电荷失去束缚，以雷电波形式，沿突出物极快地传播。电磁感应是由于雷击后，巨大雷电流在周围空间产生迅速变化的强大磁场所致。这种磁场能在附近的金属导体上感应出很高的电压。

（2）树木防雷措施

为了降低雷击对树木的损害，工作人员可以采取以下防雷措施：

对于孤立的高大树木，应安装避雷针，并确保其接地良好。在树木周围设置避雷网或避雷带，以扩大避雷保护范围。

对于易受雷击的树种，应对其加强养护管理，提高其抗雷击能力。

6.风害

（1）风害类型与特点

风害的类型多种多样，包括台风、龙卷风、雷雨大风等。这些风害类型具有不同的特点和影响范围。台风风力强劲，影响范围广泛，常伴随暴雨和雷电，对园林树木造成严重威胁。龙卷风的风力更加猛烈，破坏力极强，虽然影响范围较小，但一旦发生，对树木的破坏往往是毁灭性的。雷雨大风则较为常见，虽然风力相对较小，但长时间的雷雨大风也会对树木造成一定损伤。

（2）风害预防措施

为了减轻风害对园林树木的影响，工作人员可以采取以下预防措施：

合理规划种植布局：根据地形、风向等因素，合理规划树木的种植布局，避免在风口或空旷地带种植浅根性、树冠较大的树种。

加强树木养护管理：通过修剪树枝、加固树体等方式，提高树木的抗风能力。同时，加强施肥、浇水等养护工作。

设置防风屏障：在易受风害的区域设置防风屏障，如挡风墙、挡风林等，以减少风力对树木的直接冲击。

（二）市政工程对树木的危害

1.地形改变对树木的危害

（1）填土作业

首先，填土作业会直接改变树木的生长环境。大量土壤被填埋在树木周围，可能会压迫树木的根系，导致根系呼吸不畅，影响其正常功能。此外，新填的土壤可能与原有土壤在肥力、透气性、保水性等方面存在较大差异，这也会对树木的生长造成不利影响。

其次，填土作业可能会破坏树木的根系。在填埋过程中，如果操作不当，就可能直接切断树木的根系，或者使根系受到严重损伤。这将直接影响树木对水分和养分的吸收，导致树木生长受阻，甚至死亡。

再次，填土作业还可能对树木的树干和枝条造成损伤。在填埋过程中，树木的树干和枝条可能会受到机械损伤，如擦伤、折断等。这些损伤不仅会影响树木的美观度，还可能影响其正常生长。

最后，填土作业可能改变树木的生长空间和光照条件，进而影响其整体生长状况。

因此，在进行填土作业时，相关人员应充分考虑其对树木的影响，并采取适当的保护措施。例如，可以在填埋前对树木进行修剪或移植，以减少填埋对其的影响。在填埋过程中，应注意保护树木的根系和枝干，避免对其造成不必要的损伤。此外，还可以在填埋后加强对树木的养护和管理，促进其尽快恢复生长。

（2）取土作业

首先，取土作业过程中会移除树木周边的土壤，导致树木的根系直接暴露在外，失去原有的土壤保护。这不仅会破坏树木的根系结构，还可能影响树木吸收水分和养分的能力，进而对树木的生长和健康产生负面影响。

其次，取土作业可能改变土壤的结构和质地，使土壤变得贫瘠，不利于树木的生长。如果相关人员在取土过程中没有采取适当的土壤保护措施，就可能导致土壤流失，进一步加剧树木生长环境的恶化。

最后，取土作业还可能改变地形，使原本平坦或有一定坡度的地面变得崎岖不平。这种地形变化可能导致树木的根系受到机械损伤，甚至使树木倾斜或倒伏，对其生存构成威胁。

因此，在市政工程中，相关部门应尽量避免或减少对树木的取土操作。如果必须进行取土作业，相关部门应提前制定详细的施工方案和树木保护措施，确保取土过程中不会对树木造成过大的伤害。同时，在取土后，相关人员应及时进行土壤回填和修复工作，为树木生长提供良好的环境。

（3）高程变更

首先，高程的升高或降低会导致气温的变化。一般来说，随着高程的升高，气温会逐渐降低，反之则会升高。这种气温的变化会影响树木的生长速度和生理活动。如果树木无法适应新的气温条件，可能会出现生长迟缓、叶片变色，甚至死亡的情况。

其次，高程变更还会影响降雨量和空气湿度。如果降雨量减少，那么树木可能会面临水分不足的问题，影响其正常生长；如果空气湿度降低，那么树木的蒸腾作用可能会加强，导致其体内水分流失过快，同样不利于其生长。

最后，高程变更还可能导致土壤类型和肥力的改变。随着高程的变化，土壤中的有机质分解过程，以及土壤的淋溶作用和灰化作用等过程可能会发生变化，进而影响到土壤的 pH 值和肥力。如果土壤肥力下降，树木就可能会因为缺乏必要的养分而出现生长不良的情况。

因此，在市政工程中，为了减少对树木的伤害，相关部门需要充分考虑地形高程变更对树木生长的影响。在设计和施工过程中，相关部门应尽量避免对树木生长环境造成过大的破坏，同时应采取适当的保护措施，如设置挡土墙、排水沟等，以减少水土流失和土壤侵蚀对树木的影响。此外，在施工结束后，相关部门还可以通过施肥、灌溉等措施来恢复和改善土壤肥力，以促进树木的生长。

2.地下市政设施建设对树木的危害

首先，地下公用设备、设施的埋设过程可能严重损伤树木的根系。这种损伤不仅源于直接的物理压迫，还可能源于施工过程中的土壤翻动和压实，改变了树木生长的土壤环境，进而影响其根系的正常功能。

其次，地下管线的存在也可能对树木生长产生直接或间接的影响。例如，地下管线的埋设可能限制树木根系的垂直分布，特别是在管道密集的区域。此外，管道附近土壤的温度变化也会对树木生长产生影响，如热力管线导致的土壤温度升高，虽然对某些不耐寒的树种有利，但也可能对其他树种造成不利影响。

再次，地下市政设施的建设往往伴随着大量的土方工程，如挖掘和回填。在施工过程中，工作人员可能会切断树木的吸收根群，影响其正常的水分和营养吸收。即使在回填过程中使用了原土，也可能因为土壤结构的改变而影响树木的生长。

最后，地下市政设施建设还可能改变树木周围的水文环境，如改变地下水位或排水系统，进而对树木的生长条件造成影响。例如，地下水位的变化可能影响树木根系的吸水能力，而排水系统的改变则可能影响土壤湿度，从而影响树木的健康状况。

3.铺筑路面对树木的危害

首先，在铺路过程中，树木的根系可能会受到损伤。比如，在浇筑混凝土时，混凝土会占据原有土壤空间，导致树木的根系受到压迫，从而影响其正常生长。根系受损后，树木的吸收和传导功能会受到限制，导致其生长速度变慢，甚至可能出现死亡。

其次，铺路会影响土壤的透气性和透水性。土壤被密实化后，孔隙减少，导致土壤含氧量降低，进而影响树木根系的呼吸和微生物的繁殖。同时，铺装材料一般透水性较差，雨水无法有效渗入土壤，导致树木长期得不到足够的水分，影响其正常生长。

再次，铺路还可能导致土壤温度升高。高温环境会对树木的根系造成损害，影响其正常生理功能。

最后，铺路还可能对树木的基部造成环割。随着树木的生长，主干不断增粗，如果靠近主干铺设铺装材料，可能会导致铺装材料"长"进树干内，造成茎基部环割。这会对树木的上下营养传输造成影响，严重时会导致树木死亡。

（三）树体的保护和修补

1.树干涂白

（1）树干涂白的主要作用

①杀菌、防虫：涂白剂中的成分能有效杀灭树皮上的病菌和越冬虫卵，降低病虫害的发生率。同时，涂白后的树干对害虫有一定的趋避作用，能减少害虫对树体的危害。

②防冻害：在冬季，涂白剂能反射阳光，减少树干对热量的吸收，降低昼夜温差对树干的伤害，从而起到防冻的作用。

③美化环境：整齐一致的涂白高度能提升园林的整体美观度，给人以整洁、清新的视觉感受。

（2）涂白方法与步骤

涂白前，应先将树干上的树皮、青苔、地衣等杂物清除干净，以免影响涂白效果。然后，将配制好的涂白剂搅拌均匀，用刷子或喷枪等工具均匀地涂抹在树干上。涂白应从树干基部开始，向上涂刷至一定高度（一般为 1.0～1.5 m），确保涂层厚度均匀、无遗漏。

2.树干包扎

常用的包扎材料包括塑料薄膜、草绳、绷带、无纺布等。包扎方法需根据伤口的大小和形状灵活调整。对于较小的伤口，可直接使用绷带或草绳进行包扎；对于较大的伤口，则需在伤口周围固定支撑物，再用塑料薄膜或无纺布等材料进行包扎。在包扎过程中，工作人员应注意保持包扎材料的紧密性和稳定性，避免松动或脱落。同时，还需注意包扎力度适中，避免对树体造成二次伤害。

3.树体支撑

常见的树体支撑类型包括门字形、人字形、三角形等。它们能满足不同情况下的树体支撑需求。

支撑结构应根据树木的高度、树冠大小，以及周围环境等因素进行合理设计。一般来说，支撑结构应在树干上保持稳定牢固，且高度适中，以确保树木的稳定性。同时，支撑结构应与树木保持一定的距离，避免对树皮造成损伤。

4.伤口治疗

（1）伤口评估

首先，工作人员需要对伤口进行详细的评估，确定伤口的大小、深度和位置。这有助于其了解伤口的严重程度，从而制订合适的治疗方案。

（2）清理伤口

工作人员应使用锋利的刀具或专用的清理工具，将伤口周围的坏死组织、树皮碎片和其他杂物彻底清除。确保伤口边缘整齐，有利于后续的治疗和愈合。

（3）消毒处理

工作人员清理完伤口后，应使用杀菌剂或消毒剂对伤口进行彻底消毒，以防止病菌的侵入和感染。

（4）涂抹药剂

工作人员应根据伤口的具体情况，选择适当的药剂进行涂抹。例如，可以涂抹促进伤口愈合的生长剂、防腐剂等。这些药剂有助于加快伤口愈合的速度，并防止病菌的滋生。

（5）包扎保护

对于较大的伤口，可以使用塑料薄膜、绷带或其他适当的材料进行包扎，以保护伤口免受外界环境的侵害。包扎时要确保松紧适度，既不过紧影响树体的呼吸和生长，也不过松导致伤口暴露。

5.树洞修补

对于较小的树洞，可以采用清理和消毒的方法。工作人员需使用合适的工具将树洞内的腐烂物质和杂物清除干净，然后用消毒剂对树洞进行消毒，以防止病虫害的滋生。

对于较大的树洞，可能需要进行更为复杂的修补工作。一种常见的方法是使用填充物进行填补。根据树洞的大小和深度，工作人员可选择合适的填充材料，如水泥、木块或专用的树洞填补剂等。在填充之前，同样需要对树洞进行清理和消毒。填充时，要确保填充物与树体紧密结合，不留缝隙，以防止水分和病虫害的侵入。

第三节　古树名木的养护管理

古树名木是指那些历经岁月沧桑，具有独特历史、文化和生态价值的珍贵树木。它们不仅是大自然的瑰宝，更是人类文明的重要组成部分。

古树名木的首要特征在于其悠久的树龄。这些树木大多经历了数百年甚至上千年的风雨洗礼，见证了时代的变迁。它们之所以珍贵，除了因为树龄长久，还因为它们往往具有独特的形态、纹理。此外，部分古树名木由于自然环境和人为因素的影响，数量稀少，因而更显珍贵。

一、保护与研究古树名木的意义

（一）古树名木是历史的见证

古树名木作为自然界中的长寿者，历经风霜雨雪，见证了岁月的沧桑和历史的变迁。每一棵古树名木都承载着丰富的历史文化信息，是历史的活化石和无声的见证者。

首先，古树名木以其独特的生长历程和形态，记录着自然环境的变迁。它们经历了地质、气候、生态等多方面的变化。这些古树名木的存活状态、生长形态，以及与周边环境的关系，为学者研究过去的环境条件和气候变化提供了宝贵的线索。

其次，古树名木往往与人类的历史活动紧密相连。许多古树名木都被人们赋予了特定的名称、寓意或传说，成为地方文化的重要组成部分。它们见证了人类的繁衍生息、社会发展及文化传承。在一些历史事件中，古树名木甚至作为关键角色，见证了历史的转折和变革。

最后，古树名木还承载着人们对自然的敬畏和尊重。在古代，人们常常将古树视为神灵的居所或守护神，对其进行崇拜和祭祀。这种对古树的崇拜和尊重体现了人类与自然和谐共生的理念，也为我们传承和弘扬生态文化提供了重要的借鉴。

（二）古树名木为文化艺术领域增添光彩

古树名木以其悠久的历史和旺盛的生命力，为文化艺术领域增添了无尽的光彩。它们不仅是自然界的瑰宝，更是文化艺术创作的重要灵感来源和表现对象。

首先，古树名木为文学艺术的发展提供了丰富的素材和灵感。历代文人墨客常常以古树为题材，通过描绘其形态、神韵和历史背景，抒发自己的情感和思考。古树名木坚韧不拔的品质及其与自然环境的和谐共生，都成为文学艺术作品表达人与自然关系、生命意义，以及历史变迁的重要元素。

其次，古树名木也是绘画、摄影等视觉艺术的重要表现对象。艺术家通过细腻的笔触或镜头，捕捉古树名木的独特形态和神韵，展现出它们的自然美和艺术价值。这些作品不仅表达出了艺术家对古树名木本身的赞美，还表达出了艺术家对大自然的敬畏和对生命的珍视。

最后，古树名木还在园林设计、城市规划等领域发挥着重要作用。在园林设计中，古树名木常常被当作景点的核心，为园林营造古朴典雅的氛围。在城市规划中，保护和利用古树名木不仅可以提升城市的生态环境质量，还可以彰显城市的历史文化底蕴和特色。

（三）古树名木是历代陵园、名胜古迹的佳景之一

在陵园中，古树名木往往承载着人们对先人的缅怀和纪念之情。它们不仅见证了家族的兴衰荣辱，也见证了历史的变迁。这些古树名木以其高大的身躯、茂盛的枝叶和沧桑的树皮，营造出一种庄重而神圣的氛围，使人们能够在缅怀先人的同时，感受到大自然的力量和生命的坚韧。

在名胜古迹中，古树名木更是成为景点的重要组成部分。它们与古建筑、古石刻等文化遗产相互映衬，共同构成了一幅幅美丽的画卷。这些古树名木不仅为景点增添了自然之美，还承载着丰富的历史信息和文化内涵。游客在欣赏古树名木的同时，也能够更好地理解和感受景点的历史价值和文化价值。

（四）古树对于树种规划有很高的参考价值

古树多为乡土树种，对当地气候条件和土壤条件有很高的适应性，因此，古树是树种规划的最好的依据。例如，在以前，人们对"北京市郊区最适合种什么树"这个问题颇有争议：最初，一些专家认为刺槐比较合适，之后研究发现，刺槐虽然耐旱，幼年速生，但它对土壤肥力比较敏感，容易出现生长停滞的情况，最终长不成材；20 世纪 60 年代，很多人认为油松最适合，因为油松林在当时正处于速生阶段，山坡上一片葱翠，但之后人们也发现油松会出现平顶分杈现象，生长衰退。这时，人们注意到幼年并不速生的侧柏、圆柏却能稳定生长。北京市的古树中，恰以侧柏及圆柏居多，其中故宫和中山公园都有几百株古侧柏和圆柏，这说明它们是经受了历史考验的北京地区的适生树种。如果早日领悟了这个道理，人们在树种选择上就可以少走许多弯路。所以，古树对于城市树种规划有很高的参考价值。

二、古树名木的调查、登记、存档

（一）调查

1.现场调查法

专业人员亲自前往每一棵疑似或已知的古树名木所在地，进行详细的观察和记录。记录信息包括树木的基本信息（如种类、树龄、高度、冠幅等）、生长情况（如健康状况、生长环境等），以及历史背景（如是否与历史事件或人物有关）。

2.文献调查法

专业人员查阅相关的历史文献、书籍、地图、照片等资料，了解古树名木的历史、文化和生态价值。这种方法可以与现场调查法相互印证，提供更全面的信息。

3.数字化调查法

专业人员利用现代科技手段,如无人机航拍、三维扫描等,对古树名木进行更精确的记录。同时,数据库的建立,可以使相关人员管理和查询这些数据更加方便。

(二)登记

专业人员在调查的基础上,对确认的古树名木进行登记。登记内容应包括树木的详细信息(如编号、名称、位置、特征等)、调查数据及评估结果。登记过程中应确保数据的准确性和完整性,以便后续的管理和保护工作能够顺利开展。

(三)存档

1.纸质档案

专业人员应将古树名木的登记信息整理成纸质档案,为每株树木建立独立的档案卷,内容包括其基本信息、调查数据、评估结果,以及相关的历史文献和照片等资料。这些档案应按照规范进行整理、编号和存放,以便相关人员进行查阅和管理。

2.电子档案

专业人员可利用计算机技术,将古树名木的登记信息转化为电子档案。电子档案具有存储量大、查询方便、易于更新等优点,可以提高相关人员管理和保护工作的效率。

三、古树名木衰老的原因

（一）土壤密实度过高

在土壤板结的情况下，古树名木根系的生长受到严重抑制。根系是树木吸收水分和养分的主要器官，土壤板结会导致根系无法正常生长和伸展，树木就无法获得足够的营养和水分，进而影响其正常生长。

此外，土壤密实度过高还可能引发其他连锁反应，如土壤理化性质的恶化、营养不足等，进一步加剧古树名木衰老。

（二）树干周围铺装面过大

首先，大面积的铺装会阻隔土壤与大气中的水分和气体进行交换。树木的正常生长需要土壤具备良好的透气性和适宜的水分含量，而铺装面过大会阻隔土壤与空气的接触，导致土壤透气性下降，水分难以积蓄。这会使古树的根系处于缺氧和缺水的状态，影响其正常生长。

其次，铺装面过大还会限制古树名木根系的扩展。树木的根系需要足够的空间来生长和扩展，以吸收更多的养分和水分。然而，大面积的铺装会限制根系的生长范围，使古树名木无法获取足够的营养。

最后，铺装面过大还可能增加土壤温度，对古树名木造成热害。在阳光直射下，铺装面会吸收并传导热量，导致土壤温度升高。过高的土壤温度会对古树名木的根系造成损伤，影响其正常生理功能。

（三）土壤理化性质恶化

土壤的理化性质包括土壤通气性、土壤保水性、土壤是否贫瘠等。土壤通气性较差会导致古树名木根系呼吸受阻，影响根系的正常功能；土壤保水性下降会使得土壤中的水分容易流失，导致古树名木在干旱季节无法获得足够的水分；土壤贫瘠会限制古树名木对养分的吸收，使其无法得到充足的营养，从而影响其正常生长。

（四）根部的营养不足

根部营养不足会导致古树名木生长缓慢、枝叶稀疏、抵抗力减弱。由于缺乏足够的养分，古树名木可能无法维持其正常的代谢活动，进而出现生长不良、叶片黄化、枝条干枯等现象。同时，根部营养不足还会降低古树名木的抗逆性，使其更容易受到病虫害的侵袭和自然灾害的影响。

（五）人为的损害

首先，过度修剪是一个常见的问题。有时为了美观或其他目的，人们会对古树名木进行过度修剪，这不仅破坏了古树名木的自然形态，还可能导致其生长受到抑制，甚至引发疾病。

其次，人们在古树名木周围进行各种活动时，可能会对其造成物理伤害。在树下乱堆建筑材料，以及在树上乱刻乱画、钉钉子等行为，都会直接损伤古树名木的树皮和枝干，影响其正常生长。

最后，随着城市化进程的加快，部分古树名木周围的环境也遭受了严重破坏。一些城市的建设项目可能会侵占古树名木的生长空间，导致其生长环境恶化。同时，人们的排放污水、倾倒垃圾等行为，都会对土壤造成污染，进而影响古树名木的生长。

（六）病虫害

古树名木由于生长年限长，其抵抗病虫害的能力相对较弱，容易受到各种病毒、细菌和真菌的感染。常见的病虫害包括树木白粉病、树木炭疽病、木腐病等，这些病害会破坏树木的生理组织结构，削弱其生长能力，最终导致古树名木衰老和死亡。

（七）自然灾害

首先，风害是古树名木面临的主要自然灾害之一。在风力较大的情况下，古树名木的枝干可能会发生严重的撕裂或折断，直接导致叶面积减少，进而影响其光合作用和营养吸收能力。

其次，雷击也是古树名木面临的严重自然灾害之一。由于古树名木高大且常常孤立于开阔地，它们更容易成为雷电的目标。雷电击中古树名木可能导致其树皮开裂、枝干断裂，甚至树体烧焦，这些伤害都会严重削弱古树名木的生长能力，加速其衰老。

最后，干旱和洪涝等极端气候事件也会对古树名木造成严重影响。长时间的干旱会导致古树名木水分不足，影响其正常生长；而洪涝则可能导致古树名木的根系长时间浸泡在水中，进而影响其整体健康。

四、古树名木复壮的理论基础

古树名木通常具有发达的根系和坚固的树干，这使它们能够在多种恶劣环境下生存并继续生长。古树名木的根系能够深入土壤，吸收充足的水分和养分，为树体提供必要的营养支持。同时，古树名木的树干经过岁月的磨砺，变得越发坚固和粗壮，能够抵御自然灾害的侵袭。

此外，古树通常还具备很强的适应性。它们能够根据不同的环境和气候条件调整自己的生长方式和生理机制，以适应各种变化。这使得古树名木能够在多种环境中生存下来，并且继续繁衍。

在日常维护中，工作人员可从以下两方面开展古树名木的复壮工作：

（一）生理方面

确保古树名木的根系能够吸收充足的水分，以维持其正常的生理活动。同时，合理施肥，补充古树名木所需的营养元素，特别是对于那些因土壤贫瘠而缺乏养分的古树名木。另外，还可以挂设树干注射液，为其补充必要的养分和水分。这有助于改善古树名木的营养状况，增强其抵抗力，并促进其生理机能的恢复。

（二）环境条件

为了复壮古树，工作人员需要对土壤进行改良，如增加有机质、调整酸碱度、改善通气性等，创造一个有利于古树名木根系生长的土壤环境。在复壮过程中，工作人员需要根据古树名木的生长习性和所在地区的气候特点，采取相应的措施，优化气候条件。例如，在干旱地区，可以通过灌溉和覆盖保湿材料等方式增加土壤水分；在寒冷地区，可以通过包裹保温材料等方式防止古树名木发生冻害。

五、古树名木复壮措施

古树名木由于长期受到自然因素和人为因素的影响，往往会出现生长衰弱、病虫害频发等问题。因此，专业人员需要对其进行专业的复壮处理。

（一）地下部分复壮措施

1.深耕松土

深耕松土的主要目的是改善土壤结构，提高土壤的透气性和保水性，为古树名木的根系生长提供良好的环境。深耕松土的操作范围应大于树冠投影范围，深度要求在40 cm以上，以确保根系能够充分伸展并吸收养分。

2.采取埋条法

（1）挖沟填埋树枝

首先，在古树名木树冠投影范围的外缘挖设环形沟，沟深一般为50～80 cm，宽度根据古树名木的大小和土壤条件确定。然后，将新鲜的树枝（如柳树枝、榆树枝等）剪成长度为 30～50 cm 的段，填埋于沟内。这些树枝在土壤中会逐渐腐烂，为古树名木提供养分，并改善土壤结构。

（2）使用熟土改善生长环境

在填埋树枝的过程中，应使用经过充分腐熟的熟土。熟土具有较好的通气性和保水性，能够为古树名木的根系提供良好的生长环境。同时，熟土中还含有丰富的微生物和有机质，有助于促进古树名木的生长。

（3）施肥增补营养元素

填埋树枝和熟土后，应根据古树名木的生长需求和土壤养分状况，适量施入有机肥料或复合肥。这些肥料可以为古树名木提供必要的营养元素，促进其根系发达、枝叶繁茂。

（4）沟内分层覆盖踏平

填埋完毕后，应对环形沟进行分层覆盖踏平。首先覆盖一层薄土，然后踏实，再覆盖一层稍厚的土，并再次踏实。这样可以确保填埋物与土壤紧密结合，有利于根系吸收养分和水分。

（5）控制沟深与行距

在挖沟时，应控制沟深和行距，避免对古树名木的根系造成过度损伤。同时，沟深和行距还应根据古树名木的树冠大小、生长状况及土壤条件进行调整，以确保复壮效果。

3.开挖土壤通气井（孔）

（1）确定位置和数量

根据古树名木的树冠大小、根系分布及周围环境情况，确定通气井（孔）的开挖位置和数量。通常，通气井（孔）应分布在树冠投影范围内，且数量要适中，以确保根系能够处于良好的通气环境中。

（2）挖井（孔）

应使用合适的工具（如铁锹、挖掘机等）进行开挖。通气井（孔）的深度和直径应根据古树名木的根系深度和土壤条件来确定。一般而言，深度应达到根系的主要分布层，直径则根据实际需要来确定，通常为 20～40 cm。

（3）处理井（孔）壁

井（孔）壁应保持光滑，避免尖锐的边角损伤根系。在井（孔）壁四周可以铺设一些透气材料（如纱布、滤网等），以防止土壤颗粒落入井（孔）内。

（4）设置通气设施

在井（孔）内可以设置一些具有一定透气性的通气设施，如竹筒等。工作人员要适时对通气设施进行清理和维护。

4.地面铺梯形砖和种植草皮

在实施该技术时，首先需要在地面上铺设上大下小的特制梯形砖。这种砖的铺设方式独特，砖与砖之间不勾缝，留有通气道，这样可以确保土壤中的空气流通，有利于根系的呼吸和生长。同时，还能有效排除土壤中的多余水分，防止古树名木的根系因积水而受损。

在铺设梯形砖的同时，还可以种植草皮。草皮不仅能美化环境，还能起到固定梯形砖、防止水土流失的作用。

5.埋入发泡聚苯乙烯

发泡聚苯乙烯具有轻质、多孔和稳定的特性，能够有效改善土壤结构。工作人员可将其撕成适当大小的颗粒，然后将这些颗粒均匀地混入土壤中，以提高土壤的孔隙度，从而提高土壤的通气性和保水性。这样，古树名木的根系就能在一个更加疏松、透气的环境中生长，有利于其吸收养分。

6.挖壕沟

在挖壕沟前，工作人员首先要对古树名木所处的环境进行仔细考察，确定壕沟的位置和尺寸。通常，壕沟应距离树干约 10 m。壕沟的尺寸应根据古树名木的根系分布和土壤条件来确定，一般深度为 1.5 m 左右，宽度为 2～3 m，长度则根据实际需要来确定。

在挖掘过程中，工作人员需要注意保持壕沟的底部平整，并沿外沿翻土，筑成截流的土坝。土坝的底部可以填入嫩枝、杂草、树叶等有机物，并拌以表土，以增加土壤的肥力，提高土壤保水性。

7.换土

在换土前，工作人员需要对古树名木的生长状况、根系分布及土壤条件进行详细的调查和分析，以确定换土的深度和范围。同时，还需要准备好新的土壤材料，如腐叶土、沙土等，以及必要的工具和设备。在挖掘时，应小心谨慎，避免损伤根系。同时，要将暴露出来的根系用浸湿的草袋子或湿布覆盖，以防止根系失水或受损。换土时，应将原来的土与新的土壤材料混合均匀，然后回填到挖掘的坑中。回填时要逐层进行，每层都要压实，以确保土壤紧密，这有利于根系的生长。

8.施肥

在对古树名木施肥时，工作人员首先要考虑以下几个方面的因素：

（1）掌握树木在不同物候期内的需肥特性

首先，在春梢萌发和花蕾期，古树名木需要大量的养分来支持新梢的生长和花蕾的发育。因此，此阶段应施以速效氮为主要成分的促花肥，辅以矿质腐植酸、海藻等双效功能肥料，以满足树木的生长需要。如果遇到春旱，还应及时灌水，以防止干旱影响春梢的生长和花序的发育。

其次，古树名木在进入春梢生长期和初花期、盛花期时，对养分的需求会进一步增加。此时，工作人员应加强根外施肥，如喷微倍钼、微倍硼等，以提高花质。同时，对于结果树，还应去除过量的春梢，以保持树冠的均衡和美观。

再次，在古树名木的施肥过程中，工作人员还需要注意肥料的种类和比例。应使用以铁元素为主的全肥，适量掺入氮、磷元素，以满足树木对多种养分的需求。为了提高肥效，还可以掺施少量的麻酱渣等有机物质。

最后，施肥的时间和频率也是影响施肥效果的重要因素。工作人员应根据古树名木的生长情况和土壤条件，制订合理的施肥计划，并按时执行。同时，要注意避免过量施肥，以免对树木造成伤害。

（2）掌握树木吸肥效果与外界环境的关系

首先，光照是影响树木吸肥效果的重要因素。充足的光照能够增强树木的光合作用，提高树木的生物能产量，进而促进其对养分的吸收。因此，在施肥过程中，工作人员应确保古树名木获得足够的光照，以提高树木吸肥效果。

其次，温度也是影响树木吸肥效果的关键因素。大多数植物根系在适宜的土壤温度（通常为 15～25 ℃）下吸收养分的能力最强。在低温条件下，树木根系对磷和钾的吸收会受到明显抑制。因此，在低温季节，工作人员应适当增施磷肥和钾肥。

最后，土壤条件对树木吸肥效果的影响也不容忽视。土壤的水分含量、酸碱度及通气性等因素都会影响肥料的溶解、扩散和树木根系对养分的吸收。因此，在施肥前，工作人员应对土壤条件进行充分评估，并根据实际情况调整施肥方案。例如，在干旱地区，应增加灌溉次数以提高土壤湿度；对于酸性土壤，应适当添加石灰等物质以调节土壤酸碱度；对易发生板结的土壤，可通过深耕松土、添加有机物质等措施改善土壤通气性，以促进根系对养分的吸收。

（3）掌握肥料的性质

肥料的主要成分通常包括氮、磷、钾、铁、锰、锌等元素。这些元素对古树名木的生长起着关键作用。氮元素是构成植物蛋白质的基本元素，对古树名木的叶片生长和绿色维持至关重要；磷元素参与植物能量代谢和细胞分裂，对古树名木的根系发育和花果形成具有重要影响；钾元素则有助于植物抗逆性的提高和光合作用的增强。虽然树木对铁、锰、锌等微量元素的需求量较小，但这些微量元素同样对古树名木的生长起着重要的作用。

根据肥料的来源和性质，肥料可分为有机肥、无机肥和生物肥等类型。有机肥来源于动植物残体或排泄物，具有养分全面、能够改良土壤等优点，但养分释放速度较慢；无机肥以化学合成为主，养分含量高且释放速度迅速，但长期过量使用可能破坏土壤结构；生物肥则利用微生物的活动来为树木提供养分，具有环保、安全等优点。在选择肥料时，工作人员应根据古树名木的需求和土壤条件综合考虑。

（二）地上部分复壮措施

地上部分的复壮，指对古树名木的树干、枝叶等进行保护，并促使其生长。地上部分复壮措施具体来说，包括以下几种：

1.抗旱与浇水

首先，在抗旱方面，可以通过加强土地保水来实现抗旱。特别是在干旱地区，土壤水分更容易流失，导致地表土变得干燥，因此加强土地保水尤为关键。工作人员可以通过增加地表覆盖物的方式，减少土壤水分的蒸发。

其次，在浇水方面，需要根据各树种对水分的不同要求，制订每株树的浇水方案。对于一级古树名木，应定时测量其土壤含水量，并科学调整浇灌方案。对于二级古树名木及古树名木后续资源，应根据树体生长状态和天气情况进行合理浇灌。在浇水时，工作人员应确保浇水面积不小于树冠投影面积。浇水要浇足、浇透。同时，要确保保护区域内土壤排水性、透气性良好，避免因积水造成古树名木根系受损。

2.抗台防涝

（1）抗台措施

设立支撑结构：对于树体高大、树冠茂盛的古树名木，可以在台风季节来临前设立支撑结构，以增强其抗风能力。这些支撑结构需要稳固地固定在树干上，并确保其不会对树体造成损伤。

修剪枝条：在台风来临之前，应对古树名木的枝条进行适当修剪，去除病虫枝、弱枝和过密枝，以减少风阻，减少树体在台风中的受力。

（2）防涝措施

排水系统建设：工作人员应在古树名木周围建立完善的排水系统，包括排水沟、排水管道等，以确保在雨季或暴雨时能够及时排出积水，防止树体长时间浸泡在水中。

土壤改良：工作人员可通过添加有机物质、调整土壤结构等方式，提高土壤的透水性和保水性。

树体保护：在暴雨来临之前，工作人员应对古树名木的树体进行保护，如包裹塑料薄膜或搭建遮雨棚等，以防止雨水直接冲刷树体对其造成损伤。

3.修剪、立支撑

首先，工作人员需仔细检查树枝的生长状况，若发现枯枝、弱枝、病虫枝等，应及时予以剪除。其次，在修剪过程中，要注意保护树体的自然形态，避免过度修剪对古树造成伤害。最后，对修剪后的伤口应及时进行处理，以防感染病菌。

对于部分树体倾斜、树冠重心不稳的古树名木，可用支架进行支撑加固。这不仅可以防止树体倾斜或倒伏，还有助于提高古树的稳定性，增强其抗风能力。

4.堵洞、设置围栏

堵洞是古树名木复壮中不可或缺的一环。在堵洞过程中，工作人员首先需要选择合适的材料。常用的堵洞材料包括水泥、石灰、沙子等混合物，这些材料具有良好的粘结性和耐久性。在堵洞前，工作人员应清理洞口附近的杂物和污垢，确保洞口干燥清洁。随后，使用堵洞材料对洞口进行填充，确保填充物与树干紧密贴合，不留缝隙。

围栏的设置可以有效防止人为破坏和动物啃食古树名木。在设计围栏时，工作人员应注重围栏的实用性和美观性。围栏的高度和宽度应根据古树名木的大小和周围环境来确定，以确保其能够充分发挥保护作用。围栏的安装应牢固可靠，避免因为安装不当导致围栏松动或脱落。

5.防治病虫害

（1）剪枝

剪去患病的叶片和枝干，是预防和控制古树名木病虫害的重要手段。剪枝可以防止病虫害的扩散，促进古树名木的健康生长。

（2）施肥

合理施肥能够增强古树名木的抵抗力，使其更好地抵御病虫害的侵袭。在施肥过程中，工作人员应根据古树的种类和生长状况，选择适当的肥料和施肥方式。

（3）喷洒农药

针对已经发生的病虫害，工作人员可以选择合适的农药进行喷洒。但在此过程中，工作人员应严格按照药品说明书进行使用，避免对古树名木造成不必要的伤害。同时，应优先选择环保、低毒的农药，以减少对环境的污染。

（4）加强监测与预警

工作人员应定期对古树名木进行病虫害的监测，以及时发现并处理病虫害问题。同时，应建立病虫害预警机制，根据气象、季节等因素预测病虫害的发生趋势，提前做好防治准备。

6.装置避雷针

避雷针主要由接闪器、引下线和接地装置三部分组成。接闪器是避雷针的核心部分，负责接收雷电；引下线则将雷电引导至接地装置；接地装置则负责将雷电引入地下，从而避免其对古树名木造成损害。

避雷针的安装位置需要根据古树名木的实际情况和周围环境进行合理选择。一般来说，避雷针应安装在古树名木的较高位置，以确保能够覆盖整个树冠范围。同时，还需考虑周围环境的影响，避免避雷针对其他建筑物或设施造成干扰。

六、古树名木的管理与利用

（一）古树名木的管理

1.古树分级

人们主要依据树龄、树种稀有性、生长状况及历史文化价值等因素对古树进行分级。一般而言，古树可分为一级、二级和三级。一级古树具有极高的历史、文化和生态价值，树龄通常在500年以上；二级古树具有较高的历史、文化和生态价值，树龄为 300～499 年；三级古树树龄为 100～299 年，同样具有一定的历史、文化和生态价值。

2.明确管理责任

具体养护责任人应由相关部门根据古树名木的生长状况、保护需求及当地实际情况来确定。养护责任人应具备一定的专业知识与技能，并接受主管部门的监督与指导。

3.保障管理经费

相关部门应投入专项资金用于开展调查认定工作，并建立完善的档案管理制度。这些经费将用于聘请专家团队进行现场勘查、数据收集和评估，确保每一株古树名木都能得到科学认定。在购买必要的养护材料、药品和设备，以及聘请专业人员进行针对性养护和复壮工作方面，也应有足够的经费。应确保有足够的经费用于对古树名木的日常巡查、修剪、施肥、病虫害防治等工作。此外，还应投入资金改善古树名木的生长环境，如清理周边环境、增加植被覆盖等，以提升古树名木的景观效果。

4.加大宣传教育力度

首先，相关部门可以利用电视、广播、报纸等传统媒体对古树名木进行专题报道和宣传，提高公众的关注度和认知度。同时，还可以利用互联网、社交媒体等新平台，通过发布文章、图片、视频等内容，扩大其宣传范围和影响力。此外，还可以通过线上直播、互动问答等方式，与公众进行互动交流，提高宣传教育的效果。

其次，相关部门可以举办古树名木观赏活动、摄影比赛、文化讲座等。通过现场讲解、示范操作等形式，公众可更加直观地了解古树名木的特点和保护方法。同时，相关部门还可以设置宣传咨询台，为公众提供古树名木相关信息的咨询和解答服务。

最后，相关部门可以与学校等教育机构建立合作关系，共同开展古树名木教育活动。例如，学校可以组织学生进行对古树名木的实地观察，让学生亲身感受古树名木的魅力；同时，还可以邀请专家举办讲座，为学生讲解古树名木的历史、文化价值和保护意义，提高学生保护古树名木的意识。

5.加大保护管理的执法力度

古树名木是大自然的宝贵财富。相关部门必须加大执法力度，为古树名木的保护提供有力的法律保障和支持。比如，相关部门可通过实施严打盗砍盗伐行为、非法采挖运输追责、损害行为零容忍、跨部门联合执法、执法监督与考核等措施，推动古树名木保护管理工作不断向前发展。

（二）古树名木的利用

古树名木不仅是当地悠久历史的见证和社会变迁的证明，而且还具有较高的科研和观赏价值。一株古树，就是一处优美的风景；一株名木，就有一段神奇的故事。

1.古树名木是优质的旅游资源

古树名木是大自然赋予我们的珍贵资源，不仅承载着深厚的历史文化内涵，而且具备极高的观赏价值。随着旅游业的蓬勃发展，古树名木逐渐成为人们追寻自然之美、体验历史文化的重要载体，并展现出其作为优良旅游资源的独特魅力。

2.古树名木具有重要的研究价值

首先，古树名木是生物学研究的宝贵样本。这些树木经历了长时间的生长和演化，其遗传信息、生长习性和适应性等方面都蕴藏着丰富的生物学知识。通过研究古树名木，科学家可以深入了解植物的遗传机制、生长规律，以及适应环境的策略，为植物学的发展提供重要的参考。

其次，古树名木在生态学研究中具有重要地位。这些树木作为生态系统的重要组成部分，其生长状况、分布情况，以及与其他生物的相互作用，都反映了生态系统的结构和功能。通过研究古树名木，科学家可以揭示生态系统的结构和功能，为生态保护和恢复提供科学依据。

最后，古树名木还对气候学的研究具有重要意义。这些树木的生长过程受到气候的影响，其年轮、树形和生长速度等特征都记录了气候变化的痕迹。通过分析古树名木的这些特征，科学家可以了解过去的气候状况，预测未来的气候变化趋势，为应对气候变化提供有力的支持。

第九章　园林草坪、花坛的养护管理

第一节　草坪的养护管理

草坪的养护管理是一个综合性的过程，需要考虑多个因素并采取相应的措施。科学合理的养护管理可以保持草坪的健康、美观和功能，提高其生态效益、景观效益和社会效益，为人们提供更好的生活环境。

一、修剪

（一）草坪修剪的原理和作用

草坪修剪，顾名思义，就是工作人员对草坪进行定期、合理的修剪作业，以达到保持草坪美观、健康的目的。

1.草坪修剪的原理

草坪修剪的原理主要基于草坪草的生长特性和生理需求，通过控制草坪的高度和密度，调节草坪的生长状态，进而实现草坪的整体优化。

2.草坪修剪的作用

草坪修剪的主要作用之一在于保持草坪的美观和整齐。定期修剪，可以确保草坪的高度一致、边缘清晰，使其看起来更加整洁、有序。这不仅能提升草坪的观赏价值，也能增强其作为公共空间的吸引力。

修剪有助于提升草坪的新陈代谢能力。在修剪过程中，草坪草的叶片被去除，这会刺激草坪草进行新的生长和代谢活动。新的叶片生长需要消耗更多的养分和水分，从而促进草坪草根系的发展和对养分的吸收，提高草坪的整体代谢水平。

修剪还有助于增强草坪的弹性和耐磨性。修剪后的草坪草叶片更短、更密集，使得草坪更具弹性，能够更好地承受人们的踩踏。同时，修剪后，较短的叶片也不易被磨损，提高了草坪的耐磨性，延长了其使用寿命。

（二）草坪修剪的注意事项

1.修剪高度

（1）运动草坪

为了保证运动员的运动舒适性和比赛质量，运动草坪的高度通常较低，一般控制在 3～5 cm。

（2）家庭草坪

家庭草坪的修剪高度可以稍高一些，通常建议为 5～8 cm，这样既可以保持草坪的美观，又可以为人们提供良好的踩踏体验。

（3）公园绿地草坪

这类草坪通常用于休闲娱乐，因此修剪高度可以控制在 8～10 cm，从而为人们提供更加舒适的休闲环境。

需要注意的是，在修剪草坪时，应遵循"三分之一原则"，即每次修剪的高度不应超过草坪总高度的三分之一。

2.修剪时期及频率

（1）修剪时期

一般而言，草坪修剪始于春季，随着草坪的生长进入活跃期，修剪的频率也要逐渐增加。到秋季，随着草坪生长速度放缓，修剪的频率也要相应减少。

立冬后，如果草坪高度过高，仍然可以进行修剪。但需要注意的是，随着冬季气温的降低，草坪会陆续进入枯黄期，此时应减少修剪次数，以避免对草坪造成不必要的伤害。

（2）修剪频率

草坪的修剪频率因季节而异。在生长旺盛期，如春季和夏季，修剪频率应高一些。而在生长较慢的秋季和冬季，修剪频率应降低。

具体的修剪频率还应根据草坪的生长速度和施肥量来确定。在五六月份，草坪正值生长高峰期，这时工作人员可能需要每周甚至更频繁地对其进行修剪。在其他阶段，通常每10～15天修剪一次即可。

3.修剪方式

草坪剪草方式主要有机械修剪、化学修剪及生物修剪。

（1）机械修剪

机械修剪主要通过使用各类剪草机来完成。剪草机的驱动方式包括手驱动、电力驱动、电池驱动和汽油驱动等类型。机械修剪具有操作简便、效率高、修剪效果均匀等优点，因此成为草坪修剪的首选方式。

（2）化学修剪

化学修剪也称药剂修剪，主要是通过喷洒植物生长调节剂来抑制草坪植物的生长和发育。这些植物生长调节剂能够影响植物的生理过程，从而改变草坪的形态和生长特性。化学修剪可以使草坪植株更为紧凑、均匀、美观，同时也有助于提高草坪的产量和品质。

喷洒植物生长调节剂的方式主要有两种：整株喷洒和针对节点喷洒。

整株喷洒：适用于高喜阳作物。将植物生长调节剂均匀地喷洒在整个草坪上，使草坪植株整体缩短、紧凑。这种方式能够有效地控制草坪的高度和密度，使草坪看起来更加整洁、美观。

针对节点喷洒：适用于一些特定类型的草坪或需要精细管理的区域。在草坪植株的分枝处喷洒植物生长调节剂，可抑制分枝生长，从而增加草坪的密度和均匀度。这种方式可以实现更加精准的草坪管理，提高草坪质量。

（3）生物修剪

生物修剪主要利用食草动物，如牛、羊等，进行草坪的修剪。这种方式不仅环保，而且有助于控制草坪的高度，使草坪保持在一个合适的生长范围内。通过放牧牛、羊等食草动物，草坪可得到自然的修剪，避免了机械修剪可能带来的物理损伤和化学修剪可能带来的化学残留问题。

为了提高生物修剪的质量，工作人员可以采取一些措施。例如，可以合理安排动物的放牧时间和频率，以确保草坪得到均匀的修剪。同时，也可以结合其他修剪方式，如机械修剪，对草坪进行辅助修剪，以达到更好的效果。

二、施肥

施肥可以为草坪植物提供自身所需要的营养元素、提高草坪质量和草坪持久性，是草坪养护管理中的一项重要手段。

（一）肥料的选择

草坪施肥养护的首要任务是选择合适的肥料。常见的肥料包括氮肥、磷肥、钾肥及复合肥料等。氮肥能够促进叶片的生长；磷肥有助于根系发育和花果形成；钾肥则能提高草坪的抗逆性，改善色泽；复合肥料则包含多种养分。在选择肥料时，工作人员需根据草坪的土壤类型、草坪草的生长状况，以及季节变化等因素进行综合考虑。

（二）肥量的确定

常见的肥量确定方法是使用施肥用量计算公式。此外，还可以根据肥料的含量和所需的施肥量来确定施肥用量。

需要注意的是，施肥的量和施肥频率应根据草坪的具体情况来确定。一般来说，每平方米施肥量应控制在 10～20 g，每年施肥 2～4 次。在生长旺盛的时期，可以适当增加施肥量。

（三）施肥的时间

对于冷季型草坪，早春和秋季是主要的施肥时间。在早春，草坪开始返青，施肥可以促进其生长；而在秋季，施肥有助于草坪储存养分，为冬季的生长做好准备。在夏季，由于天气炎热，草坪生长可能相对缓慢，施肥量可以适当减少。

对于暖季型草坪，施肥时间主要集中在夏季。在草坪的生长季，工作人员应每月或每两个月追施一次肥料，以增加草坪的密度。最后一次施肥时间不应晚于9月中旬。

此外，通常建议在草坪修剪之后进行施肥，以便更好地利用肥料促进草坪的生长。同时，要注意避免在雨天或高温天气下施肥，以免肥料流失或烧伤草坪。

（四）施肥的次数

在大多数情况下，草坪每年需要进行数次施肥。具体来说，生长旺盛的草坪可能需要进行更频繁的施肥，以维持其健康生长。例如，在草坪的生长季节（如春季和夏季），需要每月或每两个月施肥一次，以确保草坪获得足够的营养。

（五）施肥的方法

在施肥方式上，可以采用撒播、喷施或浇灌等方法。撒播是将肥料均匀地撒在草坪上，然后用水浇灌，使肥料渗入土壤。喷施是将肥料与水混合后，通过喷灌设备将其喷洒在草坪上。浇灌则是将肥料溶解在水中，通过灌溉系统直接将其施入草坪根部。

三、灌水

(一)灌溉原则

1.有利于根系发育

灌溉的首要原则是确保水分能够渗透到草坪的根系区域,以促进根系的发育。适当的灌溉,可以保持土壤湿润,为根系提供充足的水分和养分,从而增强草坪的抗逆性和生命力。

2.控制单位时间灌水量

在灌溉过程中,工作人员需要控制单位时间的灌水量,避免短时间内大量灌水导致水分流失和土壤板结。合理的单位时间灌水量应根据天气状况、草坪生长状况及土壤类型等因素来确定,确保水分能够均匀渗透到土壤深层。

3.总灌水量适中

总灌水量适中是确保草坪健康生长的关键。过多的灌水量会导致草坪根系缺氧、腐烂,甚至引发病虫害;而过少的灌水量则无法满足草坪的正常生长需求,导致草坪萎蔫、色泽暗淡。因此,工作人员需要根据草坪的实际需求和水资源状况,合理确定总灌水量。

4.定时定量灌溉

定时定量灌溉是草坪灌溉的重要原则之一。制订科学的灌溉计划,可以确保草坪能及时得到适量的水分补充。同时,定时灌溉也有助于培养草坪的耐旱性,减少水分浪费,预防草坪病虫害的发生。

5.提高水利用率

提高水利用率是草坪灌溉的又一重要原则。在灌溉过程中,工作人员应采取节水措施,如采用滴灌、微喷等灌溉方式,以减少水分的蒸发和流失。同时,应合理布置喷头和管道,以确保水分能够均匀分布到草坪的各个区域。

6.避免草坪灼伤

在灌溉时，需要特别注意避免草坪灼伤现象的发生。草坪灼伤现象往往发生在炎热天气下，此时水分在草坪叶片上形成水滴，进而聚焦阳光导致叶片局部高温。因此，在高温时段，应避免对草坪进行灌溉，或者在灌溉后立即用扫帚将叶片上的水滴扫去。

7.均匀灌溉

均匀灌溉是确保草坪整体健康的关键。在灌溉过程中，工作人员应确保水分能够均匀分布到草坪的各个区域，避免出现局部过湿或过干的情况。这可以通过合理设置喷头和调整灌溉时间来实现。

8.适时调整策略

草坪的生长状况和需水量会随着季节、天气等因素的变化而变化。因此，工作人员需要适时调整灌溉策略，以适应草坪的实际生长需求。例如，在雨季可以减少灌溉次数和灌溉量，而在干旱季节则需要增加灌溉次数和灌溉量。

（二）灌水时间、灌水量与灌水方法

1.灌水时间

（1）观察草坪的生长状况

当草坪草表现出不同程度的萎蔫、失去光泽、变为青绿色或灰绿色时，说明草坪已经缺水，此时需要进行灌水。

（2）检测土壤湿度

工作人员可以通过用小刀或土钻分层取土的方式，检查土壤上层的湿度。当土壤干至 $10\sim15$ cm 时，就需要对草坪进行灌水。

（3）考虑天气状况

在一天中，早晨和傍晚是较好的灌水时间，因为此时水分蒸发量较小，其可以更好地被土壤吸收和利用。应避免在中午阳光强烈时灌水，因为此时水分蒸发量大，容易造成水资源的浪费。

（4）注意季节变化

在草坪的生长季节，特别是春季和夏季，草坪的需水量较大，需要增加灌水的频率。而在秋季和冬季，草坪的生长速度减缓，需水量也会相应减少。

2.灌水量

首先，土壤的类型和质地对草坪的灌水量有很大影响。不同的土壤类型，其保水能力和渗透性各不相同。例如，沙质土壤保水性较差，容易漏水，因此需要更大的灌水量；而黏土保水性较好，但渗透性较差，灌溉时需要注意避免积水。

其次，草坪的生长期也是决定灌水量的重要因素。在草坪的生长旺季，由于草坪生长迅速，对水分的需求也较大，因此需要增加灌水量以满足其生长需求。而在草坪的生长缓慢期或休眠期，灌水量则可以适当减少。

再次，草种也会影响灌水量。不同的草种对水分的需求不同。一些耐旱的草种在干旱条件下也能保持较好的生长状态，而一些需水量较大的草种则需要较大的灌水量。

最后，气候条件也是影响草坪灌水量的重要因素。在炎热和干燥的气候条件下，草坪的水分蒸发速度加快，因此需要增加灌水量。而在湿润或多雨的气候条件下，则可以适当减少灌水量。

3.灌水方法

（1）地面漫灌法

地面漫灌法是一种传统的灌溉方式，通常是通过渠道或水管将水直接引入草坪区域，让水在地表自然流动和渗透。这种方法简单易行，成本相对较低，适用于水源充足且地形平坦的草坪。然而，地面漫灌法容易造成水资源浪费，尤其在不平坦的地形中，水可能无法均匀分布到每个角落，导致草坪部分区域得不到足够的水分。

（2）喷灌技术法

喷灌技术法是通过使用喷灌设备将水均匀喷洒到草坪上。这种方法可以大大提高灌溉效率，减少水资源的浪费，同时适用于各种地形。工作人员可以根据需要调整喷灌设备的喷头和喷水量，确保草坪得到均匀的水分供应。但喷灌设备成本较高，需要定期维护和检查。

（3）地下灌溉法

地下灌溉法是通过埋设在地下的管道将水直接送到草坪的根部。这种方法可以有效避免水分蒸发和流失，节约用水，同时保持草坪表面的整洁。地下灌溉系统需要专业设计和安装，成本相对较高，但从长期看具有显著的经济效益和生态效益。

（4）滴灌法

滴灌法是一种节水效果显著的灌溉方式。它利用低压管道系统将水通过滴头，以水滴的形式缓慢而均匀地滴入草坪根部土壤。这种方法可以有效控制灌溉量，减少水分的蒸发和流失，提高水分利用效率。但滴灌系统需要较高的维护成本，且对于使用人员有较高的技术要求。

（5）淋水灌溉法

淋水灌溉法是一种使用淋水设备，如水管或淋水枪，对草坪进行灌溉的方式。这种方式可以根据草坪的实际需要调整水量和灌溉范围，适用于灌溉小面积或特殊形状的草坪。但淋水灌溉法需要人工操作，耗时相对较长且灌溉效率较低。

（6）旋转喷头法

旋转喷头法是一种自动化的灌溉方式，它利用旋转喷头将水均匀喷洒到草坪上。旋转喷头可以根据需要调整角度和高度，以实现全方位的灌溉。这种方法可以提高灌溉效率，减少人工操作，适用于灌溉大面积的草坪。但旋转喷头需要定期维护和更换，以确保其正常运行。

（三）灌水技术要点

1.选择水源

可用于草坪灌溉的水源多种多样，包括但不限于地下水、湖泊、水库、河流等自然水体，以及经过处理的城市生活废水。在选择水源时，工作人员需要考虑水量是否充足、水质是否达到农用灌溉水标准。此外，在使用地表水进行灌溉时，工作人员还需要注意过滤掉水中的粒状物质，以防灌溉系统发生阻塞。

2.掌握灌水技巧

在灌水时，工作人员应注意不要只浇湿草坪表面，而是要确保水分渗透到草坪的根系。在高温季节，应尽量减少灌水次数，并在早上和黄昏时段进行浇水，以减少病虫害。同时，若有霜冻，应在霜冻消融之后再进行浇水。

3.节水灌溉

节水灌溉是草坪管理中非常重要的一环。在选择草坪品种时，应选择能适应当地气候条件的品种，以减少水分消耗。此外，提高修剪高度、清除枯草层和打孔、使用锋利的刀片剪草，以及建植草坪时使用有机肥料和土壤改良剂等措施，都可以有效地提高草坪的保水能力，减少水资源浪费。

4.特殊地形的灌水

对于有坡度的草坪，灌水时，浇水的速度应缓慢，坡顶的灌水量应适当加大，以确保水分能够渗透到草坪的根系，满足坡顶草坪生长发育的需要。

四、辅助养护措施

（一）表施土壤

表施土壤又称铺沙或覆沙，是在草坪草表层覆盖一层薄薄的细沙、土或改良材料，以提高草坪质量的一项辅助养护措施。

1.表施土壤的作用

平整草坪表面：覆盖细沙、土或改良材料，可以填补草坪表面的坑洼和不平整处，使草坪表面更加光滑、平整。

增加土壤肥力：表施土壤材料中含有一定的营养成分，能够为草坪提供所需的养分，促进草坪的生长和发育。

改善土壤结构：细沙或土等材料可以改善土壤的结构，提高土壤的通气性和保水性，为草坪创造更加适宜的生长环境。

2.表施土壤的时间

表施土壤应选择在草坪生长旺盛的季节，如春季和秋季进行。此时草坪生长速度快，能够迅速适应表施土壤后的环境变化。同时，应避免在草坪休眠期或生长缓慢期表施土壤，以免影响草坪的正常生长。

3.表施土壤的方法

准备工作：在表施土壤前，应先对草坪表面进行清扫，去除杂草、落叶等杂物，确保草坪表面干净、整洁。

均匀覆盖：使用专业的铺沙机或人工将表施土壤材料均匀地撒在草坪表面，确保覆盖层厚度均匀一致。

浇水固定：在表施土壤后，应及时进行浇水，使表施土壤材料充分湿润并与草坪表面紧密结合，避免表施土壤材料被风吹散或流失。

4.表施土壤的次数

表施土壤的次数应根据草坪的具体情况和生长需要确定。一般来说，每年可进行 1～2 次表施土壤，以保持草坪表面的平整度。但具体次数还需根据草坪的生长状况、养护管理水平和环境条件等因素进行综合考量。

5.表施土壤的注意事项

选用的表施土壤材料应满足草坪的生长需求，避免使用含有有害物质或对草坪生长不利的材料。

在表施土壤过程中，工作人员应注意保持草坪表面的湿润，避免在干燥的天气下表施土壤，以免对草坪造成损伤。

在表施土壤后，工作人员应定期进行养护管理，包括浇水、修剪和施肥等，以维持草坪的良好状态。

（二）土壤碾压

土壤碾压是指运用机械滚轮或其他工具对草坪表面进行压实，以达到平整、紧实草坪土壤的效果。碾压不仅有助于草坪的整齐划一，还能增强草坪的耐磨性和抗踩踏性，减少水分蒸发，提高土壤保水能力，从而促进草坪的健康生长。

1.碾压工具的选择

选择合适的碾压工具至关重要。常见的碾压工具有滚筒式碾压机、振动式碾压机等。在选择碾压工具时，工作人员需要考虑草坪的面积、地形，以及草坪草的种类等因素。对于大面积、平坦的草坪，滚筒式碾压机更为适用；而对于地形复杂、起伏不平的草坪，振动式碾压机更能发挥优势。

2.碾压时机与碾压方法

（1）碾压时机

通常，土壤碾压作业会选择在草坪生长旺盛期进行，如春季和秋季。此时，草坪的恢复能力强，碾压后能快速恢复生长。

（2）碾压方法

应采用匀速、均匀的方式进行碾压，避免局部过度压实。同时，碾压方向应保持一致，以确保草坪表面的平整度。

3.控制碾压次数

每年进行 3～4 次碾压，以保持草坪土壤的适度紧实。过度碾压可能导致土壤板结，影响草坪根部的呼吸和水分吸收。

4.碾压的注意事项

①避免在草坪生长高峰期或雨天进行碾压，以免对草坪造成过大损伤。

②碾压过程中应保持匀速，避免突然加速或减速导致草坪受力不均。

③碾压后应及时清理草坪表面的杂物和碎片，以免影响草坪的生长和美观。

5.碾压后的管理与维护

在碾压完成后,工作人员需要对草坪进行适当的养护管理,包括及时浇水、施肥、修剪等,以促进草坪的恢复和生长。同时,应定期检查草坪的生长情况,若发现异常现象,应及时处理。

(三)疏松作业

草坪的疏松作业方式主要包括打孔、划破和穿刺、梳草等。

1.打孔

打孔是一项重要的草坪维护活动,其主要目的是通过用器具在草坪上打洞的方式,增加土壤的透气性和水分渗透性。打孔有助于草坪的根系更好地吸收水分和养分,使草坪更加健康、茂盛。

草坪打孔通常选择在草坪生长期,特别是在春季和秋季进行,有利于草坪的恢复。在打孔前,应将草坪修剪整齐,避免长草影响打孔效果。打孔的深度要适中,一般为 10 cm 左右,避免打孔过深对草坪造成伤害。打孔的方向要保持一致,逐行逐列进行,避免重复打孔。打孔后,还需要及时清理土块,以保持草坪表面的整洁。

打孔方式有多种,包括取土芯打孔和实心打孔等。取土芯打孔对草坪的扰动较大,因此一般在草坪生长旺盛期进行,有利于草坪的恢复。实心打孔对草坪的伤害较小,可以在全年大部分时间进行。

2.划破和穿刺

划破是一种有效的草坪疏松方式。划破通常是指使用专业的划破机具,如划破机或锋利的草坪修剪机,对草坪表面进行深而垂直的切割。划破的深度可以根据需要进行调整,以达到最佳的疏松效果。该项作业可以在草坪生长旺盛的季节进行,如春季或秋季,以促进草坪的恢复和生长。在草坪表面被划破后,工作人员应注意及时对其进行浇水、施肥和修剪,以保持草坪的健康状态。

与划破作业相比,穿刺作业则更为深入。它使用刀片或实心锥对草坪表面进行中耕，深度可以根据实际需要进行调节。浅穿刺深度通常小于 10 cm，而深穿刺则可达 25 cm。这种作业方式可以有效地改善土壤的通气条件，特别是对于土壤板结严重的地方。由于穿刺不移出土壤，对草坪的破坏相对较小，因此在盛夏或其他不利于草坪草生长的季节，工作人员可以采用穿刺作业代替划破作业，以减少对草坪的伤害。

3.梳草

草坪在生长过程中，由于根系和枯草层的积累，会逐渐形成密实的表层，这一表层会影响到草坪的透气性和透水性。梳草的主要目的就是打破这层密实的表层，使土壤更加疏松，有利于水分和空气的渗透，为草坪根系提供更好的生长环境。

梳草作业的时机也很重要。一般来说，春季和秋季是梳草的最佳时机，因为在这两个季节，草坪的生长速度适中，进行梳草作业对草坪的影响较小。然而，如果草坪出现严重的透气和透水问题，也可以在其他季节进行梳草作业。

在梳草过程中，工作人员首先要保持梳草机的刀片锋利，这样可以更有效地切割枯草。其次，要确保梳草机的行进速度适中，速度过快可能导致梳理不彻底，速度过慢则可能影响工作效率。最后，要定期更换梳草的方向，以免对草坪造成损伤。

（四）损坏草坪的修补

工作人员应根据草坪损坏的程度，选择适当的修补方法。

如果损坏较轻，可以尝试播种或撒播草籽来修复。选择适合当地气候和土壤条件的草种，确保种子与土壤充分接触，并覆盖一层薄土。应保持土壤湿润，以促进种子发芽和生长。

对于损坏严重的区域，可能需要重新铺设草皮。首先，平整土壤表面，确保没有坑洼和杂物。然后，将新的草皮铺设在损坏区域上，与周围草坪的边缘对齐。用割草机修剪边缘处的草坪，使其与新草皮齐平。铺设新的草皮后，同样需要保持土壤湿润，以促进新草皮的生长。

五、退化草坪的修复与更新

（一）草坪退化的原因及修复

1.草种选择不当

如果选用的草种不能适应当地的气候和土壤条件，那么草坪在生长过程中就会遇到很多困难，比如生长缓慢、叶片枯黄、根系不发达等，导致草坪退化。另外，不同的草坪用途对草种的要求也不同。比如，运动草坪需要选择耐踩踏、恢复力强的草种，而观赏草坪则更注重草坪的美观度和绿期。如果草种选择不当，那么不仅无法满足人们对草坪的特定需求，也会导致草坪退化。针对草种选择不当造成的草坪退化问题，工作人员需要根据当地的气候、土壤条件及草坪的用途，选择适合的草种进行更换。在更换草种时，工作人员要考虑草坪的整体布局和设计，确保新草种能够与周围的草坪环境相协调。

2.养护管理不合理

养护管理不合理包括不科学的修剪、浇水和施肥方式，导致草坪土壤性状变差，枯草层过厚，杂草和病虫害严重。过分修剪可能导致草坪退化；过分干旱则会使土壤板结；而氮营养过剩、磷钾营养不足则会使草坪草的抗逆性下降，从而增加病虫害的风险。

3.光照不足

当草坪区域受到高大乔木或建筑物的遮挡时，阳光无法充分照射到草坪上，就会导致部分区域的草坪因得不到充足的光照而难以生长。阳光对于草坪的生长至关重要，它能提供光能，帮助草坪草合成养分，维持其正常生长和发育。缺乏充足的光照会导致草坪草生长缓慢，叶片发黄，根系发育不良，整体长势衰弱。

工作人员可以采取以下措施来解决光照不足的问题：

修剪高大乔木：对遮挡草坪阳光的高大乔木进行修剪，去除过密的枝条，增强草坪区域的透光性。

调整建筑物布局：如果可能的话，可以考虑调整建筑物的布局，减少其对草坪的遮挡，让草坪能够得到更多的光照。

选择耐阴性好的草种：在光照不充足的区域，可以选择一些耐阴性较好的草种进行种植。

4.过度使用

过度使用也是草坪退化的一个常见原因。例如，过度践踏草坪会对其造成损害，尤其是在草坪已经处于衰退期的情况下，这种损害会更加明显。

5.自然因素

自然因素也会导致草坪退化。水、热、土条件的变化，以及草场病虫害的发生，都可能对草坪的生长产生不利影响。

6.杂草的侵害

杂草会与草坪草争夺养分、水分和光照等资源。杂草通常具有较强的生命力，它们会抢占本应属于草坪草的资源，导致草坪草得不到充足的营养和光照，从而生长缓慢、叶片发黄、根系发育不良。

杂草还会成为病虫害的"温床"。许多病菌和害虫会利用杂草进行越冬、繁殖和传播，进而侵袭草坪草，导致草坪草生长受阻或死亡。这不仅增加了草坪养护的难度和成本，还可能对草坪的景观效果和使用功能造成严重影响。

除此之外，杂草还会破坏草坪的整齐度和美观度。一些高大的杂草会突出于草坪表面，使得草坪看起来凹凸不平、杂乱无章。这不仅影响了草坪的观赏价值，还可能影响到人们的使用体验。

为了应对杂草的侵害，工作人员可以采取一系列的管理措施。例如，定期进行草坪的修剪和除草工作，以减少杂草的数量；定期对草坪进行施肥和浇水等养护工作，以提高草坪草的抵抗力和竞争力；使用生物防治或化学防治等方法，有效控制杂草的生长和传播。

（二）退化草坪的更新方法

如果草坪严重退化，或严重受到损害，盖度不足 50% 时，则需要采取更新措施。对于退化草坪的更新，有以下几种方法：

1.逐渐更新法

首先，工作人员需要对整个草坪进行全面的评估，识别出退化严重的区域以及相对较好的区域，在此基础上制订一个有针对性的更新计划。

接着，从退化最严重的区域开始，进行局部的更新工作。包括清除枯草、杂物和杂草，对土壤进行必要的改良，如调节酸碱度、增加养分等。然后，可以选择播种适合当地气候和土壤条件的草种，或者铺设新的草皮，以快速提高草坪盖度。在更新过程中，需要注意新旧草坪的过渡和融合。可以在更新区域与原有草坪之间设置一定的缓冲区，以减少更新过程对草坪整体景观的影响。同时，定期对更新区域进行养护管理，确保新植入的草种能够健康生长，并逐渐与原有草坪融为一体。

随着更新工作的推进，工作人员可以逐步扩大更新的范围，直到整个草坪都得到更新。在这个过程中，工作人员需要注意保持草坪的整洁和美观，及时处理出现的病虫害问题，以确保草坪的生长状况得到持续改善。

采用逐渐更新法的好处在于，工作人员可以根据草坪的实际状况和需求，灵活调整更新计划和策略。同时，还可以减小对草坪整体景观的影响，保持草坪的美观度。此外，这种方法还可以节约成本和资源，提高更新的效率。

2.彻底更新法

这种方法适用于草坪退化率在 80% 以上，出现大面积秃斑，长势明显衰弱的情况。以下是彻底更新法的具体实施步骤：

草坪清理：首先，工作人员需要彻底清除现有的退化草坪，包括枯草、杂物。这一步能够为新的草坪种植创造一个良好的环境。

土地翻耕：在清除草坪后，工作人员应对土地进行翻耕，使土壤达到适合草坪生长的状态。翻耕的深度应适中，避免破坏土壤结构，同时确保土壤松散，利于新草坪的生长。

施肥与改良：工作人员应在翻耕后的土地上施入适量的肥料和土壤改良剂，以提高土壤的肥力和通透性。这些措施有助于为新草坪提供充足的养分和良好的生长环境。

选择合适的草种：根据当地的气候条件、土壤状况和草坪用途，选择合适的草种进行种植。确保所选草种具有较强的适应性和生长能力，以适应未来的环境变化。

播种与养护：将选好的草种均匀播撒在翻耕后的土地上，进行适当的浇水、施肥和修剪等养护工作。在养护过程中，工作人员应注意保持草坪土壤的湿润和养分充足，以促进新草坪草的快速生长。

3.带状更新法

带状更新法是一种针对退化严重的草坪的有效更新策略，尤其适用于种植具有匍匐茎、分节生根草种的草坪。这些草坪草在生长多年后，由于根系密集老化，蔓延能力退化，需要进行更新复壮。一般每隔一定距离（如50 cm），就挖出一条更新带，清理土壤中的杂物和枯草，然后施入适量的肥料以改良土壤。这样可以为新的草坪生长提供良好的土壤环境。在更新带内重新种植草种或铺设草皮。确保新种植的草种或新铺设的草皮与原有草坪紧密衔接。在种植或铺设完成后，应及时浇水并加强养护管理。

4.断根更新法

土壤板结是导致草坪退化的一个重要因素。土壤板结会使草坪的根系无法正常生长和吸收营养，进而导致草坪出现枯黄、稀疏等问题。断根更新法能够打破土壤板结，促进新根的生长，从而达到更新复壮草坪的目的。断根更新法的具体步骤如下：

①使用打孔机在草坪上打出许多深度约10 cm的洞孔。这些洞孔可以有效打破土壤板结，提高土壤的透气性和透水性，利于草坪草根系的生长。

②在洞孔内施入适量的肥料。肥料的种类应根据草坪的实际情况和需要来确定，以保证草坪能够获得足够的营养。

③除了打孔机，还可以使用齿长为三四厘米的钉筒滚压草坪。这种方法同样能起到疏松土壤、切断老根的作用。切断老根可以刺激草坪草分生出更多的新根，从而增强草坪草的生长能力。

④在完成上述步骤后，可以在草坪上撒施一层肥土。这层肥土可以为草坪草提供额外的营养，促使其萌发新芽，使草坪更加茂密。

5.补植草皮

（1）铺设草皮

将购买回来的草皮按照补植区域的尺寸进行切割，确保草皮与地面紧密贴合。在铺设过程中，工作人员应注意确保草皮之间的缝隙尽可能小，避免出现土壤裸露情况。

（2）压实与浇水

在铺设完草皮后，工作人员可用滚筒将其轻轻压实，以确保草皮与土壤紧密结合。之后，对补植区域进行充分的浇水，以促进草皮的生长和恢复。

第二节　花坛的养护管理

一、浇水

浇水的时间应选择在早晨或傍晚，避免在中午阳光强烈时进行，以免水分蒸发过快，影响浇水效果。浇水的频率则应根据季节、气候，以及花卉的生长习性来确定。在花卉的生长旺盛期，应适当增加浇水次数；而在花卉的休眠期，应减少浇水次数，避免水分过多导致根部腐烂。

浇水量应根据花卉的生长需求和土壤的保水能力来确定。一般情况下，浇水量应保证土壤湿润但不过湿，即达到"见干见湿"的状态。可以使用喷壶、水管等工具浇水，确保水分能够均匀渗透到土壤中。对于大型花坛，还可以采用滴灌或微喷等节水灌溉方式。

二、施肥

肥料的种类应根据花卉的种类、生长阶段和土壤条件来确定。一般来说，有机肥料，如腐烂的动植物残体、饼肥等，含有丰富的有机质和微量元素，对改善土壤结构和提高土壤肥力有较好的效果；而化学肥料则能快速提供花卉所需的营养元素，但长期过量使用可能会对土壤造成负面影响。因此，在实际应用中，工作人员应优先选择有机肥料，并以化学肥料为补充。

施肥的方法有撒施、穴施、浇灌等。撒施是将肥料均匀地撒在土壤表面，然后轻轻翻耕；穴施是在花卉根部附近挖小坑，将肥料放入并覆土；浇灌则是将肥料溶解在水中进行浇灌。在施肥过程中，应注意避免肥料直接接触花卉的叶片和茎部，以免对其造成烧伤。同时，对于大型花坛或成片的花卉，可以采用机械施肥的方式。

三、修剪与除杂

管理人员应根据花坛中所种植的植物类型和花坛的设计风格，选择合适的修剪方式。常见的修剪方式包括剪接、修整和锅盖剪等。修剪时，应保持整体造型的协调性和美观性，同时避免过度修剪导致植物受损。

除杂是花坛养护管理的另一项重要任务。杂草不仅影响花坛的美观，还可能成为病虫害的滋生地，对花坛植物的健康构成威胁。定期清除花坛中的杂草，可以有效防止它们与花坛植物争夺养分和水分。清除杂草时，可以手工拔除或使用除草工具进行清除。对于顽固的杂草，可以考虑使用化学除草剂，但需注意使用方法和剂量，避免对花坛植物造成伤害。

四、立支柱

立支柱是确保花卉正常生长的一个重要环节。立支柱的目的在于防止花卉倒伏，确保它们能够保持直立、健康的生长状态，从而提升花坛的整体观赏效果。

（一）支柱的高度与位置

支柱的高度和位置应根据植株的生长习性和花坛布局来确定。支柱的高度应略高于植株的高度，以确保能够为植株提供足够的支撑。在位置方面，支柱应位于植株的根部附近，避免过于靠近或远离植株根部，以确保支撑的稳定性和有效性。

（二）支柱的固定方法

固定支柱的方法多种多样，养护人员可以根据具体情况选择适合的方法。常见的固定方法包括将支柱插入土壤中进行固定、使用支架进行固定。在固定支柱时，应确保支柱与土壤或支架连接牢固，不易松动或倾斜。

五、防治病虫害

（一）定期巡查监测

定期巡查监测是及时发现病虫害的重要手段。养护人员应定期对花坛中的植物进行巡查，观察植物的生长情况，包括叶片颜色、枝条形态等，以便及时发现病虫害。同时，还应根据季节和气候条件，调整巡查频率，确保能够及时发现并处理病虫害。

（二）识别病虫害种类

准确识别病虫害种类是制定有效防治措施的前提。养护人员应具备一定的病虫害识别能力，能够根据病虫害的症状和特点，正确判断病虫害的种类和严重程度。对于无法识别的病虫害，应及时请教专业人士或查阅相关资料，以便采取正确的防治措施。

（三）清除感染源

清除感染源是防治病虫害的重要措施。一旦发现病虫害，养护人员应立即对感染源进行清除，如剪除病叶、病枝，清除枯枝败叶等。同时，养护人员还应对花坛进行彻底清洁，去除杂草和垃圾，以减少病虫害的传播途径。

六、补植与更换花苗

（一）花苗选择与准备

在补植或更换花苗前，养护人员首先要做好花苗的选择与准备工作。根据花坛的设计风格和生长环境，选择适合的花卉品种。同时，确保花苗健康、无病虫害，根系完整，生长旺盛。在选购花苗时，养护人员可以向专业的花卉市场工作人员或园艺师咨询，以获得更合适的建议。

（二）定期检查与补植

定期检查花坛的花苗生长情况，及时发现并处理缺苗、死苗等问题。对于病虫害、生长不良等原因导致的缺苗，养护人员应及时进行补植，以保持花坛的整体美观。在补植时，养护人员要注意补植花卉与原有花卉的协调性。

（三）适时更换花苗

花卉会随着季节的更替而逐渐凋谢，适时更换花苗是保持花坛美观度的关键。在更换花苗时，养护人员要根据花坛的实际情况和季节特点，选择适合当前生长环境的花卉品种。同时，要注意更换花苗的时机，避免在高温、干旱或寒冷等不利天气条件下更换花苗，以免影响花苗的正常生长和花坛的整体效果。

（四）移植与种植技巧

在进行花苗的移植与种植时，养护人员需要掌握一定的技巧。首先，要确保在移植过程中不损伤花苗的根系和叶片。其次，在种植前，要对花坛的土壤进行翻松和施肥，为花苗的生长提供良好的土壤环境。最后，在种植时，要注意花苗的株距和深度，以确保花苗能够正常生长，并形成良好的景观效果。

第十章　园林其他绿化植物的
养护管理

第一节　垂直绿化的养护管理

一、浇水

攀缘植物对水分的需求因种类、生长环境、季节等因素而异。

在浇水时机上，一般选择早晨或傍晚进行。在这两个时段浇水可以避免高温对植物造成伤害，同时也有助于水分被植物充分吸收。在植物生长旺盛期或干旱季节，浇水次数应适当增加，以满足植物对水分的需求。而在植物休眠期或雨季，则可以适当减少浇水次数，避免植物根部因积水而腐烂。关于浇水量，要确保每次浇水都能使水分渗透到植物根系，但也要避免过量浇水。过量浇水不仅会导致根部积水，还可能引发病虫害。因此，在浇水时要掌握好度，以保证土壤含有适量的水分。在浇水方式上，可以根据攀缘植物的生长环境和生长状态来选择。例如，对于种植在墙面或篱笆上的攀缘植物，可以采用喷淋或滴灌的方式进行浇水，确保每一株植物都能得到充足的水分供应。

二、牵引

（一）选择合适的牵引方法

牵引方法的选择主要取决于植物的种类和生长环境。常见的牵引方法包括使用建筑材料搭建简易棚架、利用绳子或铁丝进行牵引，以及直接依靠墙壁或专门的花架等。对于攀缘能力较弱的植物，使用棚架进行牵引是一个不错的选择；而对于需要更多自由生长空间的植物，则可以使用绳子或铁丝进行牵引。

（二）考虑植物的生长习性

不同种类的攀缘植物有不同的生长习性和攀爬方式。有些植物可能喜欢沿着直线生长，而有些植物则可能喜欢沿着曲线生长。因此，在牵引过程中，养护人员需要了解植物的生长习性，并根据实际情况调整牵引计划。

（三）定期调整牵引方向

随着植物的持续生长，养护人员需要对植物的牵引方向进行定期调整。这有助于确保植物能够均匀地攀爬，避免出现偏斜或扭曲的情况。同时，也可以根据需要调整植物的生长方向，以塑造出更美观的形态。

（四）注意牵引力度

牵引力度也是需要注意的一个因素。力度过大可能会损伤植物的茎干或枝条，而力度过小则可能无法起到有效的牵引作用。因此，在牵引过程中，养护人员需要掌握好力度，既要确保植物能够稳定攀爬，又要避免牵引对植物造成损伤。

（五）定期检查和维护

牵引完成后，养护人员还需要定期进行检查和维护，具体包括检查牵引设施是否稳固、是否需要调整牵引设施的位置或牵引方向等。同时，也需要观察植物的生长情况，以便及时发现并处理出现的问题。

三、施肥

（一）明确施肥的时机和频率

一般来说，攀缘植物在春季和夏季生长旺盛，此时应增加施肥的频率。在秋季和冬季，攀缘植物生长相对缓慢，可以减少施肥次数。具体的施肥频率可以根据植物的生长情况和所使用的肥料类型来确定。

（二）选择合适的肥料类型

攀缘植物需要全面的营养，因此建议使用含有氮、磷、钾等多种元素的复合肥。这些元素对植物的生长和开花都有重要的促进作用。同时，也可以考虑使用有机肥，如腐烂的动植物残体等，以改善土壤质地，为植物提供持久的养分供应。

（三）采用根部施肥和叶面施肥相结合的方式

根部施肥可以通过浇灌或撒施的方式进行，使肥料直接接触到植物的根系，促进根系对养分的吸收。叶面施肥则是将肥料溶液喷洒在植物的叶片上，使植物通过叶片的气孔吸收养分。根部施肥和叶面施肥相结合的方式适用于以观叶为主要功能的攀缘植物，或是攀缘植物需要快速补充养分的情况。

（四）控制肥料用量

过量的肥料可能会导致植物"烧根"或生长过旺，反而影响植物的健康。因此，在施肥前，养护人员应根据植物的生长情况和土壤肥力状况来确定合适的施肥量。由于不同种类的攀缘植物对肥料的需求不同，因此在施肥时，养护人员应根据植物的种类和生长习性来调整施肥方案。同时，也要定期检查植物的生长情况，观察叶片颜色、生长速度等指标，以判断施肥效果并及时调整施肥策略。

四、病虫害防治

（一）病害识别与预防

攀缘植物在生长过程中可能遇到各种病害，如真菌性病害、细菌性病害和病毒性病害等。要想有效防治这些病害，养护人员首先需要学会识别不同病害的症状。真菌性病害可能导致植物叶片出现斑点、枯萎或变形，细菌性病害可能导致植物叶片出现水浸状病斑，而病毒性病害则可能导致植物整体生长不良。

为了预防病害，相关人员需要采取一系列措施。例如，选择抗病性强的植物品种进行种植；保持土壤湿润但不过湿，以避免病菌的滋生；定期修剪病枝、病叶，以减少病害的扩散；在种植前对土壤进行消毒处理，以杀灭潜藏的病菌。

（二）虫害识别与防治

攀缘植物还可能遭受各种虫害的侵袭，如蚜虫、红蜘蛛、介壳虫等。这些虫害会导致植物叶片出现斑点、变形、枯萎，甚至导致植物死亡。因此，养护人员需要学会识别这些虫害的症状，并采取相应的防治措施。

对于虫害的防治，养护人员可以采用物理防治和化学防治相结合的方法。

物理防治包括人工捕杀、灯光诱杀等。化学防治则需要选择合适的农药进行喷洒。在使用农药时，养护人员需要按照说明书上的使用方法和剂量进行操作，避免对植物造成伤害，污染环境。

（三）药剂选择与使用

在选择药剂时，养护人员应优先考虑环保、低毒、高效的产品。同时，还需根据病害或虫害的种类和严重程度来选择合适的药剂。在使用药剂时，养护人员需遵循安全操作规范，佩戴好防护用具，避免药剂对人体造成伤害。

养护人员应选择在天气晴朗、无风或微风的日子进行施药。施药前，应充分摇匀药剂，按照规定的浓度和用量进行稀释和喷洒。施药后，应注意观察植物的反应，如出现异常情况应及时处理。

（四）定期检查与监测

定期检查与监测是病虫害防治的重要环节。养护人员应定期对攀缘植物进行检查，观察其生长状况、叶片颜色等。一旦发现病害或虫害，应立即采取相关措施。

同时，养护人员还可以设置监测点，定期记录病虫害的发生情况，以便及时发现问题并采取相应的防治措施。通过长期的监测和记录，养护人员可以更好地了解病虫害的发生规律，为未来病虫害的防治工作积累经验。

五、修剪与间移

（一）修剪

确定修剪范围：在修剪前，养护人员首先要明确需要修剪的范围，同时清理掉周围的杂草、小树苗等，以便更好地进行修剪工作。

处理老茎：攀缘植物的老茎往往难以再长出新芽，因此在修剪时，养护人员可以将老茎剪掉。如果老茎过长，则可以用切割器进行切割。

清除枯黄叶片：枯黄的叶片不仅影响植物的美观，还会导致植物营养流失。因此，一旦发现枯黄叶片，应及时进行清除。

控制生长方向：及时修剪可以控制攀缘植物的生长方向。如果想要植物沿特定方向生长，可以在修剪时留下多余的枝条，以便植物后续的攀缘。同时，如果希望控制植物的生长高度，也可以剪掉过高的枝条。

保持湿度：修剪过程中要注意保持植物的湿度，避免因湿度不合理而影响植物的生长。

采取不同的修剪方式：养护人员应根据攀缘植物的生长环境和所需造型，采取不同的修剪方式。每种修剪方式都有其特定的修剪技巧和步骤，养护人员需要根据实际情况进行选择和应用。

（二）间移

对攀缘植物进行间移主要是为了使植株正常生长，减少修剪量，并充分发挥植株的作用。间移通常应在植物的休眠期进行，这样可以减少对植物的伤害，并有助于植物在新的位置快速恢复生长。

六、中耕除草

中耕除草旨在减少杂草对攀缘植物生长的影响，为攀缘植物提供更好的生长环境。科学的中耕除草可以破坏病虫害发生的条件，保持土壤水分，促进攀缘植物的健康生长。

根据具体情况，养护人员可以采用机械中耕、人工锄草、化学除草、覆盖除草和生物防治等方法。机械中耕主要使用中耕机或旋耕机，在种植植被之前，将杂草翻转并埋在土壤下面；人工锄草则适用于小面积的垂直绿化或特殊区域，可以彻底清除杂草；化学除草是利用化学除草剂来控制杂草的生长，但使用时必须遵循安全操作规程，避免对攀缘植物造成负面影响；覆盖除草是指利用覆盖物来抑制杂草的生长，如使用黑色塑料薄膜覆盖地面；生物防治则是利用天敌或生物制剂，来控制杂草的种群数量。

第二节　屋顶绿化的养护管理

一、花园式屋顶绿化养护管理

（一）浇水

花园式屋顶绿化的灌溉时间间隔一般控制在 10～15 天。然而，实际的灌溉频率可能会因多种因素而有所变化。在植物生长较为缓慢的时期，如秋季，灌溉的时间间隔也需要相应调整，为植物越冬做好准备。因此，灌溉时间间隔并非一成不变，而是需要根据实际情况进行灵活的调整。

（二）施肥

在花园式屋顶绿化养护管理中，肥料的选择一般以有机肥料和复合肥为主。有机肥料能够改善土壤结构，提高土壤肥力；而复合肥则能提供植物所需的多种营养元素。在施用方法上，养护人员可以采用撒施、穴施或灌溉施肥等方式。

（三）修剪

养护人员应根据植物的生长特性，进行定期的修剪工作。这有助于控制植物的生长速度，保持其形状美观，并防止因植物过度生长导致屋顶承重过大。

（四）防风防寒

在花园式屋顶绿化养护管理中，防风防寒工作具有极其重要的意义。屋顶环境相较于地面更为开放，植物受到的风霜雨雪等自然因素影响更为直接和强烈。采取有效的防风防寒措施，不仅可以保护植物免受恶劣天气的影响，确保其正常生长，还有助于维护屋顶绿化的整体美观度，保护生态环境。

在选择屋顶绿化植物时，养护人员应充分考虑其抗风耐寒性。应优先选择那些根系发达、枝干坚韧、叶片厚实且具有一定耐寒性的植物品种。同时，养护人员还应通过合理的植物配置和布局，使其形成具有一定挡风效果的绿化屏障，以减少风害对植物的直接冲击。

针对屋顶绿化的特点，养护人员应制定切实可行的防风防寒措施。例如，加强植物的养护管理，提高植物自身的抗风耐寒能力；采取物理手段，如搭设防风屏障、支设防寒罩等，为植物提供额外的保护；等等。

搭设防风屏障和支设防寒罩是屋顶绿化防风防寒的有效手段。防风屏障可采用木材、竹子等坚固材料制作，设置在迎风面，以减少风力的影响。防寒罩则可采用透明塑料布或遮阳网等材料制作，覆盖在植物上方，能起到保温防寒的作用。

此外，对于树干较细或抗寒能力较弱的植物，可以采用包裹树干的方式防冻害。养护人员可使用草绳、塑料薄膜等材料将树干包裹起来，以减少低温对树干的直接伤害。包裹材料应保持一定的松紧度，以免影响植物的正常生长。

二、简单式屋顶绿化养护管理

（一）浇水

简单式屋顶绿化浇水需遵循"适量、适时、适法"的原则，在确保植物健康生长的同时，避免水资源的浪费。目标是确保植物根系保持湿润，但不过度浸泡，为植物提供适宜的生长环境。

在选择浇水方式时，养护人员应考虑屋顶面积、植物布局和水源条件等因素。简单式屋顶绿化浇水可采用漫灌、喷灌或滴灌等方式。漫灌简单易行，但需注意控制水量，避免积水；喷灌可均匀供水，有利于植物吸收；滴灌则更为节水，适用于缺水地区或需要精确控制水量的场合。

不同的季节，简单式屋顶绿化植物对水分的需求也会有所变化。春季和夏季是植物生长旺盛的时期，需水量较大，浇水频率应适当增加。而在秋季和冬季，植物生长速度相对缓慢，浇水次数可适当减少。同时，在雨季来临之前，养护人员应提前做好排水准备工作，避免积水对植物和屋顶结构造成损害。

（二）施肥

对简单式屋顶绿化植物进行施肥，可以考虑选择使用长效、缓释的复合肥，因为复合肥不仅能够为植物持续提供营养，还能避免频繁施肥的麻烦。另外，务必选择对环境没有污染或污染较小的肥料。可以采用撒施、穴施或喷施等方法进行施肥。

（三）修剪、除草

1.修剪

（1）灌木修剪

对简单式屋顶绿化灌木进行修剪，首先要控制灌木高度，保持高度一致，大约在 2.5 m，这样可以保持层次感，并避免灌木因种植过密、透气透光性差发生病虫害。修剪老枝时，应遵循新老交替、循序渐进的原则，以保持灌木丛的观赏性。对于开花灌木，应根据其本身的性质进行酌情修剪。例如，在秋末或春初对石榴、八仙进行短截，以促进花芽分化；在开花后对紫荆、海棠等进行修剪，以保证花芽量。

（2）草坪修剪

简单式屋顶绿化草坪的修剪以保持美观和防止病虫害为目的。修剪高度通常为草坪高度的 1/3，草长保持在 2~3 cm。在植物生长旺盛的季节，应增加修剪次数。

2.除草

物理除草是一种有效的方法，可以人工除草或使用除草工具进行除草。虽然这种方法比较费时费力，但它可以有效地去除杂草的大部分根系。在屋顶上除草时，养护人员需要特别小心，以防止意外发生。

在开始除草之前，养护人员首先要检查屋顶是否有破洞或裂缝，若有，应及时修补。此外，还要准备好所需的工具，如除草锄，并佩戴好个人防护设备，如口罩、护目镜等。

三、屋顶绿化灌溉装置

（一）回水灌溉

回水灌溉是一种高效的节水灌溉方式。它利用回收的雨水或灌溉用过的水进行再次灌溉，从而最大限度地减少水资源的浪费。回水灌溉系统通过收集和循环利用排灌水，将排出的水分重新供给植物根区，实现了水资源的循环利用，提高了水资源的利用效率。

与传统的喷灌系统相比，回水灌溉系统具有更好的灌溉效果。传统喷灌系统由于喷头无法控制单一喷射区域的水量，容易导致植物根部过湿或过干。尤其在土壤渗透性较差的情况下，其灌溉效果会进一步降低。而回水灌溉系统通过调整水源和灌溉方式，能够更加准确地提供恰到好处的水量以满足植物的生长需求。此外，回水灌溉系统还特别适用于屋顶花园这种特殊环境。屋顶花园通常位置较高、环境空旷且风力较大，不适合使用传统喷灌技术，因为进行喷灌时，大风会带走大量的水滴，造成水资源浪费。相比之下，回水灌溉系统可以通过滴灌或渗灌的方式，缓慢而均匀地将水分释放到土壤中，从而确保植物得到充足的水分供应，同时减少水分的蒸发和流失。

在实际应用中，养护人员需要结合屋顶花园的具体情况进行回水灌溉系统的设计和安装。例如，需要考虑屋顶的承重能力、防水性能，以及植物的生长需求等因素。同时，为了确保回水灌溉系统的正常运行，养护人员还需要定期进行维护和检修工作。

（二）滴灌

1.优势

（1）节水高效

滴灌系统能够直接将水输送到植物根部，减少水分的蒸发和流失，大大提高水的利用效率。相比传统的灌溉方式，滴灌可以节省大量的水资源。

（2）均匀灌溉

滴灌系统可以精确地控制每个滴头的出水量，确保每株植物都能得到适量的水分，从而实现均匀灌溉。这有助于植物的健康生长，避免因灌溉不均而导致植物死亡或生长不良情况的发生。

（3）适应性强

滴灌系统对土壤和地形的适应性强。无论是黏性土壤还是沙质土壤，都可以通过调整滴灌速度或滴灌时间的方式，确保灌溉效果。

（4）减少土壤板结

由于滴灌是直接将水输送到植物根部，而不是全面灌溉土壤，因此它大大降低了土壤板结的可能性。

2.适用性

滴灌系统由于具有节水、高效和适应性强的特点，非常适合在屋顶绿化环境中使用。它不仅可以满足植物对水分的需求，还可以减少因灌溉而产生的屋顶渗漏问题。

3.系统组成

滴灌系统主要由水源工程、首部枢纽、各级输配水管和滴头（滴灌带）等部分组成。水源可以是屋顶收集的雨水，也可以是市政供水。这些水源经过首部枢纽的处理后，通过输配水管网被输送到每个滴头，最后由滴头将水分缓慢而均匀地滴入植物根部。

需要注意的是，虽然滴灌系统具有诸多优势，但在实际应用中，养护人员仍需要根据屋顶绿化的具体情况对其进行合理的设计和施工，以确保其能正常运行，保证灌溉的长期稳定性。同时，定期对滴灌系统进行维护和检修也是必不可少的。

第三节　城市桥体绿化的养护管理

一、灌溉、施肥

（一）灌溉

1.灌溉系统设计

设计者应针对城市桥体绿化的特点，设计出科学、合理的灌溉系统。考虑到城市桥体绿化的空间限制和结构特点，可以选择滴灌、喷灌等适合的灌溉方式。确保灌溉系统能够均匀、有效地覆盖所有植物，避免出现局部过湿或过干的情况。

2.灌溉时间和水量控制

相关人员应根据植物的需水特性和季节变化，合理安排灌溉的时间和水量。在春夏季节，植物生长旺盛，需要适当增加灌溉次数和水量；而在秋冬季节，植物生长缓慢，则可以适当减少灌溉次数和水量。同时，要注意避免在高温时段进行灌溉，以免水分蒸发过快影响灌溉效果。

3.智能化灌溉技术应用

随着科技的发展，智能化灌溉技术已经逐渐应用于城市桥体绿化的灌溉中。通过安装土壤湿度传感器、气象监测设备等，人们可以实时监测土壤湿度和气象条件，自动调整灌溉参数，实现精准灌溉和节水灌溉。

（二）施肥

城市桥体绿化的施肥应遵循"科学、环保、高效"的原则，以满足植物正常生长所需的营养，增强植物的抗病虫害能力，提升城市桥体绿化的整体观赏效果。相关人员应根据城市桥体绿化植物的种类和生长需求，选择合适的肥料种类。例如，有机肥可改善土壤结构，提供全面的营养；无机肥则具有营养含量高、见效快的特点；生物肥料则能够改善土壤微生物环境，促进植物生长。在选择肥料时，应优先考虑对环境友好、对植物无害的肥料。

施肥时机应根据植物的生长周期和季节变化来确定。一般来说，在植物生长的旺盛期，如春季和夏季，应增加施肥次数；在秋季和冬季则可适当减少施肥次数。同时，在植物开花、结果等关键时期，也应适时施肥以补充养分。施肥频率应根据植物种类、生长状况及肥料种类来确定，一般每月至少施肥一次。

二、修剪

（一）定期修剪

对城市桥体绿化植物需要定期进行修剪，以保持其美观和生长健康。修剪的频率可以根据植物的生长速度和季节变化进行调整。

（二）修剪技巧

修剪应遵循园林植物修剪的基本原则。如剪除不需要的枝条，同时保证植株的通风透光条件，使营养集中供应给保留的枝条，从而促进植株旺盛生长。

（三）注意安全

城市桥体绿化修剪需要高空作业，因此安全至关重要。养护人员应穿戴好安全帽、安全带等防护设备，并使用稳定的作业平台进行修剪。同时，修剪应避开交通高峰期，以确保作业安全。

（四）考虑桥体结构

在修剪城市桥体绿化植物时，需要特别注意植物与桥体结构的相互作用。既要避免因修剪过度导致植物根系破坏桥体结构，也要确保修剪后的植物不会对桥体造成额外的负担。

（五）保护环境

对修剪过程中产生的废弃物应妥善处理，避免其对环境造成污染。同时，应为修剪后的植物提供良好的生长环境，包括适宜的水分、养分和光照条件等。

三、病虫害防治

城市桥体绿化作为城市生态系统的重要组成部分，对美化城市环境、提升城市形象具有重要意义。然而，病虫害的发生会对城市桥体绿化植物造成损害，影响其正常生长和景观效果。因此，加强城市桥体绿化植物病虫害防治工作，对于保障城市桥体绿化植物的健康生长、保护城市生态环境至关重要。

（一）加强病虫害的监测与预防

首先，要设立专门的病虫害防治团队负责定期巡查城市桥体绿化区域，以便及时发现病虫害问题。

其次，利用现代科技手段，如无人机遥感技术等，对城市桥体绿化区域进行定期监测，以便更准确地掌握病虫害的发生情况。

最后，加强预防工作，通过科学施肥、合理灌溉、修剪整形等措施，提高植物的抗病虫害能力。在选择植物时，设计者应优先考虑适应性强、抗病虫害能力好的品种，以降低病虫害发生的概率。

（二）加强城市桥体绿化的养护管理

养护人员应定期对植物进行修剪、施肥、灌溉等，保证植物健康生长，提高其抵抗病虫害的能力。同时，对于已经发生病虫害的植物，需要及时进行处理，防止病虫害的蔓延。

（三）注重环保和可持续发展

在病虫害防治过程中，养护人员应尽量选择低毒、高效、环保的药剂，以减少对环境的污染。同时，还应大力推广和应用生物防治等绿色防治技术，以实现病虫害的可持续控制。

四、安全检查

（一）基础结构安全检查

城市桥体绿化养护的首要任务是确保桥体基础结构的安全，具体包括桥体本身的结构稳定性、桥面铺装情况、桥栏与扶手的安全状况等。管理人员应定期对桥体进行细致检查，确保没有裂缝、锈蚀或其他结构损坏现象。对于发现的问题，应及时解决；同时，要加固桥体，防止安全问题的发生。

（二）防护设施完好性检查

城市桥体绿化区域的防护设施，如防护网、隔离栏等，对于防止人员跌落和意外发生具有重要作用。管理人员应定期检查这些设施的完好性，确保没有破损、脱落或松动现象。对于发现的问题，应及时解决，以保障城市桥体绿化区域的交通安全。

（三）绿化植被状况评估

城市桥体绿化的核心组成部分是绿化植被。对植被的健康状况进行评估，是确保绿化效果的重要环节。检查内容应包括植物的生长状况、病虫害情况、是否有枯枝败叶等。对于生长不良或存在病虫害的植物，管理人员应及时采取修剪、施肥或其他养护措施。同时，还需注意避免植物因过度生长影响桥体结构安全问题。

（四）照明设施及警示标识检查

城市桥体绿化区域的照明设施和警示标识对于保障夜间和恶劣天气条件下的交通安全至关重要。管理人员应确保照明设施正常工作，并能提供充足的亮度。同时，还要定期检查警示标识的清晰度和完整性，确保其能够起到有效的警示作用。

（五）应急设备配备情况检查

为了应对突发情况，城市桥体绿化区域应配备相应的应急设备。管理人员应检查应急设备的数量、种类及存放位置是否符合要求，并定期对应急设备进行检查和维护。同时，还应组织相关人员定期进行应急演练，提高其应对突发情况的能力。

（六）定期巡查与维护

为了确保城市桥体绿化养护管理的持续性和有效性，管理人员应建立定期巡查与维护制度，定期对城市桥体绿化区域进行全面检查，以便及时发现并消除潜在的安全隐患。同时，管理人员应根据植被的生长情况，制订相应的养护计划，确保城市桥体绿化植物的美观性。

参 考 文 献

[1] 白杨. 房地产园林景观工程施工质量管理与后期养护[J]. 当代旅游，2018（10）：107.

[2] 边瑞. 浅析园林景观工程施工与养护管理[J]. 房地产导刊，2018（12）：152.

[3] 崔国亮，周扬帆. 房地产园林景观工程施工质量管理与后期养护[J]. 建材与装饰，2018（3）：66.

[4] 丁影影. 浅析园林景观工程施工与养护管理[J]. 花卉，2019（12）：116-117.

[5] 董柳岑. 房地产园林景观工程施工质量管理与后期养护[J]. 建筑工程技术与设计，2018（35）：4141.

[6] 冯莹. 园林景观工程中的施工与养护管理[J]. 新材料·新装饰，2021，3（19）：47-48.

[7] 傅福赋. 风景工程中园林路面层硬质铺装施工技术要点[J]. 石材，2023（6）：47-49.

[8] 关蓉蓉. 浅析园林景观工程施工与养护管理[J]. 建筑工程技术与设计，2019（32）：1304.

[9] 郭明媛. 探究房地产园林景观工程施工质量管理与后期养护[J]. 中国房地产业，2020（29）：250.

[10] 侯捷. 探析园林景观工程的施工与养护管理[J]. 商品与质量，2015（26）：216-216.

[11] 胡明江，来春风. 园林景观工程施工与养护管理[J]. 中国房地产业，2021（8）：205.

[12] 胡旭明. 城市园林景观施工与道路绿化养护管理路径研究分析[J]. 河南

建材，2024（3）：121-123.

[13] 黄峰明. 房地产园林景观工程施工质量管理与后期养护[J]. 住宅与房地产，2017（3）：55.

[14] 姜沄汐. 园林绿化养护精细化管理对园林景观的影响分析[J]. 吉林蔬菜，2023（3）：278.

[15] 金雷. 景观园林施工设计及绿化养护技术要点分析[J]. 花卉，2023（8）：109-111.

[16] 李操. 试析房地产园林景观工程施工质量管理与后期养护[J]. 居舍，2018（31）：119.

[17] 李华芹. 探析园林景观工程的施工与养护管理[J]. 科技风，2015（4）：185，190.

[18] 李伟. 园林景观工程施工与养护管理探究[J]. 装饰装修天地，2017（6）：75.

[19] 李新谱. 房地产园林景观工程施工质量管理与后期养护的研究[J]. 建筑工程技术与设计，2017（25）：2614.

[20] 刘斌. 园林工程施工管理与后期养护问题与措施分析[J]. 砖瓦世界，2024（10）：238-240.

[21] 倪列坚. 浅谈园林景观工程的施工与养护管理[J]. 城市建设理论研究，2015（18）：5242-5243.

[22] 欧阳秉忠，哈荣芳. 探究房地产园林景观工程施工质量管理与后期养护[J]. 现代园艺，2019（19）：207-208.

[23] 潘秋明. 园林景观工程施工管理特点及质量控制分析[J]. 现代园艺，2023，46（18）：123-125.

[24] 庞莹莹，国春杰，王健. 浅析园林景观工程施工与养护管理[J]. 农业与技术，2018，38（2）：202-203，207.

[25] 宋连波. 景观园林工程施工与养护管理存在问题及对策研究[J]. 精品，2021（13）：166.

[26] 孙吉存.园林景观工程施工质量管理与后期养护分析[J].建筑工程技术与设计，2021（7）：2188.

[27] 孙健.园林景观工程施工质量管理与后期养护分析[J].现代园艺，2020，43（22）：185-186.

[28] 万玉霞.房地产园林景观工程施工质量管理与后期养护[J].建筑工程技术与设计，2018（32）：3831.

[29] 王江华.城市园林绿化景观工程施工要点与养护措施分析[J].建设科技，2024（5）：82-84.

[30] 王丽.浅析园林景观工程施工与养护管理[J].房地产导刊，2018（30）：165-166.

[31] 王晓聪，高岩.城市园林景观施工及道路绿化养护管理[J].花卉，2024（2）：43-45.

[32] 王晓丽.探究房地产园林景观工程施工质量管理与后期养护[J].建筑工程技术与设计，2019（36）：4351.

[33] 吴小花.房地产园林景观工程施工质量管理与后期养护分析探究[J].中国房地产业，2019（11）：254.

[34] 徐思昊.房地产园林景观工程施工质量管理与后期养护[J].房地产导刊，2019（12）：160.

[35] 许海斌.探究房地产园林景观工程施工质量管理与后期养护[J].建筑工程技术与设计，2020（31）：2731.

[36] 杨威，徐小云，史新欣，等.北京城市公园景区提升改造工程施工与养护研究：以陶然亭公园水生植物及周边绿地生态景观提升改造工程为例[J].城市建筑，2023，20（18）：209-212.

[37] 易晓燕.园林绿化施工与养护管理要点分析[J].四川建材，2023，49（1）：237-238.

[38] 易志，游园，钟箭鸣.房地产园林景观工程施工质量管理与后期养护[J].居舍，2018（10）：107.

[39] 张宝学.园林景观工程施工与养护管理[J].装饰装修天地，2018（11）：399.

[40] 张超.浅析园林景观工程施工与养护管理[J].电脑乐园·信息化教学，2018（9）：368.

[41] 张华.房地产园林景观工程的施工质量管理与后期养护研究[J].中国房地产业，2019（21）：99-100.

[42] 张文婷，王子邦.园林植物景观设计[M].西安：西安交通大学出版社，2020.

[43] 张亚平，殷国芳.探究园林景观工程施工与养护管理[J].城市建筑，2016（8）：230.

[44] 章丽利.试析园林景观工程施工与养护管理[J].建筑工程技术与设计，2018（22）：5216.

[45] 赵建萍，朱达金.园林植物与植物景观设计[M].成都：四川美术出版社，2012.

[46] 赵金鑫.房地产园林景观工程施工质量管理与后期养护研究[J].建筑工程技术与设计，2018（8）：4601.

[47] 赵洋.浅析园林景观工程施工与养护管理[J].幸福生活指南，2018（34）：114.

[48] 郑超然.分析住宅小区园林景观工程施工质量控制与后期养护管理[J].建材发展导向，2018，16（7）：271-272.

[49] 钟桂权.浅析园林景观工程施工与养护管理[J].花卉，2018（6）：74-75.